高级病理生理学

知识进展及其应用

陈莹莹　沈岳良　主编

ZHEJIANG UNIVERSITY PRESS
浙江大学出版社

内容提要

本书共分9章，不仅有疾病的基础病理生理学内容，如表观遗传学、细胞因子与疾病、自由基与疾病、肿瘤和代谢综合征，还有系统病理生理学的内容，如心血管功能障碍、肝脏功能障碍、肾脏功能障碍和内分泌功能障碍。本书着重介绍病理生理学领域中与临床实践关系密切的热点问题和新进展，为广大的研究生更好地解决具体的临床和科研问题提供理论基础。

图书在版编目(CIP)数据

高级病理生理学知识进展及其应用 / 陈莹莹，沈岳良主编.
—杭州：浙江大学出版社，2012.2(2015.12重印)
ISBN 978-7-308-09500-6

Ⅰ.①高… Ⅱ.①陈…②沈… Ⅲ.①病理生理学
Ⅳ.①R363

中国版本图书馆CIP数据核字(2011)第279324号

高级病理生理学知识进展及其应用
陈莹莹 沈岳良 主编

责任编辑 樊晓燕
封面设计 刘依群
出版发行 浙江大学出版社
(杭州市天目山路148号 邮政编码310007)
(网址：http://www.zjupress.com)
排　　版 杭州中大图文设计有限公司
印　　刷 浙江云广印业有限公司
开　　本 787mm×1092mm 1/16
印　　张 12
字　　数 292千
版 印 次 2012年2月第1版 2015年12月第3次印刷
书　　号 ISBN 978-7-308-09500-6
定　　价 29.00元

编　委　会

主　编　陈莹莹　沈岳良

副主编　邵吉民　沈　静　汪　洋

编　委　齐宏研　邵吉民　沈岳良　汪　洋　陈莹莹
　　　　　沈　静　金可可　郭　炜　戚仁斌

前　言

病理生理学是联系基础医学与临床医学的“桥梁”科学，研究疾病发生发展和转归的基本规律及共同机制，从而为阐明疾病的本质以及为疾病诊断和防治提供理论基础。本书是一本供医学基础和临床研究生使用的教材，其内容根据近年来医学科学和生命科学的研究进展，精选了细胞和分子病理生理学、重要器官以及全身性疾病病理生理学的部分新知识，并汲取同类教材的经验和长处，着重介绍病理生理学领域中与临床实践关系密切的热点问题和新进展，同时通过介绍病理生理学研究的研究策略和研究技术，有助于广大的研究生更好地解决具体的临床和科研问题。

本教材共分9章，不仅有疾病的基础病理生理学内容，如表观遗传学、细胞因子与疾病、自由基与疾病、肿瘤和代谢综合征，还有系统病理生理学的内容，如心血管功能障碍、肝脏功能障碍、肾脏功能障碍和内分泌功能障碍。

本教材由多位医学院校的病理生理学专家共同编写。除主编外，参加本教材编写的还有温州医学院汪洋和金可可，暨南大学医学院戚仁斌，上海中医药大学郭炜，浙江大学医学院邵吉民、沈静、齐宏研。限于水平，本教材可能会存在一定的缺点和错误，欢迎专家和读者指正。

邵吉民

2011年9月于浙江大学医学院

目　录

第一章　表观遗传学与疾病

第一节　概　述

从DNA双螺旋结构的发现到描述遗传信息流向的“中心法则”，很长时间以来人们一直认为基因决定着生命过程中所需要的各种蛋白质，决定着生命体的表型。近年来，科学家们发现了一些与“中心法则”相悖的遗传现象，例如同窝出生纯种小鼠的毛色不同；基因组完全相同的同卵双胞胎在性格、健康和对疾病的易感性上存在差异等。这类变异可以在DNA序列不变的情况下，使基因功能发生可遗传的变化，并最终导致表型的改变，故被称为“表观遗传变异(epigenetic variation)”。

表观遗传学(epigenetics)是研究表观遗传变异的遗传学分支学科。Epigenetics这一术语最早由生物学家C. H. Waddington在1942年定义为“研究基因与决定表型的基因产物之间的因果关系”，该定义在当时主要被应用于生物发育过程的研究。1975年，R. Holliday对表观遗传学进行了更为准确的描述，即“表观遗传学研究没有DNA序列变化的、可遗传的基因表达改变”。1996年，A. D. Riggs将表观遗传学进一步定义为“研究在有丝分裂及减数分裂过程中无法用DNA序列改变来解释的基因功能的可遗传性改变”。该定义有三个密切相关的含义：(1)是可遗传的，即这类改变通过有丝分裂或减数分裂能在细胞或个体世代间遗传；(2)可逆性的基因表达调节；(3)没有DNA序列的变化或不能用DNA序列变化来解释。广义上，DNA甲基化、组蛋白修饰、基因沉默、基因组印迹、染色质重塑、RNA剪接、RNA编辑、RNA干扰(RNA interference, RNAi)、X染色体失活(X-chromosome inactivation)和蛋白质剪接等均可归为“表观遗传”范畴。近年来，表观遗传学已成为许多生命学科的研究前沿，更是当今遗传学和基因研究的一个热点，具有重要的理论和实际意义。

经典遗传和表观遗传是一个事物(遗传)的两个方面，既相互区别又相互依存而构成一个整体。由此可认为基因组含有两类信息：遗传编码信息提供合成蛋白质的模板；而表观遗传信息则提供了何时、何地及以何种方式应用遗传信息的指令。基因组通过DNA精确地复制、转录和翻译，保证了遗传信息的稳定性和连续性。同时又通过表观遗传学机制，使基因组对各种内外环境条件作出反应，选择性地表达信息，最终形成遗传性状。可以说表观遗传学使复杂的生命体在具有稳定性的基础上，又具备了精确的反应性和强大的适应性。

生物系统正常功能的维持正是依赖于不同基因在多样的表观遗传修饰调控下开启或关闭。基因本身发生变异或调控模式发生异常，均可导致疾病的产生。与单基因疾病不同，在动脉粥样硬化、肿瘤、精神分裂症、糖尿病等常见多基因复杂性疾病的发病过程中，遗传因素并不起决定性作用，通常需要环境、营养等外界因素作用后才会发病。而这些外界因素正是通过对疾病相关遗传信息的表达进行表观调控来完成的。如肿瘤细胞往往存在整体基因组甲基化水平低、一些抑癌基因又被异常甲基化而沉默的现象；染色质修饰酶因为染色体转位形成融合蛋白而与一些人类白血病相关等。因此，从遗传学和表观遗传学两个方面进行研究有助于全面了解疾病的分子机制，对寻找更为有效的疾病诊断、预防方法及发现新的靶向性治疗药物都有重要意义。

第二节　表观遗传现象与机制

在过去的50年间，随着人们对真核基因表达调控分子机制研究的深入，表观遗传学的含义和研究内容也在不断更新。许多与经典孟德尔定律不相符的遗传方式和案例被重新认识和理解。目前发现的常见表观遗传现象包括DNA甲基化、组蛋白修饰、染色质重塑、基因印迹、X染色体失活、RNA调控(RNA干扰等)、转座元件、副突变、位置斑效应、等位反式互补等。其中，DNA甲基化、组蛋白修饰和非编码RNA更是主要的表观遗传调控机制。本节将对主要的表观遗传现象和机制作一简单介绍。

一、DNA甲基化

甲基化是基因组DNA的一种主要表观遗传修饰形式，通常是指在DNA甲基转移酶(DNA methyltransferase, DNMT)的作用下，将甲基添加在DNA分子中的碱基上。作为调节基因组功能的重要手段，DNA甲基化(DNA methylation)在维持正常细胞功能、遗传印记、胚胎发育以及人类肿瘤发生中都起着重要作用。常见的DNA甲基化发生在DNA链上的胞嘧啶第5位碳原子上。胞嘧啶突出于DNA双螺旋并进入与DNA甲基转移酶DNMT结合部位的裂隙中。DNMT将S-腺苷甲硫氨酸(S-adenosylmethionine,SAM)的甲基转移到胞嘧啶的5'位，形成5甲基胞嘧啶(5-methylcytosine,5mC)。在脊椎动物中，CpG二核苷酸是DNA甲基化发生的主要位点。基因组中大约有60%～90%的CpG序列被甲基化。而大多数非甲基化的CpG常以成簇串联的形式存在于基因的5'端调控区段，这种富含CpG的一段DNA区域称为CpG岛(CpG island)，通常长度在1～2kb。DNA甲基化的研究与CpG岛的研究密不可分。CpG岛主要位于基因的启动子区，少量位于外显子区，一般呈非甲基化状态。启动子区的CpG甲基化可直接导致基因沉默，其机制可能与在空间上阻碍转录因子复合物与DNA的结合相关。因此，DNA甲基化一般与基因沉默(gene silence)相关联；而非甲基化一般与基因的活化(gene activation)相关联；而基因下游即非岛区CpG的甲基化则通常不抑制基因的转录。

DNA甲基化主要是通过DNA甲基转移酶家族DNMT来催化的(见表1-1)。DNMT分两种：一种是维持性甲基化酶，主要指DNMT1；另一种是重新甲基化酶如DNMT3A和DNMT3B。维持性甲基化(maintenance methylation)是指在甲基化的DNA模板指导下使新合成的链甲基化。当甲基化的DNA序列被复制时，新合成的DNA双链呈半甲基化(hemimethylated)，即只有母链有完整的甲基化标记，这时另一条链会经DNMT的催化而在与母链上5mC对称的位置上使相应的胞嘧啶甲基化。这对于基因印迹中DNA甲基化模式的维持非常关键，是重要的表观遗传机制。重新甲基化（*de novo* methylation）是指无需模板指导从头合成的甲基化修饰。如在哺乳动物胚胎形成的初期，基因组中DNA会发生去甲基化，随后，会在重新甲基化作用下恢复到正常的甲基化水平。在细胞分化的过程中，基因的甲基化状态将遗传给后代细胞，从而建立起一种细胞记忆的形式。但在哺乳动物的生殖细胞发育时期和植入前胚胎期，其基因组范围内的甲基化模式会通过大规模的去甲基化和接下来的再甲基化过程发生重编程，从而产生具有发育潜能的细胞。

DNA甲基化直接影响到基因的活化状态，在生命过程中扮演着非常重要的角色。一方面，DNA甲基化在高等生物的生长发育中有重要作用。在胚胎发育和分化的过程中，尽管DNA序列通常没有改变，但在特异性组织和器官中基因的表达因为DNA甲基化状态等因素的影响而具有特定的模式。相同类型细胞间存在高度保守的甲基化模式，而同一器官的不同类型的细胞中甲基化模式是不同的。甲基化模式最早建立于配子形成期，并在发育过程中不断变化，通过甲基化、去甲基化等机制维持甲基化模式的动态平衡。另一方面，DNA甲基化被发现与很多疾病，尤其是肿瘤的发生发展关系密切。肿瘤细胞通常呈现“基因组整体甲基化水平降低”和“一些抑癌基因被错误地高甲基化而异常沉默”的现象。

表1-1　真核生物DNA甲基转移酶

蛋　白	生　物	主要活性
DNMT1	小鼠	维持性甲基化
MET1(RTS2)	拟南芥	维持性甲基化
CMT3	拟南芥	维持性甲基化
DIM-2	脉胞菌	重新甲基化
DNMT3a	小鼠	重新甲基化
DNMT3b	小鼠	重新甲基化
DRM2	拟南芥	重新甲基化
DNMT3L	小鼠	DNMT3的辅因子

此外，DNA甲基化和其他生命过程也有重要的联系，如雌性哺乳动物的X染色体失活，使体内X染色体上基因表达剂量维持平衡；管家基因的低甲基化，使其具有持续的表达活性；印迹基因的高甲基化，使其具有不同于经典孟德尔式的遗传方式；作为机体天然防御体系的转座子、病毒基因组的甲基化等。

值得注意的是，虽然DNA甲基化与基因沉默密切相关，但是一些研究表明DNA甲基化可能并不是基因沉默的原因，而可能是结果。同时，虽然DNA甲基化模式可以在细胞间传递，但它不是永久的。实际上，个体的一生都在经历着DNA甲基化模式的改变。一些变化可能是基于对环境改变的适应，而另一些变化可能与恶性转化或细胞老化等病理进程有关。目前对导致DNA甲基化改变的内外因素仍不十分清楚。对人类疾病DNA甲基化的深入研究将有助于我们理解表观遗传对人类生命的影响。

二、组蛋白修饰

组蛋白是染色质基本结构核小体的重要组成部分。组蛋白H2A、H2B、H3和H4分别形成同源二聚体，共同组成八聚体组蛋白，约200bp的DNA分子盘绕在八聚体外形成一个核小体。相邻核小体之间的DNA上结合组蛋白H1。通过组蛋白氨基末端的翻译后修饰实现对染色体结构和基因转录的精密调控是目前表观遗传学研究领域的重要内容。游离在外的组蛋白氨基末端可发生多种共价修饰，如乙酰化、甲基化、磷酸化、泛素化、SUMO化、糖基化等（如图1-1所示）。这些修饰方式与基因的活化或抑制相关（见表1-2），并共同构成了“组蛋白密码（histone code）”的假说，即在一个或多个组蛋白氨基末端的多种修饰状态，可以互相联合或依次地被特定的蛋白或其他复合体等识别、结合而起作用，为发动或阻遏基因转录的染色质相关蛋白提供结合位点。组蛋白氨基端修饰调控异常可通过影响基因表达而与多种疾病关系密切。

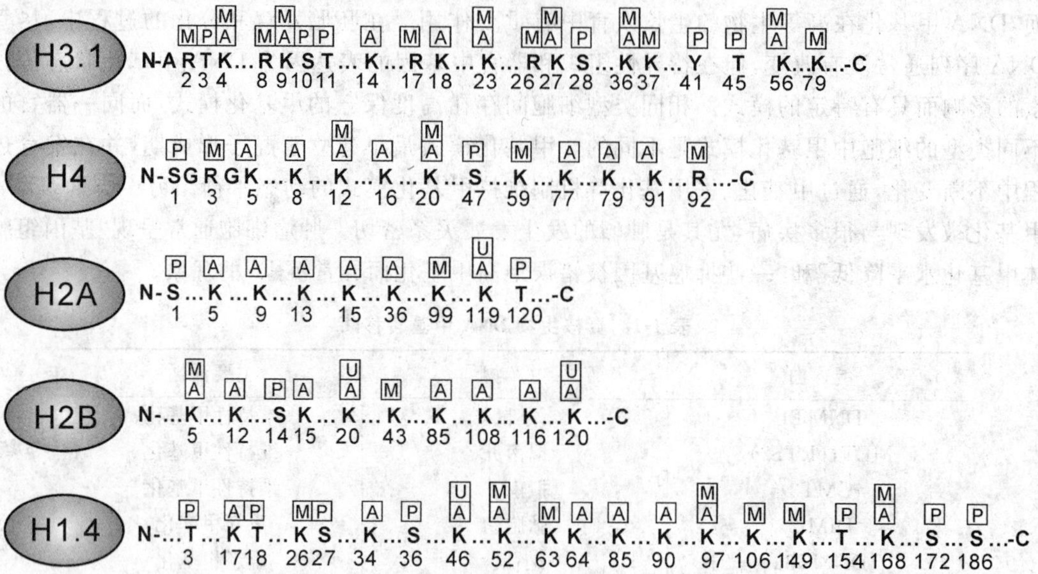

H3.1 N-ARTK…RKST…K…RK…K…RKS…KK…Y T K…K…-C
2 3 4 8 9 10 11 14 17 18 23 26 27 28 36 37 41 45 56 79

H4 N-SGRGK…K…K…K…K…S…K…K…K…K…R…-C
1 3 5 8 12 16 20 47 59 77 79 91 92

H2A N-S…K…K…K…K…K…K…K T…-C
1 5 9 13 15 36 99 119 120

H2B N-…K…K…S K…K…K…K…K…K…K…-C
5 12 14 15 20 43 85 108 116 120

H1.4 N-…T…K T…K S…K…S…K…K…K K…K…K…K…K…K…T…K…S…S…-C
3 17 18 26 27 34 36 46 52 63 64 85 90 97 106 149 154 168 172 186

M代表甲基化，P代表磷酸化，A代表乙酰化，U代表泛素化。

图1-1　组蛋白的翻译后修饰

表1-2　组蛋白修饰在基因转录调控中的作用

修饰种类	位点	转录活性
乙酰化（赖氨酸）	H3(9,14,18,56)，H4(5,8,13,16)，H2A，H2B	激活
磷酸化（丝氨酸、苏氨酸）	H3(3,10,28)，H2A，H2B	激活
甲基化（精氨酸）	H3(17,23)，H4(3)	激活
甲基化（赖氨酸）	H3(4,36,79)	激活
	H3(9,27)，H4(20)	抑制
泛素化（赖氨酸）	H2B(123*/120#)	激活
	H2A(119#)	抑制
SUMO修饰（赖氨酸）	H2B(6/7)，H2A(126)	抑制

*　酵母来源

#　哺乳动物来源

1. 组蛋白的乙酰化

组蛋白的乙酰化一般与活化的染色质构型——常染色质和有表达活性的基因相联系。通常组蛋白在转录活性区域乙酰化，使与其结合的基因处于转录活化状态，而低乙酰化的组蛋白位于非转录活性的常染色质区域或异染色质区域。

乙酰化多发生在核心组蛋白N端碱性氨基酸集中区的特定赖氨酸K残基。由于K为正电荷氨基酸,可帮助组蛋白与DNA的负电荷糖—磷酸骨架紧密结合,乙酰化造成的正电荷中和效应可减弱DNA与组蛋白的相互作用,使染色质呈疏松状态而有利于基因的表达。组蛋白的乙酰化状态由组蛋白乙酰基转移酶(histone acetyltransferase,HAT)和组蛋白去乙酰化酶(histone deacetylase,HDAC)共同作用决定。前者将乙酰辅酶A的乙酰基转移至组蛋白氨基末端中特定的赖氨酸残基上,后者的功能则相反。HAT家族可作为辅激活因子调控转录,调节细胞周期,参与DNA损伤修复,还可作为DNA结合蛋白。HDAC家族则与染色体易位、转录调控、基因沉默、细胞周期、细胞分化和增殖以及细胞凋亡相关。已知乙酰化修饰可发生在组蛋白H3的K9、K14、Ly18、K23和H4的K5、K8、K12、K16等位点,不同位置的修饰均需特定的酶来完成。

2. 组蛋白的甲基化

组蛋白的甲基化修饰比较复杂,可发生在精氨酸R的胍基或是赖氨酸K的ε氨基上。每个K可以有3种不同的甲基化状态,即单甲基化、双甲基化和三甲基化,而R也可以被单甲基化或者双甲基化(双甲基化又可分为对称型和非对称型)。目前共发现H3和H4的N端有超过5个K位点(H3K4、H3K9、H3K27、H3K36和H4K20等)和5个R位点(H3R2、H3R8、H3R17、H3R26和H4R3等)可被甲基化,H3的核心还有K79也能被甲基化。如果把这些甲基化信息都考虑在内,则可产生大于3×10^{11}种不同的组合状态,这为组蛋白发挥多样化的调控作用大大提供了可能。

组蛋白的甲基化与许多重要的生物学过程密切相关,包括异染色质形成、基因印记、X染色体失活、基因转录调控、DNA损伤反应等。研究表明,和乙酰化往往与基因活化相关不同,组蛋白甲基化对基因表达调控的作用比较复杂,如R的甲基化及H3K4、H3K36、H3K79的甲基化通常与基因活化有关,而H3K9、H3K27和H4K20的甲基化则经常与基因表达抑制相关。组蛋白甲基化是由组蛋白甲基转移酶(histone methyltransferase,HMT)催化的,根据识别的氨基酸不同又分为组蛋白赖氨酸甲基转移酶(HKMT)和组蛋白精氨酸甲基转移酶(HRMT)。而组蛋白的去甲基酶在很长一段时间内一直未被发现,加之细胞总体的甲基化水平改变不明显,组蛋白甲基化曾一度被认为是一种不可逆的稳定表观遗传标志。直到2004年Shi等人发现了第一个组蛋白去甲基酶LSD1(1ysine specific demethylase 1),这种观念才被彻底打破。其后,一大批含JmjC域的组蛋白去甲基酶家族成员被陆续发现,功能涉及神经系统疾病、内分泌调节及肿瘤的生成等。目前认为,不同位点、甚至不同程度的甲基化状态均由特异性甲基转移酶或去甲基酶来识别。如此精细的调控机制说明组蛋白的甲基化修饰可能在细胞整个生命活动过程中扮演着重要的角色。

3. 组蛋白的磷酸化

组蛋白的磷酸化修饰在基因转录、有丝分裂、细胞凋亡、DNA损伤修复、DNA复制和重组过程中发挥着直接的作用。通常认为磷酸基团携带的负电荷中和了组蛋白上的正电荷,造成组蛋白和DNA之间亲和力的下降。研究显示组蛋白H3的第10位丝氨酸(S10)的磷酸化对基因转录的起始和有丝分裂期染色体凝集时形态结构的改变都有重要作用。在哺乳动物中，aurora B 是有丝分裂时 H3S10 磷酸化的激酶。此外，S10 的磷酸化可增强几种乙酰转移酶的催化活性，从而提高基因的转录活性。

组蛋白 H2A 的变体 H2AX 可在 DNA 双链断裂损伤(DNA double strand breaks，DSBs)发生后迅速被 ATM 和 ATR 蛋白激酶在第 139 位丝氨酸(S139)磷酸化，形成 γ-H2AX。研究发现大量组蛋白 H2AX 在 DNA 双链断裂位点发生磷酸化并形成荧光下可以分辨的焦点(foci)。一旦 DNA 损伤消除(如被修复)，该结合位点就消失。并且，γ-H2AX 所形成的焦点与发生 DSBs 数量存在一一对应关系，因此，γ-H2AX 有望成为 DSBs 的早期效应生物标志物。除标志性作用外，γ-H2AX 的形成对于 DNA 损伤的高效修复是必需的，说明该过程可能介导了染色体结构的变化及起到募集或参与修复复合体的作用。

组蛋白 H1 被细胞周期蛋白依赖的激酶磷酸化是其主要的翻译后修饰。组蛋白 H1 的磷酸化能影响 DNA 二级结构和染色体凝集状态的改变。同时，组蛋白 H1 的磷酸化需要 DNA 的复制，并能被激活 DNA 复制的蛋白激酶所促进。

4. 组蛋白的泛素化

蛋白质的泛素化修饰就是蛋白质的赖氨酸残基位点与泛素分子的羧基端相互结合的过程。组蛋白 H2A 的泛素化主要发生在高度保守的 K119 位点。哺乳动物 H2BK120 位的泛素化和 H3K4 和 K79 位的甲基化往往标志着活性染色质区域。组蛋白的泛素化过程也是可逆的，经诱导后会被去泛素化。

三、染色质重塑

染色质高度紧密的折叠阻止了转录因子和辅因子与 DNA 的结合。在 DNA 复制、转录、修复和重组等过程中，染色质的包装状态、核小体中的组蛋白及对应的 DNA 分子会发生改变，这些结构变化被称为染色质重塑(chromatin remodeling)。其基本生物化学特点是染色质的一定区域对核酸酶敏感性的改变，对应的物理改变是核小体的位置和状态的变化。

目前认为，染色质重塑至少是通过两种机制来完成的，一种是通过 ATP 依赖的染色质重塑复合物(ATP-dependent chromatin remodeling complex)，另一种是通过对组蛋白尾部进行共价修饰的组蛋白修饰酶复合物(histone modifying complex)。前者是利用水解 ATP 获得的能量改变组蛋白与 DNA 之间的相互作用；后者对组蛋白的尾部进行共价修饰，包括赖氨酸的乙酰化、赖氨酸和精氨酸的甲基化、丝氨酸和苏氨酸的磷酸化、赖氨酸的泛素化和谷氨酸的多聚 ADP 核糖基化等。通过组蛋白修饰酶的作用，既可破坏核小体之间以及组蛋白尾部与基因组 DNA 之间的相互作用，引起染色质的重塑，又可作为染色质特异位点的标志，为高级染色质结构的组织者及与基因表达相关的蛋白提供识别位点。关于组蛋白修饰的内容详见上一节，这里仅简单介绍染色质重塑复合物的种类及作用机制。

染色质重塑复合物都含有 ATPase 亚基，此亚基属于 SNF2 蛋白超家族。根据亚基的同源性，可分为 SWI/SNF、ISWI、CHD、INO80/SWR1、Rad54 等亚家族。一般认为，重塑复合物均可结合核小体，且在结合后其 ATP 酶活性会上升。其中 ISWI 复合物与核小体的结合力较强，可能通过与组蛋白的相互作用而导致核小体移动并激活染色质；而 SWI-SNF 复合物则与裸 DNA 结合力较强，可能通过改变与核小体结合的 DNA 构型产生活性染色质。

目前认为染色质重塑主要存在滑动、重建和组蛋白突变体交换模型。滑动模型是指染色质重塑复合物以ATP水解释放的能量对核小体进行重塑，结果组蛋白多聚体滑行到同一个DNA分子的另一位点，称为顺式滑行；或滑行到不同DNA分子的某一位点，称为反式滑行。滑行的结果使组蛋白八聚体与DNA发生相对移动，核小体DNA的限制性酶切位点暴露，并促使转录因子与相应序列元件结合。重建模型是指核小体的重建。可以是两个独立的核小体被结合在一起形成一个新的稳定结构。而组蛋白突变体交换模型的建立则是基于SWR1复合物的发现。该复合物可水解ATP，使H2A/HAB与H2A.Z/H2B二聚体发生交换。

四、基因印记

基因印记(gene imprinting)是指来自父方和母方的等位基因在通过精子和卵子传递给子代时发生了某种修饰，这种作用使其后代仅表达父源或母源等位基因的一种，也称为基因组印记(genomic imprinting)。目前发现的印记基因大约80%成簇，这些成簇的基因被位于同一条链上的顺式作用位点所调控，该位点被称作印记中心(imprinting center，IC)。

基因印记的具体机制目前还不是非常清楚，但通常认为与DNA甲基化造成的亲代基因特异性关闭相关。在器官的发育过程中，这些印记在某些体细胞中能保留下来，在另外一些中则被去除。目前在小鼠和人类中已经各发现超过80个印记基因，但基因表达谱的分析结果表明其数量可能更多。印记基因的存在可能体现了两性间的竞争，从已发现的印记基因看，父方对胚胎的贡献是加速其发育；而母方的贡献则是限制胚胎的过度发育生长从而提高生育后代的数量。此外，也有研究表明，通过印记的方式可保护一些等位基因免受选择压力的影响，从而提高群体对环境变化的适应能力。印记还可防止哺乳动物中的孤雌生殖。

五、X染色体失活

在哺乳动物中，雌性个体细胞内有两条X染色体，而雄性只有一条，为了保持平衡，雌性的一条X染色体被永久失活，这便是“剂量补偿”效应。进一步的研究表明，雌性个体的X染色体失活遵循$n-1$法则，不论有多少条X染色体，最终只能随机保留一条的活性。这种现象就被称为X染色体失活或里昂化。失活的X染色体常浓缩成染色较深的染色质体，通常位于间期核膜边缘，称为“巴氏小体(Barr body)”或X小体。

X染色体失活的选择和启动发生在囊胚期，这个过程由X失活中心(X-inactivation center，Xic)控制。Xic是一个顺式作用元件，包含辨别X染色体数目的信息和*Xist*基因，前者可保证仅有一条染色体有活性，但机制不明，后者缺失将导致X染色体失活失败。X染色体失活的过程为：*Xist*基因编码Xist RNA，转录后不断扩展、包裹合成它的X染色体，然后一些对基因沉默有重要功能的因子(如PcG蛋白等)被招募，诱导DNA甲基化和组蛋白修饰的发生。关于*Xist*基因，以前认为是X染色体失活的触发因素，但在对小鼠的研究表明，该基因的缺失并不影响X染色体失活的启动，可能对失活状态的维持更为关键。Xist的抑制还可被另一种未翻译的RNA(Tsix)所调节。*Tsix*基因通过编码Xist的互补序列可抑制Xist的积累。

一般认为，母系遗传的X染色体(Xm)在卵子里呈活化状态，父系遗传的X染色体(Xp)在精子中是沉默的。受精后，在胚胎植入前，Xp被重新激活，之后Xm和Xp将随机失活。

第三节 表观遗传异常与人类疾病

表观遗传学是研究在不改变DNA序列的情况下基因表达发生改变的机制，以及这种改变在有丝分裂和减数分裂过程中如何遗传给子代的。在过去的几十年中人们发现很多表观遗传调节异常将影响染色质结构和基因表达，导致复杂的综合征、多因素疾病以及肿瘤等多种疾病(见表1-3)。与DNA水平的变化不同的是，许多表观遗传改变被发现是可逆的，这就为疾病的治疗提供了更为乐观的前景。目前发现，受到表观遗传调节影响的疾病包括肿瘤、心血管疾病、代谢综合征及自身免疫性疾病等。在“后基因组”时代，理解表观遗传的运作机制对于人类疾病的防治具有重要且深远的意义。

表1-3 表观遗传异常相关疾病举例

疾病	表观遗传异常
α-地中海贫血症和X染色质连锁的智力发育迟缓(ATRX综合征)	*ATRX* 突变引起DNA甲基化异常
脆性X染色体综合征	*FMR*1 基因5’端非翻译区的CGG重复序列扩增和异常甲基化导致基因沉默
ICF综合征	*DNMT3B* 基因突变
Angelman综合征	15q11-13区基因印记异常(母源)
Prader-Willi综合征	15q11-13区基因印记异常(父源)
BWS	11p15.5基因印记异常(涉及基因如 *IGF*2)
Rett综合征	*MeCP*2 基因突变
各种肿瘤	*MLH*1 启动子重新甲基化引起基因沉默导致微卫星不稳定 启动子重新甲基化引起基因沉默导致Rb、p53信号通路失调 *SNF*5、*BRG*1、*BRM* 基因突变导致SWI/SNF染色质重塑复合物失调 印记缺失导致 *IGF*2 过表达、*CDKN*1*C* 基因沉默
白血病	染色体转位(影响HAT等)
Rubinstein Taybi综合征	*CBP* 基因突变
Coffin-Lowry综合征	*Rsk*-2 基因突变

一、DNA甲基化与人类疾病

DNA甲基化是指在DNA甲基转移酶(DNMT)的催化下，将甲基基团转移到胞嘧啶碱基上的一种修饰方式。它主要发生在CpG双核苷酸序列。正常情况下CpG岛是以非甲基化形式(活跃形式)存在的，发生DNA甲基化可导致基因表达沉默。

DNA甲基化被发现与很多疾病，尤其是肿瘤的发生发展关系密切。DNA甲基化状态的改变是引起肿瘤的一个重要因素，主要呈现以下特点:(1)基因组整体甲基化水平降低和癌基因的不充分甲基化导致遗传不稳定性增加及癌基因重新活化或异常表达；(2)CpG岛局部甲基化程度的异常升高引起抑癌基因高甲基化而失活。目前肿瘤甲基化的研究主要集中在抑癌基因。已发现相关基因涉及细胞周期(pRB、p16、p15、p53等)、DNA损伤修复(O6-MGMT、BRCA1、hMLH1等)、信号传递(SOCS、TMS1D等)和激素应答等。

DNMT活性异常也和多种疾病有密切关系，例如*DNMT3B*基因突变可导致常染色体隐性遗传病"着丝点不稳定和面部异常"(immunodeficiency centromeric instability and facial anomalies)，即ICF综合征。主要表现为免疫缺陷和面部异常。高同型半胱氨酸血症(hypohomocysteine，HHcy)与DNMT1活性降低引起的DNA低甲基化有关，而HHcy是动脉粥样硬化和冠心病的独立危险因素。*DNMT*基因的过量表达与精神分裂症和情绪障碍等精神疾病的发生相关。系统性红斑狼疮(SLE)等自身免疫性疾病患者的T细胞存在DNMT活性的异常改变。

二、组蛋白修饰与人类疾病

组蛋白的修饰状态不仅控制着转录复合物能否靠近，影响基因的表达活性，而且能有效调节染色质转录活跃或沉默状态的转换，并对其他蛋白因子和DNA的结合产生协同或拮抗效应。常见的组蛋白修饰包括乙酰化、甲基化、磷酸化、泛素化、糖基化等，是构成组蛋白密码的基本要素。其中，与人类疾病相关性研究较多的是乙酰化和甲基化。

组蛋白乙酰化过程的异常，如HAT、HDAC及相关蛋白发生突变或活性改变，可引发包括遗传病、肿瘤等在内的多种疾病。如乙酰基转移酶CBP(CREB binding protein，CBP)的突变可导致Rubinstein Taybi综合征，患者智力低下、面部畸形、拇指和拇趾粗大、身材矮小；甲基化CpG-结合蛋白-2(methyl cytosine binding protein-2，MeCP2)可募集去乙酰化酶到甲基化的DNA区域，使组蛋白去乙酰化导致染色质浓缩，*MeCP2*基因的突变可导致Rett综合征，患者出生即发病，智力发育迟缓，伴孤独症；人类白血病细胞由于染色体转位形成融合蛋白，可异常募集HDAC，引起组蛋白过度去乙酰化，进而使基因转录受到抑制和白血病发生；HDAC在前列腺癌标本中表达明显上升；乳腺癌、卵巢癌和胃肠道恶性肿瘤中常存在组蛋白乙酰化和去乙酰化的异常。另外，如果抑制HDAC的活性、阻止组蛋白的过度低乙酰化，可引起抑癌基因表达水平增加，达到抑制肿瘤细胞增殖或诱导凋亡的目的。因此，HDAC抑制剂被认为是一类具有广泛应用前景的抗肿瘤药物。

组蛋白的甲基化也被发现与人类疾病的发生密切相关。Suv39h1/2敲除小鼠发生染色体错误分离，可导致B细胞淋巴瘤。人的Suv39h1/2与视网膜胶质细胞瘤蛋白共同调节周期蛋白1的表达，该基因失活可导致增殖失控而发生癌症，如非霍奇金淋巴瘤。组蛋白甲基化的异常还与人类白血病发生、乳腺癌的侵袭和转移相关。S-腺苷同型半胱氨酸能选择性抑制组蛋白的甲基化，其水平的增加与细胞甲基化水平的降低已成为解释高同型半胱氨酸血症与心血管疾病及神经系统疾病之间关系的一个机制。组蛋白甲基化的改变对于肿瘤发生过程中DNA甲基化相关基因的沉默非常关键，如肿瘤中的基因沉默往往伴随着H3K4的低甲基化和H3K9的高甲基化。

三、染色质重塑与人类疾病

染色质重塑是DNA甲基化、组蛋白修饰、染色质重塑复合物的共同作用。它通过影响核小体结构，为其他蛋白提供和 DNA 的结合位点。其中染色质重塑因子复合物主要包括 SWI/SNF 复合物和 ISW 复合物。染色质重塑复合物如果发生突变，可导致染色质不能重塑，影响基因的正常表达，导致人类疾病。如果突变引起抑癌基因出现异常，将导致肿瘤的发生。*ATRX*、*ERCC6*、*SMARCAL1* 均编码与 SWI/SNF 复合物相关的 ATP 酶。*ATRX* 突变引起 DNA 甲基化异常可导致一些遗传性疾病，如 X 连锁 α-地中海贫血综合征、Juberg-Marsidi 综合征、Carpenter-Waziri 综合征、Sutherland-Haan 综合征和 Smith-Fineman-Myers 综合征。这些疾病与核小体重新定位的异常引起的基因表达抑制有关。*ERCC6* 的突变将导致 Cerebro-Oculo-Facio-Skeletal 综合征和 B 型 Cockayne 综合征。前者表现为出生后发育异常、神经退行性变、进行性关节挛缩、夭折；后者表现出紫外线敏感、骨骼畸形、侏儒、神经退行性变等症状。这两种病对紫外诱导的 DNA 损伤缺乏修复能力，表明 ERCC6 蛋白在 DNA 修复中有重要的作用。*SMARCAL1* 的突变可导致 Schimke 免疫性骨质发育异常，表现为多向性 T 细胞免疫缺陷，临床症状表明 SMARCAL1 蛋白可能调控和细胞增殖相关基因的表达。*BRG1*、*SMARCB1* 和 *BRM* 编码 SWI/SNF 复合物特异的 ATP 酶，这些酶通过改变染色质的结构使视网膜母细胞瘤(Rb)蛋白维持正常功能，这些基因发生突变可导致肿瘤形成。

四、基因组印记与人类疾病

基因组印记是指二倍体细胞的一对等位基因(父本和母本)只有一个可以表达，另一个因表观遗传修饰而沉默。印记丢失导致等位基因同时表达或有活性的等位基因突变，均可引起人类疾病。一些环境因素，如食物中的叶酸也会破坏印记。印记丢失不仅影响胚胎发育，还可诱发出生后的发育异常。如印记基因 *IGF2*/*H19*、*CDKN1C*、*LIT1* 等出现变异或印记丢失可导致 BWS 综合征(Beckwith-Wiedemann Syndrome)，患者表现为胚胎和胎盘过度增生、巨舌、巨大发育等。15 号染色体的表观遗传异常可导致 Prader-Willi 综合征(PWS)和 Angelman 综合征(AS)。PWS 是由于突变导致父本表达的基因簇沉默，印记基因(如 *SNURF*/*SNRPN*)在大脑中高表达所致，患者表现为肥胖、身材矮小和轻度智力发育迟缓等；AS 是由于母本表达的 *UBE3A* 或 *ATPIOC* 基因的缺失或受到抑制所致，该基因编码泛素蛋白连接酶并在脑中表达，患者表现为共济失调、过度活跃、严重智障、少语、表情愉悦等。印记基因的异常同样可诱发肿瘤，包括急性早幼粒细胞白血病、横纹肌肉瘤和散发的骨肉瘤等。

与基因组印记相关的疾病常常是由于印记丢失导致两个等位基因同时表达，或突变导致有活性的等位基因失活所致。调控基因簇的印记中心发生突变将导致一系列基因不表达，引发复杂综合征。基因组印记的本质仍为 DNA 修饰和组蛋白修饰，所以和印记相关的蛋白发生突变也将导致表观遗传疾病。

五、X 染色体失活与人类疾病

和 X 染色体失活相关的疾病多是由 X 染色体的不对称失活使携带有突变等位基因的 X 染色体在多数细胞中具有活性所致。如 *WASP* 基因突变可引起 Wiskott-Aldrich 综合征，表现为免疫缺陷、湿疹、伴血小板缺乏症。因为女性为嵌合体，携带有 50%的正常基因，通常无症状表现，所以该病患者多为男性。而女性患病时往往是由于不对称的 X 染色体失活，即携带有正常 *WASP* 基因的染色体过多失活。在女性体内还存在另一种机制，通过不对称失活使携带有突变基因的 X 染色体大部分失活。如 Pelizaeus-Merzbacher 病患者中带有突变 *PLP* 基因的 X 染色体倾向于失活；Rett 综合征中携带有 *MeCP*2 突变基因的 X 染色体更易失活。此外，X 染色体失活异常导致抑癌基因功能的丧失与多种肿瘤的发生密切相关。

六、非编码 RNA 与人类疾病

功能性非编码 RNA 分为长链非编码 RNA 和短链非编码 RNA，在基因表达中发挥重要的作用。长链 RNA 可影响染色质结构的改变。短链 RNA 对外源的核酸序列有降解作用以保护自身的基因组。小干涉 RNA（short interfering RNA，siRNA）和微小 RNA（microRNA，miRNA）都属于短链 RNA，前者是 RNA 干扰的主要执行者，后者也参与 RNA 干扰但有自己独立的作用机制。

由于 miRNA 在肿瘤细胞中的表达显著下调，*P*53 基因可通过调控 miRNA-34a-c 的表达抑制肿瘤。此外，非编码 RNA 对预防疾病发生有重要的作用。染色体着丝粒附近有大量的转座子，转座子可在染色体内部转座导致基因失活而引发多种疾病甚至癌症。然而在着丝粒区存在大量有活性的短链 RNA，它们通过抑制转座子的转座而保护基因组的稳定性。在细胞分裂时，短链 RNA 异常将导致染色体无法在着丝粒处开始形成异染色质，引起细胞分裂异常。如果干细胞发生这种情况可能导致癌症的发生。siRNA 可在外来核酸的诱导下产生，进而通过 RNA 干扰机制清除外来的核酸，这对预防传染病有重要作用。疾病中 RNA 干扰的深入研究将为一些重大疾病的治疗带来新的希望。

七、表观遗传学与心血管疾病

动脉粥样硬化（atherosclerosis，AS）是冠心病、心绞痛等主要心血管疾病的病理始动因素。已发现 AS 细胞存在 DNA 异常甲基化的情况。该过程与高半胱氨酸和低叶酸水平相关。正常时，提供甲基化基团的叶酸会将半胱氨酸转化为甲硫氨酸，而甲硫氨酸会变成通用的甲基化供体——S-腺苷甲硫氨酸（SAM）。SAM 负责甲基化 DNA 等生物底物。高半胱氨酸和低叶酸水平可造成 SAM 不足及 DNA 低甲基化，进而促使血管平滑肌细胞（smooth muscle cells，SMCs）增殖及纤维沉积。外周血的低甲基化可使参加免疫和炎性反应的细胞过度增殖，从而加重 AS 时的炎性反应。所以高半胱氨酸水平、低叶酸及低维生素 B 水平均是引起主动脉及外周血淋巴细胞 DNA 低甲基化从而导致 AS 的危险诱发因素。AS 过程还伴随 DNA 和组蛋白的高甲基化现象。实验表明，引起 AS 的巨噬细胞 DNA 和组蛋白 H4 均出现了高甲基化，说明基因沉默和异染色质生成可能是 AS 的早期特征和成因。人类雌激素受体 α（estrogen receptor α，ERα）DNA 高甲基化与 AS、老年病和其他心血管疾病密切相关。正常的 ERα 除了发挥抑制细胞（包括 SMCs）生长作用外，还会与循环中的雌激素起反应而产生具有保护作用的 NO，使局部血管扩张。严重动脉硬化症患者动脉中 ERα 基因甲基化程度提高引起表达下调，直接导致抑制细胞生长的能力减弱，从而加重 SMCs 的增殖。而且，在小鼠和人类中，这些变化可以由导致动脉硬化的食谱触发。可见环境因素导致的 AS 表观遗传规律及进程可受饮食、衰老和遗传等因素的调控。

另外，SMCs 在适应环境变化的过程中体现了典型的表观可塑性。血清反应因子（serum response factor,SRF)及其辅助因子与SMC染色质启动子区的CArG box DNA序列相互反应,是引起SMC在生长发育或疾病过程中分化的信号通路关键环节。组蛋白修饰通过调控SRF及其辅助因子与染色质模板的结合,从而在胞外环境变化影响SMC分化的过程中发挥重要作用。这一过程包括:异染色质上的组蛋白甲基化可召集甲基化结合蛋白(methyl binding proteins,MBPs),促进染色质压缩和转录因子与DNA的结合;而在常染色质上,组蛋白乙酰化则抑制核小体压缩从而提供可结合的DNA。当外环境暂时抑制转录活动时,组蛋白去乙酰化酶HDAC移去乙酰基,引起染色质压缩,并抑制转录因子结合。此外,心肌细胞中关键组蛋白的乙酰化还可导致心肌肥大和心力衰竭。

八、表观遗传学与代谢综合征

代谢综合征(metabolic syndrom,MS)是以胰岛素抵抗为基础的一组复杂的代谢紊乱症候群,包括糖耐量减低、2型糖尿病、肥胖、脂质代谢紊乱及高血压等。目前认为这些疾病的根源可能在于个体的早期营养状况(妊娠和哺乳期间),而表观遗传程序在相关发病过程中具有重要作用。表观遗传机制对于环境或营养的改变呈现较高的易感性:如妊娠期间限制蛋白质会增加在小鼠后代中胰腺细胞凋亡的速率,导致胰腺B细胞数量降低并影响下一代胰腺的发育;瘦素(1eptin)基因启动子区的去甲基化与脂肪细胞前体分化为脂肪细胞的过程紧密相关;在衰老过程中,随时间推移不断积累的DNA甲基化错误可能会通过降低某些基因的反应度而加速2型糖尿病的发展。此外,研究发现糖尿病和肥胖是与基因组印记变化密切相关的疾病。在营养物质代谢调节和出生后发育过程中,印记基因可能具有不同的作用。如剔除鸟嘌呤核苷酸结合蛋白Gsa亚基的父系与母系等位基因对能量代谢产生相反的影响:父系功能的丢失表现肥胖倾向的降低、代谢功能亢进、血糖过低、运动能力下降以及对甲状旁腺素拮抗,而母系功能的丢失则表现为更严重的肥胖倾向。

九、表观遗传学与自身免疫性疾病

表观遗传调节异常在自身免疫性疾病的形成过程中也有重要作用。研究较多的是系统性红斑狼疮(systemic lupus erythematosus,SLE)。研究表明,SLE患者的T淋巴细胞可通过DNA低甲基化机制过度表达一些致病细胞因子和粘附分子,进而参与SLE发生发展过程中的细胞和体液免疫紊乱,导致多系统的病理损伤。DNA低甲基化促进共刺激分子CD40LG等的表达,使T细胞具有自身反应性,活化的T细胞一方面促使B细胞活化、分泌免疫球蛋白;另一方面,大量杀伤巨噬细胞,增加血液循环中的自身抗原,削弱对免疫复合物的清除。两者相互促进,便产生了大量针对自身抗原的抗体。SLE患者的T细胞还存在不同程度DNA甲基转移酶(DNMT)的活性及表达水平下降,这可能与有丝分裂原活化蛋白激酶(MAPK)途径相关。DNA低甲基化重新激活原已失活的X染色体是女性易患SLE的重要原因。此外,人类基因组中包含了大量的逆转录病毒序列,研究证明人类内源性逆转录病毒(human endogenous retroviruses,HERV)是引起许多自身免疫性疾病的一个原因。SLE患者因DNMT表达的减少导致低甲基化,增加了*HERV*基因的转录,而HERV的表达可能促进针对凋亡核碎片的抗DNA抗体的产生,从而参与了疾病的发生和进展。

类风湿关节炎(rheumatoid arthritis,RA)患者基因组普遍存在DNA甲基化水平降低,目前认为低甲基化水平可能与N5,N10-亚甲基四氢叶酸还原酶基因的突变和高同型半胱氨酸血症有关。此外,DNA 甲基化异常也被发现与强直性脊柱炎(ankylosing spondylitis, AS)和系统性硬化症(systemic sclerosis,SSc)等相关。

十、表观遗传学与肿瘤

过去人们一直认为基因突变对肿瘤的形成具有非常重要的作用,并相继发现了许多癌基因和抑制基因。随着半个世纪的不断深入研究,越来越多的证据表明异常遗传和表观遗传的因素综合作用,共同导致癌症的发生。肿瘤表观遗传学机制贯穿肿瘤发生、发展的整个过程,并具有一定的广泛性和组织特异性。

通过对 DNA 甲基化模式的研究,人们发现肿瘤细胞中存在异常的 DNA 甲基化状态:基因组整体甲基化水平降低,导致遗传不稳定性增加;组织特异性基因的启动子区域出现重新甲基化;癌基因多为不充分甲基化,导致重新开放或异常表达;抑癌基因多为过度甲基化,从而表达受抑制。其中,关于肿瘤抑癌基因失活与该基因启动子区(CpG 岛)的过度甲基化有大量的报道。许多与细胞生长增殖相关的基因,如与细胞周期相关的基因 *RB*1、$CDKN_2A$、$CDKN_2B$ 和 *P*73,以及与 DNA 损伤修复有关的基因,如 *BRCA*1 和 *MLH*1 等,它们启动子区域的异常甲基化都与该基因的失活有关。因此,用 DNA 甲基转移酶抑制剂来治疗肿瘤备受关注——通过抑制剂降低甲基化水平来恢复抑癌基因的活性。但是这种非特异性的广泛改变可能会同时造成基因组的不稳定,并增加其他组织罹患癌症的风险,因而仍需深入研究。

肿瘤中另一个重要的表观遗传改变就是组蛋白的修饰。与 DNA 甲基化相比,组蛋白修饰相对更为复杂,包括乙酰化、甲基化、磷酸化、泛素化、糖基化、ADP 核糖基化等,它们之间还能组成"组蛋白密码"共同发挥作用。目前对乙酰化、甲基化及相应的修饰酶和去修饰酶在肿瘤中的作用研究较多。抑制组蛋白去乙酰化酶 HDAC 的活性可防止组蛋白的过度低乙酰化,进而可引起抑癌基因表达水平增加,达到抑制肿瘤细胞增殖或诱导凋亡的目的。而组蛋白甲基化对肿瘤的影响则更为复杂,不同甲基化位点及不同甲基化修饰程度可能引起基因表达活化或抑制,从而作用于肿瘤的发生发展过程。此外,组蛋白修饰还能与 DNA 甲基化等表观遗传调控方式发生相互作用。总之,组蛋白修饰的复杂调控机制及对肿瘤的影响还有很多未知内容需要进一步研究。一些具体实例可参见"组蛋白修饰与人类疾病"相关内容。

第四节　表观遗传学研究策略与技术

在过去的 50 年中,遗传学相关技术的突飞猛进推动着基因组学乃至生命科学的高速发展,出现了一系列遗传学和基因组学研究的新技术和新方法。而表观遗传学的诞生也离不开这些研究技术的进展,并进一步促进了表观遗传学生物信息分析、基因表达谱分析、表观基因组分析、DNA 甲基化分析、组蛋白修饰分析、染色质重塑分析、RNA 组学研究、RNA 拼接图谱综合分析等专用技术和方法的发展。

在表观遗传学研究中,很多研究者把目光聚焦在 DNA 甲基化、组蛋白修饰和非编码 RNA 上,这几种相互关联和相互作用的分子机制和很多表观遗传现象相关。遗传学和表观遗传学作为遗传学研究的两个主要领域，在分析技术方面有许多交叉，可以相互借用。以下简单介绍一些应用较为广泛的研究技术。

一、表观遗传生物信息学分析和数据库

人类表观基因组协会(Humnan Epigenome Consortium，HEC)在2003年10月正式宣布开始实施人类表观基因组计划(human epigenome proiect，HEP)，通过大规模检测人类基因组中的甲基化位点，并确定、分类和解释人类主要组织中所有基因的DNA甲基化模式，建立人类基因组甲基化可变位点(methylation variable positions，MVP)图谱的数据库。由于不同的组织类型具有各自的MVP，因此HEP所产生的数据并不是唯一的，而是多样的。不同组织类型和疾病状态的同一段基因序列均有其各自的MVP特征。除DNA甲基化信息以外，MVP分析数据库还提供染色体坐标(chromosome coordinates)、CpG岛、单核苷酸多态性(single nucleotide polymorphisms，SNP)和基因转录等信息。

二、DNA甲基化修饰研究技术

DNA甲基化是表观遗传学和表观基因组学的重要研究内容。近些年，随着DNA甲基化研究的深入，相关分析方法层出不穷，按其原理不同可主要分为依赖于甲基化敏感的限制性内切酶技术、依赖于DNA序列分析的检测技术和依赖于甲基化芯片、质谱的检测技术等。

1. 依赖于甲基化敏感的限制性内切酶技术

(1) 甲基化敏感的限制性指纹(methy1ation-sensitive restriction fingerprinting，MSRF)技术

MSRF方法结合了限制性酶切和PCR技术，可以从基因组水平筛选差异的甲基化片段。该方法用DNA甲基化非敏感性和敏感性内切酶，如Mse I和BstU I，并采用随机引物扩增差异甲基化片段。优点是几乎可以检测全基因组所有CpG岛，但需进行大量的PCR扩增，操作过程较为繁琐。目前，该方法主要被用于筛选新的差异甲基化片段，然后对其进行后续鉴定，进一步确认差异甲基化片段与基因转录间的关系。

(2) 限制性标记基因组扫描(restriction landmark genomic scanning，RLGS)

RLGS联合使用了限制性内切酶及二维电泳技术。其过程是：先用甲基化敏感的限制性内切酶Not I消化基因组DNA。由于Not I的作用可被重叠的CpG甲基化阻断，因而可以使得CpG岛的甲基化位点被保留。然后用同位素进行末端标记，再经甲基化不敏感的酶如EcoRV进行切割，进行一维电泳，随后再用更高频的甲基化不敏感的内切酶，如Hinf I切割，进行二维电泳。这样甲基化的部分被切割开并在电泳时显示出条带。然后将RLGS图谱与正常对照比较，得出的缺失条带即为甲基化的可能部位。该方法可用于分析特定肿瘤中异常甲基化的改变，还可同时分析不同肿瘤中甲基化模式的异同和寻找肿瘤内DNA甲基化的新靶点。由于新发现甲基化靶点的作用尚不清楚，因此需要后续进一步分析确定。此外，RLGS图谱不能完全确认所缺失的片段是由于甲基化所致还是由于DNA本身缺失所致，其结果相对比较复杂，不易分析和解释。

(3) 甲基化间区位点扩增(amplification of intermethylated sites，AIMS)

AIMS采用甲基化敏感和甲基化不敏感的同裂酶(isoschizomer)裂解以及接头引物扩增甲基化间区序列。此方法可通过改变接头引物的序列控制扩增带的复杂程度,且所得片段在200～2000 bp之间,可以直接克隆到载体并测序。其优点是简单方便,可以作为差异印记基因筛选的有效工具。

(4) CpG岛扩增结合代表性差异分析技术(methylation CpG island amplification-representational difference analysis,MCA-RDA)

MCA-RDA是一种有效的全基因组甲基化分析技术,该方法能鉴定并克隆出不同样本间差异的甲基化片段。MCA结合RDA是基于PCR扩增分析不同组织之间甲基化分布差异的一种高通量的分析方法。利用甲基化敏感和非敏感的两种限制性内切酶消化基因组DNA,然后与相应的接头连接,用PCR把基因组中的甲基化DNA片段进行特异性扩增,从而达到富集整个基因组甲基化片段的目的。在此基础上,运用RDA分析,把检测子和驱赶子的甲基化差异序列得到富集。MCA-RDA是一种能有效分离两种组织间差异甲基化片段的高通量方法,其主要缺点是不能同时比较多个样本以及不能分离出差异的低甲基化片段。

2. 依赖于DNA序列分析的检测技术

(1) 结合焦磷酸测序技术的发光法甲基化分析

焦磷酸测序(pyrosequencing)技术是新一代DNA序列分析技术。该技术无须进行电泳,而是通过焦磷酸基团(PPi)转化为可见光信号,也无须对DNA片段进行荧光标记,操作非常简便。将其用于全基因组甲基化分析主要是利用甲基化敏感的酶HapⅡ和甲基化不敏感的酶MspⅠ将基因组DNA进行酶切,再进行焦磷酸测序。通过比较非甲基化CG和甲基化CG所代表的峰即可检测整个基因组的甲基化水平。该方法不需对基因组DNA进行修饰,耗时较短,适合临床标本的分析,但焦磷酸测序技术的测序长度有限而且价格昂贵。

(2) 亚硫酸氢盐修饰结合直接测序法(bisulfite sequencing)

到目前为止,直接测序法仍然是DNA甲基化检测的金指标。该方法可以检测给定区域内每个CpG位点的甲基化状态以及频率。一般过程如下:亚硫酸氢盐使DNA中未发生甲基化的胞嘧啶脱氨基转变成尿嘧啶,而甲基化的胞嘧啶保持不变,然后在所研究的CpG位点两侧设计引物进行PCR扩增,最后对PCR产物进行测序并且与未经处理的序列比较,判断CpG位点是否发生甲基化。此方法可靠性及精确度很高,能明确目的片段中每一个CpG位点的甲基化状态,但需要大量的克隆测序,过程较为繁琐且价格昂贵。

3. 依赖于甲基化芯片、质谱的检测技术

(1) 基于CpG岛芯片的差异甲基化杂交(differential methylation hybridization using CGI array,DMH)

DMH法是基于甲基化敏感的限制性内切酶和Linker-PCR技术的差式杂交法,能够快速简捷地富集高甲基化的CpG岛。目前该方法被广泛用于筛选肿瘤中启动子区发生异常甲基化的基因。该方法主要过程如下:基因组DNA用MseⅠ酶切成小片段,但保留CpG岛的完整性,即获得富含CpG岛的酶切片段,经亲和层析柱富集,克隆至文库构建载体中,含多个BstUⅠ酶切位点的CpG岛克隆被选择,扩增后点制成高密度微矩阵。目标组织和细胞基因组 DNA 经 BstU Ⅰ 酶切，与 Linker 连接，进行 Linker-PCR，待比较的两个样本分别标记 Cy3 和 Cy5，与 CGI 芯片进行杂交，通过比较荧光强度即可获知两样本间甲基化状态的差异。该方法可用于多样本、多位点甲基化的检测，样本需要量少，适用于临床样本，但存在假阳性问题，需进行后续鉴定。

(2) 甲基化寡核苷酸芯片法(methylation specific oligonucleotide，MSO)

该方法利用直接杂交原理，只是在标记前先用亚硫酸氢钠处理 DNA，从而使所有未甲基化的胞嘧啶转变为尿嘧啶，而甲基化的胞嘧啶并不受该处理的影响。MSO 是一种基于基因芯片的高通量的甲基化检测方法，可同时比较多个样本间特定位点的甲基化状态改变，但该方法无法确定所研究 CpG 岛的甲基化模式，一般针对已知的个别基因的调控区进行研究，不能对大量基因尤其是未知基因进行甲基化分析。另外，该方法需要起始的基因组 DNA 量为 2～3g，其成功与否主要取决于特异性寡核苷酸探针的设计，而重复性好坏则主要取决于亚硫酸氢盐修饰。

(3) 染色质免疫共沉淀和芯片结合技术(ChIP-on-Chip)

利用抗 5-甲基胞嘧啶的抗体进行染色质免疫共沉淀，富集高甲基化的 DNA 片段，该过程称为甲基化 DNA 免疫共沉淀(MeDIP)。然后将经 MeDIP 富集的 DNA 片段与 CpG 岛芯片进行杂交。该方法可同时检测整个基因组和特定位点的甲基化状态，但价格较昂贵。

(4) 质谱技术

将基因组 DNA 经亚硫酸氢盐修饰后用一条含 T7 启动子的引物和一条 C 含量较高的引物进行 PCR 扩增，则扩增出的 PCR 产物带有 T7 启动子标签和一段富含 C 的控制标签。然后将上述 PCR 产物进行体外转录成 RNA，RNA 经 RNase T1 酶切后用基质辅助激光解析电离飞行时间质谱(matrix assisted laser desorption/ionization-time of flight mass spectrometry，MALDI-TOF-MS)检测。该方法通量高，可用于全基因组甲基化水平和特定 CpG 位点甲基化状态的测定。

三、组蛋白修饰研究技术

以抗体为基础的蛋白质分析技术，如 Western blot、免疫共沉淀、pull-down 等被广泛应用于对组蛋白修饰的研究。此外，染色质免疫共沉淀(ChIP)、质谱技术和蛋白质芯片也在相关研究中发挥重要作用。

四、非编码 RNA 研究技术

目前非编码 RNA 的工作主要分为两个方面：一是大规模鉴定新的非编码 RNA；二是通过各种方法研究非编码 RNA 的功能。大规模鉴定非编码 RNA 的方法可以分为用理论预测和实验发现两种。前者主要是借助计算机，从已有的非编码 RNA 中提取特征信息，然后以特征信息做全基因组搜索。目前比较成功的预测软件有：预测 snoRNA 的 snoScan 和 snoGPS，预测 tRNA 的 tRNAScan，预测 microRNA 的 mirScan 等。理论预测方法简便快捷，可为深入研究提供重要的线索和依据，但是最终确定仍然需要实验证明，因此理论预测与实验验证通常是相辅相成的。利用实验鉴定非编码 RNA 的方法被称作“RNomics”，其核心在于构建非编码 RNA 的 cDNA 文库。目前很多商业化公司都推出了可用于构建非编码 RNA 相应 cDNA 文库的试剂盒。得到非编码 RNA 的 cDNA 文库以后，可用传统的克隆测序法或新近发展的直接测序法对文库中的非编码 RNA 进行鉴定。此外，2000 年以后发展起来的全基因组 tiling 芯片技术目前的应用也越来越广泛。这种技术的核心在于构建高密度的覆盖全基因组的芯片。其优点在于不用构建 cDNA 文库，更不用做克隆，只要有分离纯化的非编码 RNA 就可以检测，操作简单，成本很低，可以检测到大量低丰度的非编码 RNA。其缺点在于不能准确的确定非编码 RNA 的转录起始和终止位点，也很难区分剪切加工产物。非编码 RNA 的功能研究目前主要集中在 microRNA 和 siRNA，主要原因在于这两种小 RNA 的作用方式都是通过同目标基因进行碱基配对，因此寻找作用靶点相对较容易；而对于长的非编码 RNA 来讲，它们往往要形成复杂的二级甚至是三级结构，预测其靶点相对比较困难。

（沈　静）

参考文献

[1]Holliday R, Pugh J E. DNA Modification Mechanisms and Gene Activity During Development. Science, 1975, 187(4173): 226－232

[2]Riggs A D, M R A, Russo V E A. Introduction. In: Epigenetic Mechanisms of Gene Regulation (edited by Russo V E A, et al). New York: Cold Spring Harbor Laboratory Press, 1996:1－4

[3]Riggs A D, Porter T N. Overview of Epigenetic Mechanisms. In: Epigenetic Mechanisms of Gene Regulation (edited by Russo V E A, et al). New York: Cold Spring Harbor Laboratory Press, 1996:29－45

[4]薛京伦. 表观遗传学——原理、技术与实践. 上海:上海科学技术出版社, 2006

[5]Bird A. DNA Methylation Patterns and Epigenetic Memory. Genes Dev, 2002, 16(1): 6－21

[6]Robertson K D. DNA Methylation and Human Disease. Nat Rev Genet, 2005, 6(8): 597－610

[7]Berger S L. The Complex Language of Chromatin Regulation During Transcription. Nature, 2007, 447(7143): 407－412

[8]Strahl B D, Allis C D. The Language of Covalent Histone Modifications. Nature, 2000, 403(6765): 41－45

[9]Zhang Y, Reinberg D. Transcription Regulation by Histone Methylation: Interplay between Different Covalent Modifications of the Core Histone Tails. Genes Dev, 2001, 15(18): 2343－2360

[10]Martin C, Zhang Y. The Diverse Functions of Histone Lysine Methylation. Nat Rev Mol Cell Biol, 2005, 6(11): 838－849

[11]Shi Y. Histone Lysine Demethylases: Emerging Roles in Development, Physiology and Disease. Nat Rev Genet, 2007, 8(11): 829－833

[12]Klose R J, Kallin E M, Zhang Y. JmjC-Domain-Containing Proteins and Histone

Demethylation. Nat Rev Genet, 2006, 7(9): 715—727
[13]Oki M, Aihara H, Ito T. Role of Histone Phosphorylation in Chromatin Dynamics and Its Implications in Diseases. Subcell Biochem, 2007, 41: 319—336
[14]Racki L R, Narlikar G J. ATP-Dependent Chromatin Remodeling Enzymes: Two Heads Are Not Better, Just Different. Curr Opin Genet Dev, 2008, 18(2): 137—144
[15]Kalantry S, et al. Evidence of Xist RNA-Independent Initiation of Mouse Imprinted X-Chromosome Inactivation. Nature, 2009, 460(7255): 647—651
[16]Egger G, et al. Epigenetics in Human Disease and Prospects for Epigenetic Therapy. Nature, 2004, 429(6990): 457—463
[17]Esteller M. Aberrant DNA Methylation as a Cancer-Inducing Mechanism. Annu Rev Pharmacol Toxicol, 2005, 45: 629—656
[18]Xu G L, et al. Chromosome Instability and Immunodeficiency Syndrome Caused by Mutations in a DNA Methyltransferase Gene. Nature, 1999, 402(6758): 187—191
[19]Jamaluddin M S, Yang X, Wang H. Hyperhomocysteinemia, DNA Methylation and Vascular Disease. Clin Chem Lab Med, 2007, 45(12): 1660—1666
[20]Hirst M, Marra M A. Epigenetics and Human Disease. Int J Biochem Cell Biol, 2009, 41(1): 136—146
[21]Schneider R, Bannister A J, Kouzarides T. Unsafe SETs: Histone Lysine Methyltransferases and Cancer. Trends Biochem Sci, 2002, 27(8): 396—402
[22]Fraga M F, et al. Loss of Acetylation at Lys16 and Trimethylation at Lys20 of Histone H4 Is a Common Hallmark of Human Cancer. Nat Genet, 2005, 37(4): 391—400
[23]Huang C, Sloan E A, Boerkoel C F. Chromatin Remodeling and Human Disease. Curr Opin Genet Dev, 2003, 13(3): 246—252
[24]Spatz A, Borg C, Feunteun J. X-Chromosome Genetics and Human Cancer. Nat Rev Cancer, 2004, 4(8): 617—629
[25]Lund G, et al. DNA Methylation Polymorphisms Precede Any Histological Sign of Atherosclerosis in Mice Lacking Apolipoprotein E. J Biol Chem, 2004, 279(28): 29147—29154
[26]Kim J, et al. Epigenetic Changes in Estrogen Receptor Beta Gene in Atherosclerotic Cardiovascular Tissues and in-Vitro Vascular Senescence. Biochim Biophys Acta, 2007, 1772(1): 72—80
[27]McDonald O G, Owens G K. Programming Smooth Muscle Plasticity with Chromatin Dynamics. Circ Res, 2007, 100(10): 1428—1441
[28]Cao D, et al. Modulation of Smooth Muscle Gene Expression by Association of Histone Acetyltransferases and Deacetylases with Myocardin. Mol Cell Biol, 2005, 25(1): 364—376
[29]Lusis A J, Attie A D, Reue K. Metabolic Syndrome: from Epidemiology to Systems Biology. Nat Rev Genet, 2008, 9(11): 819—830

[30]Waterland R A, Jirtle R L. Early Nutrition, Epigenetic Changes at Transposons and Imprinted Genes, and Enhanced Susceptibility to Adult Chronic Diseases. Nutrition, 2004, 20(1): 63－68

[31]Tycko B. Epigenetic Gene Silencing in Cancer. J Clin Invest, 2000, 105(4): 401－407

[32]Nephew K P, Huang T H. Epigenetic Gene Silencing in Cancer Initiation and Progression. Cancer Lett, 2003, 190(2): 125－133

第二章　细胞因子与疾病

细胞因子(cytokine,CK)又称细胞素,是指一类主要由免疫细胞产生和分泌、具有调节细胞功能的、高活性、多功能的蛋白质或小分子多肽。在免疫应答过程中,细胞因子对细胞间的相互作用、细胞的生长、分化和代谢都有主要的调控作用。

20 世纪 80 年代以来有关细胞因子的研究进展迅速,许多新的细胞因子不断被发现和鉴定。作为特异性免疫和非特异性免疫反应的蛋白质,细胞因子是由多种细胞产生的多肽或低分子糖蛋白(<80000),在人体内含量极微,在 Pg 水平就发挥作用。它们以自分泌、旁分泌或内分泌方式产生,与相应的细胞表面受体结合,在局部或全身发挥复杂的生物学效应。它们与疾病的关系日益受到人们的重视,它们的代谢异常和疾病的发生、发展有着密切的关系。研究细胞因子有助于阐明分子水平的免疫调节机制,有助于疾病的预防、诊断和治疗,特别是利用细胞因子治疗肿瘤、感染、造血功能障碍、自身免疫病等,已收到初步疗效,具有非常广阔的应用前景。

第一节　细胞因子的种类、特性和功能

目前对细胞因子公认分类主要有白介素(interleukin,IL)、肿瘤坏死因子(tumor necrosis factor, TNF)、干扰素(interfeon, IFN)、生长因子(growth factor)、趋化因子(chemokine)、集落刺激因子(colony stimulating factor, CSF)、神经营养因子(neurotrophin, NT)等。下面就介绍几类主要的细胞因子。

一、白介素

白介素(IL)原来是指一类介导白细胞之间相互作用的物质,按其发现的先后以阿拉伯数字排序,目前报道的已有 IL-l 到 IL-18,现简介于表 2-1。

表 2-1　IL 的种类、特性和主要功能

名称	相对分子质量（$\times 10^3$）	主要产生细胞	主要功能
IL-1a	17.5	巨噬细胞	活化 T 细胞,活化 NK 细胞
IL-1β	17.3	中性粒细胞 T 细胞 NK 细胞 血管内皮细胞	活化内皮细胞,增加中性粒细胞,促进粘附分子的表达,胶原酶合成,活化破骨细胞

续表

名称	相对分子质量（$\times 10^3$）	主要产生细胞	主要功能
IL-2	15.5	NK 细胞 Thl 细胞 Tc 细胞	T 细胞分化，诱导杀伤性 T 细胞分化，B 细胞增殖和分化，诱导 LAK 细胞、TNF-β 和 IFN-γ 等
IL-3	28	T 细胞	诱导 T 细胞 20α 羟基类固醇脱氢酶表达
IL-4	15～19	CD_4^+ T 细胞 肥大细胞	促进肥大细胞增殖，增强巨噬细胞、Tc 细胞功能
IL-5	46(23×2)	CD_4^+ T 细胞 肥大细胞	促嗜酸性粒细胞分化，诱导 IL-2 受体表达，辅助诱导杀伤 T 细胞
IL-6	21～28	T 细胞 B 细胞 巨噬细胞 肾小球膜细胞	B 细胞分化为抗体产生细胞，T 细胞增殖分化，诱导杀伤性 T 细胞，诱导急性期反应蛋白，促肾小球细胞增殖
IL-7	25	骨髓基质细胞 胸腺基质细胞 脾细胞 肾细胞	促进 B 细胞前体细胞、T 细胞增殖分化，增强杀伤性 T 细胞的活化，诱导 LAK 细胞，活化单核细胞
IL-8	8	巨噬细胞 成纤维细胞 血管内皮细胞 中性粒细胞	活化中性粒细胞、中性粒细胞趋化因子、T 细胞、嗜酸性粒细胞趋化、嗜碱性粒细胞
IL-9	40	CD_4^+ T 细胞	Th 细胞、肥大细胞增殖，促进巨核性白血病细胞株增殖、红细胞系干细胞分化、骨髓系细胞株增殖
IL-10	19	巨噬细胞 B 细胞 肥大细胞	抑制 Thl 细胞分泌细胞因子（IFN-γ、IL-2、TNF-α、GM-CSF 等），促进 B 细胞、肥大细胞增殖和抗体生成
IL-11	23	骨髓基质细胞 成纤维细胞	促进浆细胞株增殖、B 细胞分化、造血干细胞增殖，诱导巨噬细胞、巨核细胞分化
IL-12	35～40	B 淋巴母细胞	促进 B 细胞免疫球蛋白产生和类型转换
IL-13	17	活化 T 细胞	抑制巨噬细胞分泌细胞因子，促进 B 细胞增殖和表达
IL-14		活化 T 细胞	抑制 B 细胞增殖，抑制有丝分裂原诱生免疫球蛋白
IL-15	14～15	除 T 细胞外的多种细胞	抑制 T 细胞增殖，诱导 Tc 细胞、LAK 细胞增殖
IL-16	14	外周血单核细胞 CD_8^+ T 细胞	为 CD_4^+ T 细胞趋化因子，促进 CD_4^+ T 细胞活化

续表

名称	相对分子质量（×10^3）	主要产生细胞	主要功能
IL-17	17.5	CD_4^+ T细胞克隆外周血活化T细胞	与CD_4^+ T细胞功能有关
IL-18	18.3	活化T细胞 活化巨噬细胞	诱发IFN-γ和G-CSF的生成，抑制IL-10和活化NK细胞的生成

二、肿瘤坏死因子

肿瘤坏死因子(TNF)有两种形式：TNF-α和TNF-β。前者是由巨噬细胞产生的，后者是由T细胞产生的，又称淋巴毒素(lymphotoxin，LT)。

TNF-α由151个氨基酸残基组成，相对分子质量为17000；TNF-β由171个氨基酸残基组成，相对分子质量为25000。两者结合的受体相同，生物学功能亦相同。

TNF-α主要由激活的单核巨噬细胞产生，T、B、NK细胞也能分泌TNF-α；TNF-β由活化的T细胞产生，主要是Th0和Thl细胞，而Th2细胞不分泌。

TNF的主要生物学功能：(1)抑制肿瘤细胞和病毒感染细胞生长及细胞毒作用；(2)激活中性粒细胞、巨噬细胞，增强其吞噬功能；(3)增强T、B细胞对抗原和丝裂原刺激的增殖反应；(4)诱导血管内皮细胞促进凝血，分泌IL-1、IL-6、CSF等；(5)致热原、低血压和促炎反应；(6)促进肌肉、脂质分解，引起恶液质。

三、干扰素

干扰素(IFN)按抗原性分为IFN-α、IFN-β和IFN-γ。IFN-α至少又可分为24种亚型；IFN-β有β_1和β_2两种亚型($IFN\text{-}\beta_2$即IL-6，无抗病毒活性)。根据IFN的受体结合特性，又可将IFN分为Ⅰ型(α、β和ω)和Ⅱ型(γ)。IFN-α由165～166个氨基酸残基组成，相对分子质量为15000～20000；IFN-β由166个氨基酸残基组成，相对分子质量为22000～23000；IFN-γ由146个氨基酸残基组成，相对分子质量为20000(二聚体为40)。

IFN-α主要由白细胞、B细胞产生；IFN-β主要由二倍体成纤维细胞产生；IFN-γ则由活化的CD_8^+ T细胞及Thl和Th0细胞产生。

Ⅰ型IFN的生物学功能：(1)抗病毒作用。IFN-α、IFN-β具有广谱抗病毒作用，它们并不直接杀灭病毒，而诱导宿主细胞产生多种酶来干扰病毒复制的各个环节，如病毒吸附、脱壳、核酸转录、蛋白合成、成熟释放等。(2)抑制某些细胞生长，如成纤维细胞、上皮细胞、内皮细胞和造血细胞等，可能机制为下调c-myc，c-fos和生长因子受体表达，使细胞停滞于G_0/G_1期。(3)免疫调节作用。诱导主要组织相容性复合物(MHC)Ⅰ类分子表达，增强NK和Tc细胞的活性。(4)抗肿瘤作用。可能的机制为直接抑制肿瘤细胞生长，增强抗肿瘤免疫及改变宿主和肿瘤的关系。

Ⅱ型IFN的生物学功能主要为免疫调节作用，抗病毒作用较弱：(1)上调MHC Ⅰ类和Ⅱ类分子表达；(2)活化巨噬细胞；(3)增强Tc和NK细胞活性，协同IL-2诱导LAK细胞；(4)上调血管内皮细胞表达ICAM-1(CD_{54})，促进淋巴细胞穿透血管进入炎区；(5)促进B和

Tc 细胞分化，并增强活性，抑制 Th2 细胞和 IL-4 产生并抑制 IL-4 活性；(6)促进 B 细胞分泌 IgG2a，抑制 IgG1、IgG2b、IgG3、IgE 的产生。

四、生长因子

生长因子是血液和组织自身形成的多肽物质，通过与特定细胞表面受体结合把愈合所必需的物质聚集到创伤部位(趋化作用)，并诱导新细胞增殖，促进创伤愈合，同时还具有许多其他的效应。以下介绍部分生长因子及其特性、作用。

1. 表皮生长因子(epidermal growth factor，EGF)

小鼠 EGF(mEGF)是最早发现的生长因子，含 53 个氨基酸残基的单链多肽，相对分子质量为 6045000，有 3 个二硫键。

人 EGF(hEGF)与 mEGF 生物学活性及抗原性相同，但理化性质不同，主要由十二指肠腺、颌下腺创伤并由血小板和巨噬细胞释放，存在于几乎所有的体液中。

EGF 通过细胞膜上的 EGF 受体(EGFR)发挥作用：主要是促进细胞增殖，并在细胞分化、新生血管形成和胚胎细胞生长方面也起一定作用。作用方式：(1)由多种组织细胞分泌，而不是由特殊腺体分泌；(2)靶细胞谱广，无特异性靶细胞；(3)通过旁分泌、自分泌和内分泌方式产生；(4)EGFR 不仅具有受体功能，同时还具有激酶活性，能催化底物蛋白发生酪氨酸磷酸化。

2. 转化生长因子(transforming growth factor，TGF)

TGF 可分为五大类，其中研究较多的为 TGF-α、β。

(1)TGF-α　TGF-α 的结构和功能与 EGF 密切相关，两者的核苷酸序列有 33%～44% 的结构同源性，但 TGF-α 多肽比 EGF 少 3 个氨基酸，其受体亦为 EGFR。故两者的作用亦相同。因此有人认为两者为同一亚家族。

(2)TGF-β　TGF-β 有 1～5 种，即 $TGF\text{-}\beta_1$～$TGF\text{-}\beta_5$，它们的氨基酸序列有 78%～80% 的同源性。TGF-β 是由两个各含 112 个氨基酸的单体通过二硫键相连的同源二聚体，此为 TGF-β 的活性形式，相对分子质量为 25000。

几乎所有细胞均可分泌无活性的 TGF-β 前体蛋白。TGF-β 存在于人和哺乳动物的多种正常体细胞、胚胎细胞、造血细胞中。

TGF-β 有 3 种受体：TGF-β-RⅠ，TGF-β-RⅡ 和 TGF-β-RⅢ，相对分子质量分别为 53、70～80 和 300000。RⅠ 和 RⅡ 与信号传导有关，RⅢ 与 TGF-β 贮存有关。

TGF-β 的作用常表现出双向性：促进细胞在软琼脂上生长，刺激间质细胞单层生长，对细胞外基质的产生有明显促进作用，如能引起胶原蛋白、Fn 增加；又是一个潜在的各种细胞的生长抑制剂，包括上皮细胞、内皮细胞、淋巴细胞、骨髓细胞等，这种抑制作用是可逆的。此外，TGF-β 可能诱导某些细胞的凋亡。

3. 成纤维细胞生长因子(fibroblast growth factor，FGF)

FGF 是体内分布最广的生长因子之一，有碱性(bFGF)和酸性(aFGF)两大类。它们的分子结构相似，约有 53% 的氨基酸序列相同，两者均为不含糖的 16000 多肽。bFGF 分布较广，存在于血管内皮、血管平滑肌、心肌细胞以及富含血管的组织中；aFGF 分布相对局限。FGF 的受体有两类，一类为高亲和力酪氨酸蛋白激酶类受体，另一类为低亲和力肝素样受体。FGF 在低浓度(1μg/ml)就能起作用，且作用广泛，能影响多种细胞的生长和分化，还具有促有丝分裂作用。

4. 胰岛素样生长因子(insulin-like growth faetor，IGF)

IGF 是一类生长激素(GH)依赖性生长因子，其分子结构与胰岛素原相似。IGF 有两种，即 IGF-1 和 IGF-2，前者主要存在于成人，后者存在于胎儿。IGF 由肝脏分泌，在血清中有较高的浓度，以自分泌、旁分泌和内分泌方式起作用，GH 对其起重要调节作用。

IGF-1 由 70 个氨基酸组成，相对分子质量为 7649，血中 IGF-1 下移 95%～99%与 IGF 结合蛋白(IGFBP)结合，并失去活性。游离型 IGF-1 为主要活性形式，结合和游离的 IGF-1 可相互转化。已知 IGFBP 至少有 6 种，与 IGF 有高度亲和力。

IGF 的作用由其受体介导，包括：①促进生长，GH 的大部分促生长活性是由 IGF-1 介导完成；②促物质代谢，IGF-1 能抑制胰岛素、C 肽、胰高血糖素及 GH 水平，抑制肝糖输出，降低血中游离脂肪酸、氨基酸水平；③促细胞分裂增殖，促进成纤维细胞复制，使成骨细胞和肌细胞进入高分化状态，还可能促进肾脏合成促红细胞生成素、神经轴突生长、肾基底膜蛋白合成、卵细胞成熟，刺激血管内皮细胞及平滑肌细胞增殖等作用。

5. 血小板源性生长因子(platelet-derive growth factor，PDGF)

PDGF 为一血小板释放物质，在血液凝固时由血小板 α 颗粒释放，是血液中细胞分裂素的重要来源。相对分子质量为 30000，属阴离子糖蛋白，有 AB 两条链，可组成 PDGF-AA、PDGF-AB、PDGF-BB 三种异构体，它们以不同的亲和力和特性与细胞表面受体结合，并发挥作用。其中以 PDGF-BB 作用最强。人主要为 PDGF-AB。

PDG F 的作用主要有两方面，一是对白细胞和成纤维细胞的趋化性；二是促分裂特性，促进纤维形成的连续过程。此外，PDGF 可与其他因子协同作用，从而发挥其生理功能。在损伤愈合中，它亦是具有重要作用的生长因子之一。

五、趋化因子

趋化因子为一超家族成员，根据其结构不同可分为 3 个亚族：CXC 亚族，又称 α 类；CC 亚族，又称 β 类；C 亚族，又称 γ 类(见表 2-2)。CXC 亚族的分子特征为：氨基末端的 4 个半胱氨酸残基的前两个被一非保守氨基酸残基分隔开；CC 亚族的氨基末端的 4 个半胱氨酸为并列连接；C 亚族有一单独的氨基末端半胱氨酸。编码 CXC 亚族的基因群集于人类 4 号染色体长臂，其氨基酸水平的同源性为 20%～50%；编码 CC 亚族的基因群集于人 17 号染色体，氨基酸水平的同源性为 28%～45%；C 亚族基因定位于人 1 号染色体。这三类趋化因子亚族的同源性约为 20%～40%。

已发现许多细胞能产生趋化因子，包括单核细胞、肺泡巨噬细胞、中性粒细胞、血小板、嗜酸性粒细胞、肥大细胞、T 淋巴细胞、NK 细胞、角化细胞、肾小球膜细胞、上皮细胞、肝细胞、成纤维细胞、平滑肌细胞、间皮细胞和内皮细胞等。这些细胞在同各种因子如病毒、细菌产物、IL-1，TNF，C5a、LTB4 和 IFNs 反应时产生趋化因子。

表 2-2 CXC、CC 和 C 趋化因子家族

CXC chemokines

IL-8

上皮源性中性粒细胞激活蛋白-78(epithelial neutrophil activating protein-78,ENA-78)

生长相关癌基因-α(growth-related oncogene-α,GRO-α)

生长相关癌基因-β(growth-related oncogene-β,GRO-β)

生长相关癌基因-γ(growth-related oncogene-γ,GRO-γ)

粒细胞趋化蛋白-2(granulocyte chemotactic protein-2,GCP-2)

血小板碱性蛋白 (platelet basic protein, PBP)

结缔组织激活蛋白-Ⅲ (connective tissue activating protein-Ⅲ ,CTAP-Ⅲ)

β-血栓球蛋白(β-thromboglobulin, β-TG)

中性粒细胞激活蛋白-2 (neutrophil activating protein-2, NAP-2)

中性粒细胞激活蛋白-4 (neutrophil activating protein-4, NAP-4)

血小板因子-4 (platelet factor-4, PF-4)

γ-干扰素诱导蛋白-10 (interferon-γ-inducible protein-l0,IP-10)

γ-干扰素诱导的单核因子(monokine induced by INF-7,MIG)

CC chemokines

单核细胞趋化蛋白-1 (monocyte chemotactic protein-1, MCP-1)

单核细胞趋化蛋白-2 (monocyte chemotactic protein-2, MCP-2)

单核细胞趋化蛋白-3 (monocyte chemotactic protein-3, MCP-3)

巨噬细胞炎症蛋白-lα(macrophage inflammatory protein-lα, MIP-lα)

巨噬细胞炎症蛋白-1β (macrophage inflammatory protein-1β, MIP-1β)

激活正常 T 细胞表达和分泌的调节因子(regulated on activation normal T-cell expressed and secreted,RANTES)

Eotaxin

1-309

C chemokines

Lymphotactin

第二节 细胞因子与肺部疾病

一、细胞因子与哮喘

支气管哮喘是以气道炎症和气道高反应性为主要特征的慢性非特异性炎症疾病。在这个疾病过程中,免疫细胞和炎性细胞在气道组织中的浸润(聚集、激活和释放)是主要的发病学特征,而在这些细胞浸润的整个过程中,细胞因子都起了很重要的作用。

1. 白介素-4(IL-4)与哮喘

研究表明,过敏性哮喘的发生离不开 Th2 细胞所分泌的细胞因子的重要作用。Th2 细胞主要产生 IL-4、IL-5、IL-6 和 IL-10,它们作用于抗体生成和过敏反应过程。而 Thl 细胞主要产生 IL-2、TNF-β 和 IFN-γ,它们作用于迟发型超敏反应和提高细胞毒性。Thl 和 Th2 均能产生 IL-3 和 GM-GSF。在哮喘反应中,IL-3、IL-5、GM-CSF 和 IL-4 的作用最为突出,其中又以 IL-4 的作用显得最为重要,主要表现在以下几个方面:

(1) 诱导 IgE 的产生

IgE 在支气管哮喘的发病中是一个重要的关键因素。气道高反应的机制之一是 IgE 依赖性的肥大细胞脱颗粒。IgE 通过与多种炎症细胞的高亲和力和(或)低亲和力抗体结合,在过敏原的诱导下,引发这些细胞释放各种炎症介质。而 IL-4 在过敏原诱导 IgE 产生中起着必要的中间介导作用。小鼠的体外实验证实,IL4 是 B 细胞产生 IgE 所需要的唯一必需因子。在缺乏 IL-4 的小鼠体内,T、B 细胞发育正常,而产生 IgE 的功能障碍。对于经免疫的 IL-4 缺乏小鼠,由于其肥大细胞和携带低亲和力 IgE 受体的炎症细胞未被致敏,因此,在由 5-羟色胺引发的支气管反应中,抗原诱导 IgE 的升高将消失。在过敏性气道炎症和高反应鼠类模型中观察到,Th 细胞直接控制抗原诱导的气道高反应。体内 Th2 反应的发生和 Th2 细胞介导的特定组织炎症均需要 IL-4,因此 IL-4 的缺损可造成支气管中 Th2 反应的减弱,导致过敏性气道炎症的消弱和过敏原诱导支气管高反应能力的丧失。

(2)诱导 CD23 表达

CD_{23} 即低亲和力 IgE 受体(FcεRⅡ),是相对分子质量为 45000 的糖蛋白,其有两种亚型——FcεRⅡα 和 FcεRⅡβ,它们分别由 B 细胞和单核细胞表达。CD_{23} 可插入 IgE 结合因子(为一种可溶性片段)而组成多功能分子,实现对 IgE 合成、B 细胞自分泌生长和胸腺细胞成熟的调控。已确定,人重组 IL-4 是正常人单核细胞 CD_{23} 的重要诱导物。在过敏性病人中,IL-4 对 B 细胞和单核细胞表达和合成 CD_{23} 均具有调控作用。IL-4 可同时诱导哮喘病人和正常人单核细胞 CD_{23} 的表达增加。IL-4 能提高 B 细胞和巨噬细胞(Mφ)中 CD_{23} 的表达水平,这可说明为什么哮喘病人肺泡巨噬细胞 CD_{23} 的表达量是增多的。由于巨噬细胞具有 CD_{23},而且能以一种依赖 IgE 的方式被激活,并分泌各种炎症介质,如血栓素 A_2(TXA_2)、前列腺素 D_2(PGD_2)、白三烯 B_4(LTB_4)以及 TNF 和 IL-1 等细胞因子,因此,巨噬细胞是一种重要的哮喘初始细胞。IL-4 能维持高水平的 CD_{23},而后者在过敏性疾病中对巨噬细胞分泌炎症介质起了至关重要的介导作用。可见 IL-4 在哮喘发病中的重要性。

(3)诱导嗜酸性粒细胞聚集

研究发现给小鼠腹腔注射 IL-4 可导致嗜酸性粒细胞的聚集,而皮下注射 IL-4 则可诱导嗜酸性粒细胞特征性浸润。在过敏性炎症中也发现 IL-4 可诱导嗜酸性粒细胞迁移。已知 IL-5 能启动嗜酸性粒细胞的生长和分化,它与 IL-3 和 GM-CSF 同称为嗜酸性粒细胞分化因子。在 IL-4 缺乏的小鼠中观察到,CD_4^+ 细胞经刺激后,IL-5 和 IL-10 产生明显减少,并出现 IL-5 依赖性的嗜酸性粒细胞聚集作用减弱,表明 IL-5 的作用依赖于 IL-4。

(4)诱导血管细胞间粘附分子-1 的表达

血管细胞间粘附分子-1(VCAM-1)由内皮细胞合成,位于细胞表面,其作用为介导嗜酸性和嗜碱性粒细胞等具有粘附受体的细胞粘附于内皮细胞。近年来,粘附分子在哮喘发病中的作用日益受到重视,IL-4 可提高内皮细胞 VCAM-1 的表达,因此可加强嗜酸性和嗜碱性粒细胞对内皮细胞的粘附介导作用。VCAM-1 的受体是整合素 VLA-4($\alpha_4\beta_1$),后者可在 T、B 细胞和单核细胞大量表达,以促进淋巴细胞与活化的内皮细胞粘附。

(5)调控 Th2 的定向分化

前已述及,Th2 细胞在哮喘中的作用是必不可少的。IL-4 是使幼稚 T 细胞(Th0)定向分化为 Th2 细胞的唯一调控因子。因此,没有 IL-4,Th0 就不能定向分化为 Th2 细胞,因此也不能产生在哮喘发病中起重要作用的各种 Th2 细胞因子。对 IL-4 缺乏小鼠的体外刺激研究发现,CD_4^+ T 细胞分泌 IL-5 和 IL-10 明显减少,并导致 IL-5 依赖性的嗜酸性粒细胞聚集作用明显减弱,这表明 Th2 细胞的定向分化受到阻遏。

(6)诱导 Th2 细胞,抑制 Thl 细胞

在 Th1 和 Th2 细胞间存在相互制约机制。IL-4 促进 Th2 细胞的发育和分化,同时抑制 Th1 细胞的效应能力。Th1 细胞的分化能被 IFN-γ、TNR-β 和 IL-12 诱导,并产生 Thl 细胞因子。IFN-γ 能抑制 Th2 细胞的分化发育,同时刺激 Th1 产生更多的 IFN-γ,产生放大效应。IFN-γ 和 IL-12 有助于 Th1 细胞的产生和维持,并阻碍 Th2 引发的过敏反应。然而在调控气道黏膜 Th2 的免疫反应中,IL-4 和 IL-5 比 IFN-γ 更为重要。此外,IL-4 和 IL-10 可抑制 Th1 的增殖和功能,特别是抑制 IFN-γ 的产生及其效应。

2. 白介素-8(IL-8)与哮喘

IL-8 属趋化因子超家族成员,其功能为通过靶细胞表面的 IL-8 受体实现对靶细胞的趋化作用。在中性粒细胞、嗜酸性粒细胞、T 淋巴细胞、单核细胞、肿瘤浸润细胞和嗜碱性粒细胞表面均有 IL-8 受体的表达。因此在以气道炎症和高敏反应为特征的哮喘中,IL-8 的作用理所当然地受到了人们的重视。

(1)哮喘患者 IL-8 水平升高

许多研究证实,正常人、无哮喘的过敏体质者与哮喘患者相比,后者的痰液、鼻腔灌洗液和支气管肺泡灌洗液(BALF)中的 IL-8 水平明显高于前两者,并且近期常发作者远高于近期少发作者,正在发作者高于未发作者。而过敏体质者与正常人之间无明显差异。对哮喘患者的 BALF 成分分析发现,IL-8 的水平较对照组高出几乎 8 倍以上。还发现,BALF 中的嗜酸性粒细胞数目显著增多,且与 IL-8 浓度呈正相关。当哮喘患者接触臭氧或者病毒感染后,在出现第一秒用力肺活量降低、气道阻力增加及哮喘症状的同时,BALF 中 IL-8 浓度亦明显升高,表明 IL-8 与哮喘发作存在密切关系。

(2)哮喘患者 IL-8 的来源

哮喘患者发病过程中,IL-8 显著升高的来源有以下几个途径:①支气管上皮细胞:支气管上皮细胞长期以来一直被认为是炎症细胞的靶细胞而不具有任何效应。然而,最近的资料表明,动物和人类支气管上皮细胞能产生炎症细胞趋化因子和影响粒细胞及 B、T 细胞激活的因子。哮喘患者的支气管黏膜活检标本及 BALF 中的支气管上皮细胞的免疫组化染色发现,细胞内存在 IL-8 蛋白,且阳性率明显高于正常人。当支气管上皮细胞同 IL-1β、TNF-α、弹性蛋白酶、组胺共同孵育时,可使支气管上皮细胞 IL-8 的释放量明显增加。此外,在 IL-1β 存在下,支气管上皮细胞可产生对中性粒细胞的趋化活性,并且这种趋化活性可被 IL-8 单抗所抑制,这表明支气管上皮细胞对中性粒细胞趋化的效应是由 IL-1β 诱导支气管上皮细胞分泌 IL-8 而实现的。②肺泡巨噬细胞、单核细胞。在体外培养的肺泡巨噬细胞和外周血单核细胞的培养上清中发现有 IL-8 存在。这两种细胞受到脂多糖(LPS)的刺激时,可使哮喘病人的 IL-8 的分泌量显著高于正常人。③肥大细胞。用不成熟型肥大细胞

HACL 细胞刺激肥大细胞，可使肥大细胞中 IL-8mRNA 在刺激后 1h 开始表达，并可持续 48h，并证实这种作用是直接的，而不是通过其他新合成的蛋白质间接起作用的。IL-8mRNA 48h 持续表达表明了 IL-8mRNA 的稳定性和 mRNA 降解酶的抑制。此外，激活肥大细胞表面的腺苷 A2b 受体，可导致肥大细胞释放 IL-8。④嗜酸性粒细胞。在哮喘患者的外周血嗜酸性粒细胞中 IL-8 和 IL-8mRNA 表达均见上调。在用 GM-CSF、RANTES 或血小板激活因子(PAF)、PHA 刺激嗜酸性粒细胞后，可发现后者释放 IL-8 明显增加，且在哮喘后更为显著。

(3)IL-8 在哮喘发病中的作用

①IL-8 可诱导支气管平滑肌痉挛，其作用机制可能是 IL-8 通过激活中性粒细胞而实现的。IL-8 对中性粒细胞具有显著的趋化活性，并对中性粒细胞的全程反应均有诱导和易化作用，包括：活化 4-磷脂酰肌醇激酶，激活中性粒细胞微丝，促进其游走；诱导中性粒细胞发生形态改变，并表达表面粘附分子，加强其与内皮细胞的粘附，并促进其穿越内皮细胞；激活还原型辅酶 l(NADPH)氧化酶和磷脂酶 A2；引发呼吸爆发，释放大量氧自由基和花生四烯酸代谢产物(PG、TB4 等)，引起气道高反应和损伤；诱导中性粒细胞脱颗粒，释放蛋白水解酶，导致局部损伤。在由 IL-8 诱导的气道高反应患者的 BALF 和组织活检中，均以中性粒细胞为主。此外，在稳定型哮喘病人的 BALF 中，中性粒细胞所占比例与气道高反应程度呈正相关。中性粒细胞还可损伤气道上皮，引起上皮从基膜上脱落。②IL-8 趋化嗜酸性粒细胞在气道黏膜聚集、浸润，嗜酸性粒细胞可释放阳离子蛋白(ECP)、毒性蛋白(ENP)。许多研究表明，在 BALF 中 IL-8 水平与 ECP 呈正比，因此 IL-8 在 ECP 的释放中起了诱导和促进作用。③IL-8 具有组胺释放因子的作用，在 IL-3 存在时，IL-8 可引起嗜碱性粒细胞脱颗粒，释放组胺和白三烯 C4(LTC4)，介导一种不依赖于 IgE 的气道高反应。④IL-8 可引起呼吸膜通透性增加。以 BALF/血清的 α2 微球蛋白比值作为呼吸膜通透性的参数，可发现 IL-8 与该比值呈明显正相关，表明 IL-8 在引起呼吸膜通透性增高中起重要作用。

3. 白介素-10(IL-10)与哮喘

IL-10 在哮喘中的作用与上述其他细胞因子不同，对哮喘的发生发展有负调控作用。

(1)IL-10 在哮喘发病中的作用

IL-10 能抑制多种细胞合成其他细胞因子，对哮喘的治疗、转归具有重要意义。IL-1 是参与气道炎症反应的重要因子之一，主要来自气道及肺泡巨噬细胞，IL-10 能促进骨髓单核细胞合成 IL-1 受体拮抗剂(IL-1RA)，在培养的骨髓单核细胞中加入 IL-10 可使其合成和释放 IL-1RA 的量比对照组高 10 倍。此外，IL-10 可使 IgE、内毒素等刺激肥大细胞合成和释放 IL-6 和 TNF-α 的能力明显削弱。IL-10 还可抑制 T 淋巴细胞合成和释放 IFN-γ。在哮喘患者的 BALF 中发现，IL-10 水平显著低于正常人。哮喘患者的外周血单核细胞无论受到刺激与否，其合成和释放 IL-10 的量均低于正常人。RNA-PCR 结果提示，迟发相哮喘反应中 IL-10 减少是由于 IL-10 mRNA 转录受抑制所致。因此，哮喘患者体内合成和释放 IL-10 减少将导致炎症前细胞因子合成和释放增加，从而加重哮喘。此外，在哮喘患者的炎症局部，NO 明显增多，尽管 NO 有舒张支气管平滑肌的作用，但过多的 NO 可使气道黏膜血管扩张，并产生自由基对气道造成更严重的损伤，而 IL-10 能明显抑制鼠巨噬细胞合成及释放 NO，从而减轻气道炎症反应。

(2)IL-10 与哮喘的治疗

糖皮质激素和茶碱用于哮喘的治疗已有数十年的历史,但两者的作用机制尚未完全明了。近年来的研究表明,低浓度糖皮质激素即可诱导人 CD_4^+ 4.5RO$^+$ 幼稚型和 CD_4^+ 4.5RO$^+$ 记忆型 T 细胞合成和释放大量 IL-10,而 IL-5、IFN-γ 及 IL-4 浓度较低;而不使用糖皮质激素时,效应 T 细胞则产生大量的炎症前细胞因子,如 IL-5 及 IFN-γ 等。在哮喘患者外周血单核细胞培养体系中 IL-10 的浓度极低(0.35±0.08μg/ml),而加入茶碱后,其浓度可升高至 0.98±0.16μg/mL。茶碱能明显抑制 IFN-γ 的产生和轻微抑制 TNF-α 的合成,这些均与 IL-10 有密切关系。这些资料表明,糖皮质激素和茶碱治疗哮喘的机制可能由 IL-10 来介导。

4. 白介素-6(IL-6)与哮喘

IL-6 是一种多功能细胞因子,具有广泛的生物学活性,其代谢失调与多种疾病的发生有关。在症状性哮喘的患者,其支气管上皮细胞 IL-6 基因表达增加,培养上清中 IL-6 含量也明显增加,并且这种基因表达的上调作用可被糖皮质激素抑制。在非过敏性哮喘患者的 BALF 中 IL-6 水平较正常对照明显增高,且 IL-6 主要由气道非纤毛上皮细胞和(或)单核细胞产生,故认为,IL-6 在局部产生增加,并在哮喘气道炎症反应中起重要作用。在支气管受过敏原刺激后发生迟发哮喘反应的患者,其肺泡巨噬细胞培养上清中的 IL-6 含量明显高于正常对照,且与 TNF-α 呈正相关。表明肺泡巨噬细胞经过敏原刺激后被激活,产生 IL-6 和其他细胞因子而参与气道炎症和迟发性哮喘的发生。

5. 趋化因子与哮喘

参与哮喘的非特异性炎症反应的细胞主要有单核巨噬细胞、嗜酸性粒细胞、嗜碱性粒细胞、中性粒细胞、淋巴细胞、肥大细胞、气道上皮细胞和血小板等。不同亚族的趋化因子通过特异性调节不同炎症细胞的功能,影响哮喘的发生和发展。

(1)CXC 趋化因子的作用

CXC 的主要靶细胞为中性粒细胞,各趋化因子间的生物学效应虽有差异,如 GRO-α 对中性粒细胞的趋化活性为 IL-8 的 10 倍,但活化和诱导中性粒细胞脱颗粒反应的能力则不如 IL-8。但总体来看均与 IL-8 相似,故详细情况请参见 IL-8 与哮喘。

(2)CC 趋化因子的作用

CC 趋化因子的主要靶细胞是单核细胞、巨噬细胞、淋巴细胞、嗜酸性粒细胞和嗜碱性粒细胞等。嗜酸性和嗜碱性粒细胞是参与哮喘变态反应性炎症的关键细胞。嗜酸性粒细胞在过敏性气道炎症中的聚集和激活已被认为是引起支气管膜膜损伤和气道阻塞的主要细胞。MIF-α、RANTES、eotaxin 和 MCP-3 在体外是强烈的嗜酸性粒细胞趋化因子。在 BALF 中的嗜酸性粒细胞产物,包括主要碱性蛋白(MDP)、嗜酸性粒细胞阳离子蛋白(ECP)和嗜酸性粒细胞源性神经毒素(EDN)含量显著升高,可致气道高反应。嗜碱性粒细胞在变应原刺激下可释放组胺、LTs(B_4、C_4、D_4、E_4)和 PGD_2 等炎症介质,引起支气管平滑肌痉挛和气道高反应,但在早期 BALF 中嗜碱性粒细胞并无变化,晚期则明显增加,且能持久地释放组胺,表明嗜碱性粒细胞在哮喘的晚期反应中起重要作用。MCR-1、MCR-2、MCR-3 均可诱导单核巨噬细胞游走和浸润。MCP-1 还可使单核巨噬细胞发生 Ca^{2+} 超载,产生氧自由基，释放溶酶体酶，造成局部组织损伤。RANTES 对未被活化的 CD_4^+/CD_{45} RO^+ 记忆 T 细胞和活化的未经抗原刺激的(naive)T 细胞和记忆性 T 细胞均具趋化作用。MIP-1α 对 B 细胞、细胞毒性 T 细胞及 CD_4^+ T 细胞有趋化作用；MIR-lβ 虽较 MIP-1α 作用弱，但可选择性趋化 CD_4^+ T 细胞，尤其是 naiveT 细胞，并诱导 T 细胞粘附，淋巴细胞向炎症区聚集并被激活，启动变态反应性炎症反应。

6. 其他细胞因子与哮喘

IL-3、IL-5 和 GM-CSF 在哮喘炎性反应中的作用非常显著，哮喘患者的支气管黏膜、BALF 及外周血中都有这 3 种细胞因子的水平升高。IL-3 和 IL-5 能延长嗜酸性粒细胞的存活时间，促使嗜酸性粒细胞释放白三烯，增强其细胞毒性，并刺激嗜酸性粒细胞向活化型转化，诱导其向炎症部位聚集，发挥病理损伤效应。此外，IL-3 和 GM-CSF 不但作用于嗜酸性粒细胞，而且作用于中性粒细胞和肥大细胞。这些细胞因子对嗜酸性粒细胞及其他炎症细胞反应的调控作用，是哮喘发病过程中的重要免疫事件，是启动哮喘气道炎症并使其持续存在的关键因素。

二、细胞因子与急性呼吸窘迫综合征

急性呼吸窘迫综合征(ARDS)是一种以急性弥漫性肺实质(主要为肺泡膜)损伤为特征的综合征，发病机制错综复杂，临床表现主要为肺顺应性下降和难以纠正的进行性低氧血症，平均死亡率高达 50%～60%。近年来，炎症介质，尤其是细胞因子在 ARDS 发病中的作用日益受到重视，其中 TNF 和 IL-1、IL-6、IL-8 在 ARDS 发病中的作用尤为重要。IL-8 是新近被更为关注的与 ARDS 发病密切相关的细胞因子。

1. ARDS 时 IL-8 的水平变化

许多研究资料表明，ARDS 患者的血浆和 BALF 中的 IL-8 水平均明显升高，但也有报道不升高的。IL-8 水平在 ARDS 中缺乏特异性，如 ARDS 和肺炎患者 IL-8 均升高，而以 ARDS 伴肺炎者更高。ARDS 患者与非 ARDS 患者之间 IL-8 水平差异无统计学意义。在 ARDS 晚期，血 IL-8 与 BALF IL-8 水平相平行，但后者高于前者，这是由于肺局部产生IL-8 占优势所致。对一组 ARDS 患者的临床研究显示，ARDS 患者 BALF IL-8 高达 521±484pg/mL，正常对照为 32±29pg/mL，而慢性阻塞性肺部疾病(COPD)对照组为 7±10 pg/mL，ARDS 组较对照组增高($P<0.002$)。ARDS 与重症肺炎的 BALF IL-8 在早期均升高，但两者无明显差异，在晚期，重症肺炎的 BALF IL-8 显著降低，而 ARDS 则仍然是升高的。

2. IL-8 在 ARDS 发病中的作用

IL-8 在 ARDS 发病中的作用与中性粒细胞在肺中的聚集和激活关系密切。

(1)趋化、聚集中性粒细胞

如前所述，IL-8 为一重要的趋化因子，其主要靶细胞为中性粒细胞，其对中性粒细胞的作用强于 C5a 和 LTB4，这是因为 IL-8 不被血清灭活，故在局部的作用时间持久。静脉注射 IL-8 可迅速增加循环血中的中性粒细胞数，中性粒细胞的最大游走率提高 8 倍，而聚集的中性粒细胞本身亦是 IL-8 的来源，如此可形成恶性循环。体外研究表明，IL-8 可增加 L-

选择素、白细胞粘附分子-1(LAM-1)的表达,促进整合素介导的中性粒细胞与内皮细胞的粘附,还可通过刺激磷脂酰肌醇-4-激酶途径,导致快速、持久的中性粒细胞肌动蛋白聚合和微丝等细胞动力装置改变,从而有助于中性粒细胞跨内皮向肺内浸润,造成肺损伤。

(2)激活中性粒细胞,导致急性肺损伤

在体外,IL-8 呈剂量依赖性地刺激中性粒细胞脱颗粒,引起呼吸爆发,产生活性氧,并能激活花生四烯酸-5-脂氧化酶,产生 LTs,导致血管通透性增加,血浆及蛋白渗出。最近的实验显示,将兔 IL-8 注入兔关节腔可引起大量中性粒细胞的聚集,并有呈正比数量的弹性蛋白酶的释放和软骨破坏;而将 IL-8 注入预先耗竭中性粒细胞的兔关节腔,则不出现上述结果。表明 IL-8 可活化中性粒细胞,释放蛋白水解酶等炎症介质,参与急性肺损伤的发生。

3. IL-8 抗体在 ARDS 防治中的作用

既然 IL-8 在 ARDS 的发病中有如此重要的作用,则可以认为,IL-8 的抗体应可以有助于 ARDS 的防治。尽管这方面的研究较少,但已有实验显示,在以 IgG 免疫复合物诱发 ARDS 的小鼠模型中,应用 IL-8 单克隆抗体能显著抑制白细胞聚集、肺通透性改变和出血。此外,IL-8 单抗还能降低肺缺血再灌注损伤时 BALF 中的中性粒细胞数,减少肺泡腔中的纤维蛋白渗出和肺泡结构破坏。因此,IL-8 在 ARDS 中的防治可能有广阔的前景。

4. IL-8 与 ARDS 的预后

IL-8 不仅参与 ARDS 的发病,而且与 ARDS 的病情严重程度呈正相关。有资料表明,ARDS 的 BALF 中的 IL-8 水平在发病后 24h,存活组和死亡组无显著差异,而发病后 4 天,死亡组的 BALF 中的 IL-8 水平显著高于存活组($P<0.005$)。另一项临床观察也显示,BALF IL-8 水平在死亡组为 10650 ± 97pg/mL,存活组为 2049 ± 60pg/mL,前者显著高于后者($P<0.05$)。因此根据这些结果,IL-8 水平可以作为判断 ARDS 预后的一个良好指标。

第三节　细胞因子与心血管疾病

一、细胞因子与冠心病

动脉粥样硬化和血栓形成是冠心病的病理基础,动脉粥样硬化的形成过程对血管内膜的损伤而言,既是免疫反应又是炎性反应过程。在这个过程中,粥样斑块内的细胞可合成多种细胞因子,组成复杂的细胞因子网络。该网络的效应影响着细胞因子基因的表达和血管细胞的生长,从而对冠心病的发展起重要作用。

1. 肿瘤坏死因子(TNF)与冠心病

(1)对血管内皮细胞和血栓形成的作用

NF 对血管内皮细胞的作用表现在两个方面:一方面是对血管内皮的直接损伤。TNF 可诱导血管内皮细胞产生血小板活化因子(PAF),后者通过活化血小板,使其发生粘附聚集和释放反应,引起血管通透性增加;PAF 还可与嗜酸性粒细胞表面受体结合,激活 G 蛋白,使蛋白激酶C(PKC)及钙调蛋白(CaM)活化,作用于微管系统致细胞脱颗粒,释放强碱性蛋白和活性氧,同时加速脂质过氧化作用,损伤血管内皮细胞。TNF可使培养的血管内皮细胞发生形态改变,如细胞重叠、FN丢失,使血管内皮细胞通透性增高,以致血液胆固醇易穿透血管内膜在内膜下沉淀而形成粥样斑块。另一方面是对血栓形成的作用。TNF能抑制血管内皮细胞合成血栓调节素,使凝血酶不能与血栓调节素结合而活性加强,同时TNF还抑制具有抗凝血酶作用的蛋白C活化,导致血栓形成。此外TNF通过与血管内皮细胞表面受体结合,使纤溶酶原激活抑制物(PAI)产生增多,后者与组织型纤溶酶原激活物(t-PA)结合并使之失活,从而导致纤溶抑制,促使血栓形成,引起心肌供血不足,以致发生心绞痛甚至心肌梗死。

(2)对平滑肌细胞的作用

TNF能刺激平滑肌细胞产生过多的诱导型NO合成酶(iNOS),同时α-肌动蛋白合成减少,使血管平滑肌收缩减弱,并对平滑肌细胞产生毒性作用,损伤细胞;TNF还可促使平滑肌细胞向血管内皮下浸润、聚集和增生,使内膜增厚,从而促进粥样硬化的形成。此外TNF还可调控IFN-γ的合成和分泌,因此,与IFN-γ产生协同的致病作用。

(3)TNF对泡沫细胞形成的影响

泡沫细胞是由巨噬细胞摄取大量低密度脂蛋白(LDL)并使其在胞内溶酶的作用下溶解并释出胆固醇,以致胞内游离的胆固醇不断地增多堆积而形成。所以泡沫细胞是动脉粥样硬化时内膜下胆固醇的重要来源。

TNF-α可抑制巨噬细胞表面一种清除剂受体的表达,该受体的功能是能摄入LDL,并且其表达不像其他组织细胞的LDL受体那样受胞内高浓度游离胆固醇的下调影响,即使胆固醇浓度很高,亦能不断摄入脂蛋白。因此,TNF-α可抑制巨噬细胞摄入LDL,控制胆固醇代谢,阻止巨噬细胞转变为泡沫细胞。

2.γ-干扰素与冠心病

(1)对内皮细胞及平滑肌细胞的作用

γ-干扰素(IFN-γ)能抑制内皮细胞和平滑肌细胞的增殖,10μg/ml的IFN-γ即可抑制鼠颈动脉平滑肌细胞和人动脉内皮细胞的生长。在冠状动脉进行带气囊心导管改形术的大鼠中,经重组IFN-γ处理后,可明显抑制术后冠状动脉的再狭窄。

(2)对泡沫细胞形成的影响

IFN-γ还可抑制巨噬细胞清除剂受体的表达,从而减少脂蛋白的摄入和游离胆固醇的堆积,阻止巨噬细胞转变为泡沫细胞。

(3)对其他细胞的作用

与对内皮细胞和平滑肌细胞的作用相反,IFN-γ能促进T细胞的浸润,引起内膜的损伤,如IFN-γ通过诱导内皮细胞膜上MHC-Ⅱ类抗原的表达,增强其抗原提呈作用,促进免疫反应。IFN-γ还能与TNF-α协同作用,促进iNOS的合成作用,产生NO和自由基,造成血管组织细胞损伤,促进内膜增生,从而导致管腔狭窄,心肌缺血。此外IFN-γ还可促进多种粘附分子,如内皮粘附分子-1(ELAM-1)、细胞间粘附分子-1(ICAM-1)等的表达,这些粘附分子可能参与动脉粥样硬化的免疫及炎症过程。

由此看来IFN-γ在冠心病中的作用呈双向性,既有损害的一面也有保护的一面。其在活体中的具体作用还有待进一步研究。

3. 白介素-1与冠心病

白介素-1(IL-1)与TNF的作用类似，能诱导血管内皮细胞单层重建，抑制内皮细胞产生血栓调节素，从而破坏凝血—抗凝血平衡，导致血管内凝血，内膜增厚，血流减慢。IL-1还可诱导内皮细胞表达ELAM-1和ICAM-1等粘附分子，促进白细胞粘附于血管内皮细胞表面，其粘附效应在IL-1处理后4～6h即达高峰，24h后下降。白细胞的粘附聚集可促进血管内膜增厚的发展和动脉粥样硬化的形成。

血管平滑肌细胞在受适当刺激后可分泌大量IL-1，后者又可通过诱导平滑肌细胞合成血小板源性生长因子(PDGF)，促进平滑肌细胞增殖，并向内膜下浸润，导致血管内膜增厚，促进动脉粥样硬化的形成。

4. 白介素-8与冠心病

对56例冠心病患者的IL-8水平测定发现，血清IL-8水平与患者心绞痛的程度呈相关性。正常健康对照血浆IL-8水平为＜3.0～3.3Pg/mL，有胸痛的患者则较高($P<0.05$)，有不稳定心绞痛和AMI患者又显著高于其他胸痛患者($P<0.05$)。在症状发作后2h，IL-8水平明显升高达106pg/mL，峰值出现于症状发作后3小时，同时有白细胞计数、肌酸磷酸激酶(CK)、CK-MB、AST和血清肌红蛋白升高。这些结果表明，IL-8作为一个强有力的趋化因子，可使中性粒细胞、嗜酸性粒细胞等炎症细胞的聚集和激活，并释放许多活性物质，引起血管内皮细胞损伤，诱发血管内凝血，在冠心病的发生发展中起着重要作用，同时因冠脉的进一步缺血而诱发心绞痛。

5. 血小板源性生长因子与冠心病

血小板源性生长因子(PDGF)存在于血小板α颗粒中，当血小板粘附于损伤组织，如暴露于凝血酶、胶原和二磷酸腺苷(ADP)时，PDGF被释放。PDGF不仅来源于血小板，增殖的平滑肌细胞亦可通过“自分泌”形式产生PDGF。PDGF具有促进血管平滑肌细胞增殖和迁移的作用，故在冠心病的发生和冠状动脉再狭窄形成中起着重要作用。

(1)PDGF在血管平滑肌细胞收缩中的作用

研究发现PDGF诱导大鼠主动脉条的收缩呈浓度依赖性，这一作用强于血管紧张素Ⅱ，可能为通过抑制内皮源性舒张因子的合成而实现的。PDGF引起血管收缩的机制是：PDGF与其受体结合，激活酪氨酸激酶，进而激活磷脂酶C(PLC)，后者水解二磷酸磷脂酰肌醇生成IP_3和甘油二脂(DG)，IP_3与内质网特异受体结合，促使Ca^{2+}释放，使$[Ca^{2+}]i$升高，DG和Ca^{2+}使PKC激活，后者在Ca^{2+}协助下具有维持和促进平滑肌收缩的作用。

(2)PDGF在血管平滑肌细胞增殖中的作用

PDGF能促进成纤维细胞、神经胶质细胞、平滑肌细胞的有丝分裂，尤其对平滑肌细胞的作用更明显，使细胞从G_1、G_0的静止期进入到细胞增殖期。PDGF受体含有N-乙酰氨基葡萄糖残基，当与PDGF特异结合后可显著增加动脉平滑肌细胞摄入胺类物质，增加动脉平滑肌细胞的胞饮作用，这些代谢改变对诱导细胞分裂、促进细胞增殖都有重要作用。此外，上述提到的Ca^{2+}与DG诱导的PKC的激活，PKC在Ca^{2+}的存在下可诱导c-sis基因的表达，从而可促进动脉平滑肌细胞的增殖。

(3)PDGF 在冠脉再狭窄中的作用

冠脉再狭窄的形成实际上为血管内膜在球囊扩张或激光成形术所致的损伤后的过度修复过程。在此过程中，血管平滑肌细胞的增殖、迁移起重要作用，其中 PDGF 对血管平滑肌细胞的增生、迁移又起着作用。从经气囊导管损伤的动脉内膜中分离的平滑肌细胞观察到，其增殖速度要比未受损伤的平滑肌细胞快得多，且其增殖不依赖于血清 PDGF，但它们可合成和分泌大量 PDGF 样生长因子，其浓度比正常平滑肌细胞高 10 倍。机械损伤离体培养的血管平滑肌细胞可即刻释放 PDGF 等多种生长因子，对血管平滑肌细胞有分裂源性和趋化性。给损伤的鼠颈动脉注射重组的 PDGF-BB，可刺激血管内层及中层平滑肌细胞增生，而对未损伤的动脉无此作用。应用 PDGF-BB/AB 抗体则可显著降低上述作用。在冠脉再狭窄过程中，有多种生长因子参与作用，如表皮细胞生长因子、成纤维细胞生长因子、转移生长因子等。这些生长因子与 PDGF 是否具有协同作用尚待进一步研究。

二、细胞因子与心力衰竭

肿瘤坏死因子-α(TNF-α)是一种具有多种生物学效应的细胞因子。体内的多种细胞，如单核巨噬细胞、淋巴细胞、平滑肌细胞、成纤维细胞等均具有产生和释放 TNF-α 的能力，其中激活的巨噬细胞是 TNF-α 的主要来源。成熟的心肌细胞在某些应激状态下也能产生和释放 TNR-α，并参与多种心脏病的发生。TNF-α 在体内的作用十分广泛，一方面具有抗肿瘤、抗病毒、抗细菌及抗寄生虫的正面作用；另一方面，它又参与介导一些严重的病理生理过程，如脓毒性休克、恶液质状态等负面作用而造成机体损伤。TNF-α 在充血性心力衰竭的发展中具有广泛的病理生理作用，与许多临床特征，如心功能不全、心肌肥厚及肺水肿等密切相关。TNF-α 的许多作用是通过其细胞膜上的受体来介导的。TNF-α 受体有两种：低亲和力的 $TNFR_1$/$TNFR_{55}$ 和高亲和力的 $TNFR_2$/TNF R_{75}。

1. 心力衰竭时肿瘤坏死因子-α 及其受体的水平变化

临床研究已证明晚期心力衰竭病人的血中 TNF-α 水平明显升高。对晚期缺血性心脏病和扩张型心肌病病人的心脏标本测定结果表明，循环性 TNF-α 水平较正常对照高出近 10 倍($P<0.001$)，而两种心脏病间的 TNF-α 水平无明显差异。对可溶性 $TNFR_1$ 和 TN-FR_2 循环水平的测定显示，两种心脏病的两种 TNF-α 受体比正常高 1.4～3 倍($P<0.03$)，而两种心脏病间的比较无明显差异。用 ELISA 测定心脏中 TNFR 蛋白水平，发现两种心脏病总 TNFR(包括 $TNFR_1$ 和 $TNFR_2$)蛋白水平比正常低 60%～70%，其中 $TNFR_1$ 和 $TNFR_2$ 表达分别下降 55%和 65%，两种心脏病间均无明显差异。这些结果提示，在心脏病中 TNFR 是自动调节的，而在衰竭心脏中是下调的。但衰竭心脏中 TNF-α 水平升高，提示进行性心力衰竭时心脏本身是 TNF-α 的靶器官，这将导致心脏进行性失代偿，最终发生心力衰竭。

2. 肿瘤坏死因子-α 在心力衰竭中的作用

(1)对心血管功能的影响

直接注射 TNF-α 可产生低血压、代谢性酸中毒、血液浓缩及死亡，类似于败血症性休克的心脏和血液动力学反应，而注射 TNF-α 抗体则可减轻上述反应。在临床实验中可观察到，注射内毒素可导致 TNF-α 升高，并明显抑制左室射血功能，降低平均动脉压。TNF-α 对体外幼稚心肌细胞作用 72h，对其基础收缩功能无影响，但使正性肌力药物（isoproterenol）的作用被减弱。TNF-α 的延迟效应在狗体内的实验显示，一次性给予 TNF-α 可导致 24h 内心肌收缩性异常。TNF-α 的这种延迟负性肌力作用是由细胞内钙平衡改变介导的。实验证明 TNF-α 作用后细胞内钙的峰值降低 40%，膜片钳研究表明这一作用并非由电压依赖性钙通道改变所致，可能是 TNF-α 造成肌浆网释放 Ca^{2+} 能力下降。

(2)TNF-α 负性肌力作用的信号通路

TNF-α 负性肌力作用的详尽的信号路径尚不清楚，但已有许多证据表明，TNF-α 的延迟负性肌力作用是通过 iNOS 的表达和 NO 的产生而介导的，其介导机制如下：①NO 刺激鸟苷酸环化酶，从而阻断成熟心肌细胞的钙离子流；②NO 造成 β-肾上腺素能刺激的 cAMP 生成缺乏，研究表明 TNF-α 刺激可导致心肌细胞中介导 β-肾上腺素能信号的 G 蛋白的缺失；③TNF-α 刺激心肌细胞 72h 可导致 α_1 肾上腺素能受体诱导钙激活的第二信使 IP_3 降低所致。

(3)TNF-α 对心肌代谢和结构的影响

TNF-α 可以增加小鼠、大鼠及豚鼠心脏中脂蛋白脂肪酶活性，这可导致甘油三脂衍生的游离脂肪酸产生及利用增多，因而增加心肌的耗氧并对衰竭的心脏产生损害效应。将游离脂肪酸灌注缺血的狗心脏，可以产生明显的左心功能损害，并伴有左室扩大。灌注TNF-α 可产生明显的左室扩大，表现为左室舒张压力—容积曲线右移，左室舒张末压力—应变（strain）曲线左移，导致左室容积增加，顺应性严重受损。

第四节　防治细胞因子相关疾病的措施

目前，防治细胞因子相关疾病的措施主要有细胞因子疗法（cytokine therapy），其基本上可分为两种，即细胞因子补充和添加疗法及细胞因子阻断和拮抗疗法。

1. 细胞因子补充和添加疗法

通过各种途径使患者体内细胞因子水平增加，充分发挥细胞因子的生物学作用，从而抗御和治疗疾病。目前已有多种细胞因子（多为基因重组产品）试用于临床治疗。经大量临床资料验证，以下几种细胞因子的临床适应症比较明确，临床疗效比较肯定。

(1)IFN

不同型别的 IFN 各有其独特的性质和生物学活性，其临床应用适应症和疗效有所不同。IFN-α 主要用于治疗病毒性感染和肿瘤。IFN-α 对于病毒性肝炎（主要是慢性活动性肝炎）、疱疹性角膜炎、带状疱疹、慢性宫颈炎等有较好疗效。IFN-α 对于血液系统恶性疾病如毛细胞白血病（有效率达 80%以上）等疗效较显著，但对实体肿瘤的疗效较差。虽然 IFN-γ的免疫调节作用强于 IFN-α，但其治疗肿瘤的效果弱于 IFN-α，目前有人应用 IFN-γ 治疗类风湿关节炎、慢性肉芽肿取得了一定疗效。

(2)IL-2

目前多将 IL-2 与 LAD/TIL 合用治疗实体肿瘤，对肾细胞癌、黑色素瘤、非何杰金淋巴瘤、结肠直肠癌有较显著的疗效，应用 IL-2(或与 IFN 合用)治疗感染疾病亦取得了一定疗效。

(3)TNF

由于其全身应用副作用严重且疗效差，目前多倾向将其局部应用如瘤灶内注射治疗某些肿瘤和直肠癌，其确切疗效尚待进一步评价。

(4)CSF

目前主要应用 GM-CSF 和 G-CSF 治疗各种粒细胞低下患者。例如与化疗药物合用治疗肿瘤可以降低化疗后粒细胞减少程度，使粒细胞的数量和功能能尽快回升并能提高机体对化疗药物的耐受剂量，从而提高治疗肿瘤的效果。对再生障碍性贫血和 AIDS 亦有肯定疗效。用于骨髓移植后可使中性粒细胞尽快恢复，降低感染率。此外，应用 EPO 治疗肾性贫血取得了非常显著的疗效。

2. 细胞因子阻断和拮抗疗法

该疗法的基本原理是抑制细胞因子的产生和阻断细胞因子与其相应受体的结合及受体后信号传导过程，使细胞因子的病理性作用难以发挥。该疗法适用于自身免疫性病、移植排序反应、感染性休克等的治疗。例如抗 TNF 单克隆抗体可以减轻甚至阻断感染性休克的发生，IL-1 受体拮抗剂对于炎症、自身免疫性疾病等具有较好的治疗效果。

(汪洋)

参考文献

[1]金惠铭，卢建，殷莲华主编. 细胞分子病理生理学. 郑州：郑州大学出版社，2002
[2]陈瑗，周玫主编. 自由基医学基础与病理生理. 北京：人民卫生出版社，2002
[3]欧阳静萍，董传仁主编. 病理生理学. 武汉：武汉大学出版社，2004
[4]Brombacher F, Arendse B, Peterson R, et al. Analyzing Classical and Alternative Macrophage Activation in Macrophage/Neutrophil-Specific IL-4 Receptor-Alpha-Deficient Mice. Methods Mol Biol, 2009, 531: 225－252
[5]Schwegmann A, Guler R, Cutler A J, et al. Protein Kinase C {Delta} Is Essential for Optimal Macrophage-Mediated Phagosomal Containment of Listeria Monocytogenes. PNAS, 2007, 104: 16251－16256

第三章　自由基与疾病

自由基(free radical,FR)的研究开始于20世纪初，最初主要研究的是自由基的化学反应过程,随后自由基的研究逐渐扩展到了生命科学领域。20世纪50年代,Harman提出了自由基学说(free radical theory),并于1956年发现放射线诱导突变和诱发肿瘤的发病机理与自由基有关。1968年,McCord和Fridovich报道了超氧化物歧化酶(super oxide dismutase, SOD)在抗氧化方面的生物学作用,开启了自由基生物学的系列研究,但由于受到技术方法的限制,研究进展缓慢。近年来,自由基的研究技术有了新的突破,推动了生物学、医学的迅速发展,形成了一个以化学、物理学和生物医学相结合的蓬勃发展的新领域即自由基生物学、自由基医学等。

目前研究认为,自由基作为机体的正常代谢产物,在平衡状态下,其在抗菌、消炎和抑制肿瘤等方面具有重要作用和意义;一旦平衡被打破,如机体受到疾病或某些外源性药物和毒物的侵害,自由基便会产生强大的伤害作用,造成生物膜的脂质过氧化损伤,引起蛋白质、酶、DNA等生物大分子的氧化破坏,对组织细胞、内脏器官、免疫系统等的形态、功能均产生不利的影响,从而引起机体疾病和衰老,甚至死亡。

第一节　自由基概述

一、自由基的基本概念

自由基(FR)是指独立存在的含有一个或一个以上未配对电子(即原子轨道中具有奇数电子)的任何离子、原子、原子团或分子。书写时以一圆点表示未配对的电子(unpaired elctron),例如氯自由基(Cl·)、羟自由基(OH·)、甲基自由基(CH_3·)等。有些分子如一氧化氮(NO)和氧气(O_2)等形式虽无圆点表示,但因其分子中存在奇数电子,也是自由基。自由基生物学在其发展初期,研究的内容基本上是活性氧的产生和清除、危害与利用。1986年,一氧化氮的生物学效应被发现后,自由基生物学的主要内容除活性氧外,尚包括以一氧化氮为主的活性氮。

因此,对生物自由基的研究主要集中于活性氧(reactive oxygen species, ROS)和活性氮(reactive nitrogen species, RNS)两大类。

二、自由基的产生、特点及其影响因素

1.自由基的产生

(1)共价键均裂

自由基可以是某些原因使具有共价键的化合物分子(R∶X或R—X:表示由两个电子构成的共价键,—表示共价键)发生均裂而形成的产物。均裂(homolyticbond cleavage)指共价键断裂后,共用的电子对一分为二,分别属于两个原子或原子团,生成了含有奇数电子的自由基,即R:X→R·+X·;如水在电离辐射下分解,产生氢自由基(H·)及羟自由基(OH·),即HO:H→H·+OH·。

自由基具有独立未配对的电子,由共价键发生均裂产生,而均裂是需要能量的,因此能提供能量的因素(热能、电离辐射等)可促进共价键的均裂而导致自由基的产生。

(2)电子转移法

带有成对电子或者在两条平行轨道上各带有一个不成对电子的分子在反应中取得一个电子或失去一个电子,就可以成为带有一个不成对电子的自由基,这种产生自由基的方法就是电子转移法。如电子俘获就是其中之一,即不通过金属离子的氧化还原反应,从其他来源俘获一个电子,从而使非自由基成为自由基,如CCl_4俘获一个电子,可产生·CCl_3与Cl^-。

2.自由基的特点

(1)绝大多数自由基活性强,极不稳定。

(2)自由基存在的时间极短,有的为毫秒(ms)(如O·),有的不超过纳秒(ns)(如CH3·)。

(3)自由基在生物体内的浓度极低(10^{-9}～10^{-4}mol/L),较难测定,其未配对的电子形成一个弱磁场,具有顺磁性,因而能用电子自旋共振光谱法(电子顺磁共振波谱仪)来检测,也可采用其他的物理和化学测定法。

(4)在自由基反应中,有自由基—自由基反应、氢抽提反应、加成反应等。其中的链式反应最显示典型自由基反应的特色。这种连锁反应与离子反应不同,一经启动就连锁进行。一般可分为引发、增殖、终止三个阶段。伴随这一链式反应过程,可有大量的自由基中间产物生成。

3.自由基产生的影响因素

(1)具有弱键的分子如组成生物膜的磷脂分子,含有不饱和的脂肪酸双键,属于弱键(键的能量较低),容易发生均裂,产生自由基或受自由基的影响。

(2)电离辐射。

(3)光分解。

(4)单电子氧化还原作用。

(5)热解。

(6)其他:空气中的具有较强氧化性的物质,如O_2、NO、NO_2等能启动自由基反应;体内某些酶促氧化还原反应,如在黄嘌呤氧化酶、醛氧化酶、二氢乳清酸脱氢酶等所催化的需氧

脱氢酶反应中，往往会产生自由基中间产物。

三、生物体内几种常见活性氧及活性氮

1. 生物体内常见活性氧

生物体内产生的活性氧主要包括超氧化物阴离子自由基($O\cdot_2^-$)、羟自由基($OH\cdot$)及其衍生物如过氧化氢(H_2O_2)、单线态氧($^1O_2$)及 LO·、LOO· 和 LOOH 等脂质过氧化物。

(1)超氧化物阴离子自由基($O\cdot_2^-$)

1)超氧化物阴离子自由基的产生：$O\cdot_2^-$ 的产生部位为细胞的线粒体、微粒体、浆膜和细胞质等，通过酶系统和非酶系统反应而产生。

酶促氧化还原反应，如黄嘌呤氧化酶、醛氧化酶、NADH 氧化酶、过氧化物酶等均可促使 $O\cdot_2^-$ 生成。如黄嘌呤氧化酶(XO)催化黄嘌呤转变为尿酸的两步反应中，可产生大量的 $O\cdot_2^-$ 和 H_2O_2。

非酶促的氧化还原反应，如氢醌、核黄素(维生素 B2)、儿茶酚胺、亚铁血红素、铁硫蛋白、谷胱甘肽及过渡金属离子等自动氧化作用均可产生一定量的 $O\cdot_2^-$。

2) 超氧化物阴离子自由基的毒性：$O\cdot_2^-$ 不仅本身是性质活泼的自由基，而且也是导致自由基连锁反应的始动环节，可形成活性更强、对细胞毒性更大的羟自由基。因此 O· 的毒性，除了其本身引起氧化或还原反应等所致的损伤外，更重要的是 $O\cdot_2^-$ 和 H_2O_2 相互作用后的中间产物羟自由基及有机过氧化所引起的细胞毒性。

3) 超氧化物阴离子自由基的清除：超氧化物歧化酶(superoxidc dismutase, SOD)是清除 $O\cdot_2^-$ 的抗氧化酶。SOD 存在于所有有氧代谢的细胞内，是机体免受自由基损伤的主要防御酶，对维持体内氧化与抗氧化系统的平衡具有重要作用。$O\cdot_2^-$ 最重要的化学反应是通过歧化而生成过氧化氢，Mn 为 SOD 活性部位的金属离子之一，在易得失电子的金属离子(如 Mn、Cu、Zn 等)催化下，可加速歧化反应速度。这种由过渡金属离子催化的歧化反应，称为 Fenton 反应。$O\cdot_2^-$ 虽可自然歧化，但因 $O\cdot_2^-$ 阴离子而互相排斥，故反应速度缓慢。如有 SOD 存在，其歧化反应速度则可增加 109 倍。此外，细胞色素 C(Cyt C)、抗坏血酸(VitC)、维生素 E(VitE) 和含巯基(-SH)的化合物等均可通过氧化还原反应清除 $O\cdot_2^-$。

(2)羟自由基($OH\cdot$)

1)羟自由基的产生：由 $O\cdot_2^-$ 的歧化反应和电离辐射的作用而产生。

2) 羟自由基的毒性：OH· 是毒性最强、性质最活泼的自由基，可作用于脂质、蛋白质、核酸等有机大分子。它是脂质过氧化作用的主要引发剂，通过从膜磷脂的多不饱和脂肪酸上抽提氢，而引发膜脂质过氧化作用的链式反应，导致膜系统的严重损伤；或通过加成反应与 DNA 或 RNA 上的嘌呤和嘧啶碱(双键)相互作用，引起 RNA 和 DNA 分子内部、分子之间的交联，影响 DNA 和 RNA 功能。细胞膜脂质过氧化作用除了导致膜功能的障碍和膜酶的损伤外，脂质过氧化反应过程所产生的活性氧对细胞内的酶和其他细胞成分也造成损伤。脂质过氧化物的分解代谢产物特别是丙二醛(malondialdehyde, MDA)，其生成量的多少反映了过氧化的程度且对细胞及其成分有毒性效应。

3) 羟自由基的清除：目前尚未发现机体内有特异性的酶可清除 OH·，但 OH· 可被甘露醇、二甲基亚砜(DMSO)、苯甲酸盐、色氨酸及水溶性小分子抗氧化剂如抗坏血酸和谷胱

甘肽等清除。

(3)过氧化氢(H_2O_2)

1)过氧化氢的产生:如前所述,生物体内 O·都能通过歧化反应生成 H_2O_2,即经单价还原或自动氧化而产生。或者通过酶促反应生成,如氧分子在尿酸盐氧化酶、D-氨基酸氧化酶、葡糖氧化酶及黄嘌呤氧化酶等参与下,双电子还原生成 H_2O_2。

2)过氧化氢的清除:还原型谷胱甘肽过氧化物酶(glutathione peroxidase, GSH-PX)和过氧化氢酶(catalase, CAT)可有效清除 H_2O_2,以防止 H_2O_2 的破坏作用。此外,GSH-PX 和 CAT 也是清除活性氧的重要酶。GSH-PX 可分为为含硒 GSH-PX (Se-GSH-PX)和不含硒 GSH-PX(non-Se-GSH-PX)两种,后者又称为谷胱甘肽硫转移酶(glutathione-S-transferase),GSH-PX 一般指 SeGSH-PX,它是哺乳动物中目前所知唯一含硒的酶,属于氧化还原酶类,主要分布在胞质及线粒体内。CAT 主要分布在过氧化物酶体内。两者协同作用催化分解体内 H_2O_2 等,防止染色体的损伤和基因突变。但是,CAT 只在 H_2O_2 浓度较高时才起作用,故认为,一般情况下,GSH-PX 在对抗 H_2O_2 等多种氧化作用损伤,维持自由基代谢平衡上比 CAT 更为重要。

(4)单线态氧($^1O_2$)

1)单线态氧的产生:分子氧的电子自旋多重性为三,故又称三线态或三重基态(triplet ground state)氧($^3O_2$)。$^3O_2$ 的外层轨道中有 2 个同向自旋的电子,当$^3O_2$ 接受了能量而被激活时,其中一个电子被激发而改变自旋方向,2 个电子自旋方向相反,这时的电子自旋性为一,称为单线态氧($^1O_2$)。目前已知$^1O_2$ 可以在某些自由基反应中形成,又能触发其他的自由基反应,但其生成的途径还不太清楚。有人认为在 OH·生成过程中,也可产生$^1O_2$;$O\cdot_2^-$ 和 H_2O_2 自然歧化过程可生成$^1O_2$;$O\cdot_2^-$ 与 OH·作用也可生成$^1O_2$;此外,光敏反应,如光敏剂(水溶性核黄素、胆红素和视黄醛等)在一定光线的照射下,吸收能量至"激发态",激发的能量可以传递给氧分子,使其成为$^1O_2$;某些酶促歧化反应如细胞色素 P450 可作用于 R 基过氧化物(-ROOH, 烷或脂自由基)而产生$^1O_2$。

2) 单线态氧的毒性:$^1O_2$ 的毒性除了引发脂质过氧化作用外,还在于它触发的其他自由基反应的损伤作用。

3) 单线态氧的清除:$^1O_2$ 的清除剂包括 α 生育酚、抗坏血酸、谷胱甘肽、胆红素、β 胡萝卜素、胆固醇、色氨酸、半胱氨酸和超氧化物阴离子自由基等。$^1O_2$ 清除有两种方式:一是与其他分子化学结合生成过氧化物等;二是将激发能传递给其他分子,使其他分子处于激发动态而本身回到基态,这种现象称为淬灭。

2. 生物体内常见活性氮

活性氮以 NO 分子为主。1935 年,Davy 在研究 N_2O 的过程中发现了 NO 之后,相当长的一段时间内,从未有人想过把这个结构简单、毒性又高的小分子化合物和机体的生理功能相联系。直到 1987 年 Palmer 和 Feridge 等在 *Nature* 杂志上首次提出,通常所说的血管内皮衍生舒张因子(endothelium derived relaxing factor, EDRF)其实就是 NO。气体分子作为生物活性物质的发现,引起了科学界的震动,也掀起了世界各国科学家对 NO 的研究热潮,有关 NO 的相关研究报告大量涌现,这些研究资料既充实了自由基生物学及医学的某些空白领域,也极大地促进了相关学科的发展。1992 年,美国 *Science* 杂志上将 NO 评为当年

"明星分子"。

除了 NO,活性氮还包括 NO 合成和代谢过程中生成的含氮自由基,如 NO 与 O_2 反应生成的 ONOO·;NO 与 O·结合生成的 ONOO 及其质子化产物 ONOOH,后者还可转变为 ONOOH·。这些衍生物化学活性都很高,且部分化学性质类似氧自由基,因此在广义上也属于活性氧。

(1)一氧化氮的产生

机体内 NO 生物合成的唯一途径是一氧化氮合酶(nitric oxide synthase, NOS)的酶促反应。底物为 L-精氨酸,需要 NADPH 与 O_2 参与,辅助因子为 FAD、FMN、四氢蝶呤与原卟啉Ⅸ血红素,在 NADPH 与 O_2 参加和辅助因子存在下,NOS 可使 L-精氨酸在酶促反应中转变为中间产物,即 N^w-羟基—L-精氨酸(NHA),然后产生 NO 及瓜氨酸,同时 NADPH 转变为 $NADP^+$,O_2 转变为 H_2O。

目前研究发现 NOS 有三种亚型:神经元型 NOS(nNOS)、内皮型 NOS(eNOS)及诱生型 NOS(iNOS)。前两种又合称为内生型 NOS(cNOS),为 Ca^{2+}/钙调蛋白依赖型,在正常生理情况下就处于转录、翻译和催化 NO 合成状态,但产生 NO 的量少,且 NO 主要是维持一些正常的生理功能,如维持血管的舒张和神经信息的传递等。诱生型 NOS(iNOS)为非 Ca^{2+} 依赖型,可诱导生成大量 NO,它广泛存在于巨噬细胞、中性粒细胞、肝细胞中。

(2)一氧化氮及其衍生物的毒性

NO 是一种活性很强的自由基,具有氧化还原特性。研究证实,一方面,NO 不仅有内皮舒张作用,还具有其他多种生理功能,如作为神经传导的逆信使,杀伤肿瘤细胞与入侵微生物、生理调节等;另一方面,它还具有一些病理生理学作用,如亚硝酰化、硝基化、DNA 脱氨、氧化损伤、神经损伤等。

NO 与 O_2 一起可构成氧化还原对,它们相互作用可形成活性更强的化学物质,如 NO 与 O_2 反应生成的 ONOO·;NO 与 O·结合生成的 ONOO 及其质子化产物 ONOOH,它们攻击生物靶分子,使谷胱甘肽与抗坏血酸等丧失抗氧化剂作用,并可使硫醇类化合物成为 S-亚硝酰硫醇、胺类成为亚硝酰胺类等,比 NO 本身可能具有更大的潜在毒性。

因此,自由基除 O_2 等活性氧外,NO 也是一种气体自由基,半衰期极短,可以和机体内许多物质发生反应,作为一种脂溶性小分子,可自由弥散出入于细胞膜内外。这些特点使 NO 成为一种作用更广泛、需时更短的信使分子。如 NO 可与铁原子发生作用,很多蛋白均含有铁,如血红蛋白、可溶性鸟苷酸环化酶及铁硫蛋白的复合物等,NO 与铁作用后可引起这些含铁的酶的激活增加或失活;NO 还可与酶活性中心的巯基反应(如 GSH-PX)而改变酶活性;NO 可影响细胞内激酶,进而影响细胞内的信息传递,严重时导致疾病。因此,正常时低水平的 NO 作为生理的细胞内信使传导,对机体是有益的。反之如浓度过高或过低,均可引起机体损伤。

如前所述,机体通过酶系统或非酶系统反应等不断地产生自由基,尤其是氧自由基(oxygen-derived free radicals, OFR),同时,机体为防止氧及其代谢产物对机体的毒性作用,在进化中逐渐完善了适应环境的种种保护措施,形成两个完整的抗氧化防御系统。这个系统包括抗氧化酶(SOD、GSH-PX、CAT 等)和抗氧化剂(脂溶性抗氧化剂和水溶性小分子抗氧化剂),从预防、阻断和修复三个水平发挥防御作用,不断地清除自由基,使体内自由基含量很微,并处于动态平衡。体内存在的少量自由基参与许多重要的生理生化反应,如 O·与

ATP 生成有关、OH·与前列腺素的合成有关、中性粒细胞和吞噬细胞呼吸爆发(respiration burst)时产生的 O·和 H_2O_2 等与机体的防御功能有关;O·还可作为基质或中间体(inter-mediate)参与体内对药物或毒物羟化反应等解毒过程等;NO 则与松弛血管平滑肌、防止血小板凝聚、神经传导及光感受器的信号发射等生理功能有关。而作为自由基,无论是活性氧还是活性氮,都具有细胞毒性因子作用。因此,自由基对生物机体的作用应从两方面来看:一方面,适量的自由基是机体某些物质的生物合成所不可缺少的,并且机体防御体系、体内的解毒、正常生理功能调节等均需自由基的参加;对机体来说,体内的新陈代谢和一些生命现象与自由基之间存在着各种各样的联系;另一方面,当某些因素打破了体内自由基生成和消除的动态平衡时,就会使自由基超过生理限度,导致蛋白质、酶等生物大分子的损伤等,并可能由于这些损伤作用而产生各种病变,进而引起疾病或者加速机体的衰老等。

第二节 自由基与疾病

体内自由基生成和消除的动态平衡对机体是有利的。但是,当由于某些原因使自由基在体内生成过多或(和)清除不足时,自由基水平急剧升高,则会引起生物大分子的损伤、酶失活,进而引起细胞功能障碍,导致多种疾病产生和加速机体衰老进程等。如果自由基的种类主要是氧自由基的话,通常称为氧化应激(oxidative stress)。

一、自由基与生物膜与生物大分子

在氧存在的情况下,自由基可以引发细胞内外的多种生化成分的氧化反应。

1. 自由基与生物膜

生物膜主要成分是脂质、蛋白质和糖类。脂质以磷脂为主,而磷脂则多由多聚不饱和脂肪酸(polyunsaturated fatty acid, PUFA)组成。PUFA 有多个弱键和不饱和键,自由基对其有很高的亲合力,因此,生物膜易受自由基攻击而发生过氧化连锁反应,从而造成生物膜的脂质过氧化损伤。

氧自由基作为机体内的主要自由基,可引起细胞膜、线粒体膜、微粒体膜和溶酶体膜发生脂质过氧化,产生脂质过氧化物(lipid peroxidation, LPO)。LPO 及其降解产物(醛类及烃类)可加重生物膜的损伤:(1)破坏膜的稳定性和完整性,导致膜的液态性、流动性降低,通透性增加,最终导致细胞的坏死;(2)脂质过氧化使膜脂质之间形成交联和聚合,这可间接抑制膜蛋白如钙泵、钠泵及 Na^+/Ca^{2+} 交换系统等的功能,导致胞浆 Na^+、Ca^{2+} 浓度升高,造成细胞肿胀和钙超载,膜液态性降低和膜成分改变还可影响信号转导分子在膜内的移动,抑制受体、G 蛋白与效应器的偶联,造成细胞信号转导功能障碍;(3)膜脂质过氧化可激活磷脂酶 C、磷脂酶 D,进一步分解膜磷脂,催化花生四烯酸代谢反应,在增加自由基生成和脂质过氧化的同时,形成多种生物活性物质,如前列腺素、血栓素、白三烯等;(4)线粒体膜脂质过氧化,导致线粒体功能抑制,ATP 生成减少,细胞能量代谢障碍加重。此外,自由基可作用于细胞膜上的寡糖链中糖分子的羟基碳使之氧化成为不饱和碳基或二聚体引起细胞的多糖链破坏造成细胞自溶。如红细胞膜发生脂质过氧化损伤后,通透性增加,细胞变脆,易发生溶血。

2.自由基与生物大分子

(1)蛋白质与酶

自由基可使氨基酸残基氧化,胞浆及膜蛋白和某些酶交联形成二聚体或更大的聚合物,直接损伤蛋白质和酶的功能。膜离子通道蛋白的抑制与膜磷脂微环境的改变一起,共同导致跨膜离子梯度异常。自由基可使酶的巯基氧化,形成二硫键,导致酶的活性异常。

(2)遗传物质

自由基可使碱基羟化或DNA断裂,从而引起染色体畸变或细胞死亡。这种作用的80%为OH·所致,因OH·易与脱氧核糖核酸及碱基发生反应并使其结构改变。OH·能与DNA碱基发生反应而损伤碱基,主要表现为氢抽提、电子转移和加成。抽氢反应发生在胸腺嘧啶的甲基基团和脱氧核糖的C原子上,5个C原子发生抽氢反应的几率一致。此外,OH·能与碱基发生电子转移,OH·转变为OH·,而碱基则变为相应的碱基自由基,从而损伤碱基。OH·能与DNA碱基杂环的双键加成,在嘧啶碱基的C5和C6位,分别生成C_5·OH和C_6·OH加合物自由基;也有学者认为,OH·攻击嘌呤碱基时,加成反应发生在C4、C5及C8位上。此外,DNA链的断裂也是DNA损伤的表现之一,主要是在OH·攻击下脱氧核糖遭破坏,磷酸二酯键发生断裂或碱基遭破坏或脱落。此外,电离辐射通过对生物大分子的直接和间接作用导致DNA损伤。辐射离子在体内产生次级高能离子和自由基(如OH·),其作用于DNA,从而引起DNA链的断裂。

自由基不仅损伤细胞核内的DNA,与线粒体DNA(mtDNA)的损伤也有关,mtDNA在位置上非常接近线粒体ROS产生部位,有研究表明机体内的自由基水平与mtDNA的8-羟基鸟嘌呤水平密切相关。

(3)多糖

细胞膜的表面镶嵌着各种功能蛋白质,包括离子通道、受体、酶等,有的蛋白质和脂质表面还连接着一些具有抗原性的多糖分子,这些多糖分子在细胞相互识别、辨别非己成分方面有着重要的功能。但由于多糖分子多是天然的还原剂,在自由基的氧化作用下,多糖分子易发生氧化还原反应,导致多糖分子间的键氧化和断裂,使细胞膜的流动性和抗原识别能力等受到严重的影响。

二、自由基与心血管系统

1.心肌的缺血—再灌注损伤

1960年Jennins等首先提出心肌缺血—再灌注损伤的概念,证实缺血—再灌注会引起心肌超微结构不可逆坏死,即缺血的心肌恢复再灌注后,病情没有好转反而恶化,引起心肌超微结构、功能、代谢及电生理方面发生进一步损伤,称为缺血—再灌注损伤(ischemia-reperfusion injury)。

近年来,随着溶栓疗法、动脉搭桥术、经皮腔内冠脉血管成形术(percutaneous transluminal coronary angioplasty,PTCA)、心脏外科体外循环等方法的建立和推广,使缺血器官、组织重新获得血液供应,明显减轻了细胞损伤,提高了临床疗效,但由于缺血—再灌注损伤的存在对患者的预后有着重要的影响。

目前认为，缺血—再灌注损伤发生的主要机制与自由基损伤、钙超载、白细胞的激活和微血管损伤等有关。心肌缺血—再灌注损伤会产生大量的自由基，自由基可导致细胞内DNA、RNA、蛋白质及多糖分子氧化、交联、变性和降解，其最重要的过程是自由基作用于细胞膜上的不饱和脂肪酸等脂质过氧化表现为：改变膜结合酶、受体、离子通道和膜微环境，使膜蛋白质功能异常；形成异常的离子通道，对 Ca^{2+} 有特殊的通透性，引起心肌胞浆的 Ca^{2+} 过负荷，进而使钙盐在线粒体中聚集，抑制心肌能量生成；促使膜上的蛋白质和磷脂交联，引起蛋白质不可逆损伤，致其活性降低或失活；膜结合酶活性中心上的巯基被氧化，致酶活性丧失；脂质过氧化的激活、磷脂酶的活化、溶血磷脂和游离脂肪酸的洗涤作用是级联损伤，是缺血心肌从可逆损伤发展为不可逆损伤的基础：脂质过氧化过程的激活，可使含有大量磷脂酶的溶酶体活化，其释放出的磷脂酶和被激活的膜结合磷脂酶能破坏磷脂双层膜，产生溶血磷脂和游离脂肪酸，溶血磷脂和游离脂肪酸通过洗涤作用又能诱导脂质过氧化的激活。这一系列的连锁反应，引起心肌细胞膜对 Ca^{2+} 的通透性增加，而[Ca^{2+}]i 增加再激活磷脂酶和脂质过氧化反应，这种恶性循环的如果持续进行，最终会导致心肌细胞从可逆性损伤发展到不可逆性损伤，直至心肌细胞凋亡和死亡。

因此，在心肌的缺血—再灌注过程中，大量自由基的产生并导致的心肌细胞损伤是不可忽视的重要因素。

2. 动脉粥样硬化

近年来，自由基在冠状动脉粥样硬化发病中的作用受到越来越多学者的关注。自由基可通过氧化作用，诱导血管基因表达，促进局部炎性反应和细胞增殖，多方面参与动脉粥样硬化的发生发展过程。

外源性或内源性的氧自由基可氧化修饰低密度脂蛋白(low density lipoprotein，LDL)产生氧化低密度脂蛋白(oxidized low density lipoprotein，ox-LDL)和丙二醛—低密度脂蛋白(MDA-LDL)，引起内皮细胞的损伤和功能障碍。ox-LDL 等可以通过刺激细胞间粘附分子 1、血管细胞粘附分子 1、P2 选择素、E2 选择素等的表达，使单核细胞、中性粒细胞和淋巴细胞粘附于内皮细胞，并诱导单核细胞、T 淋巴细胞进入内皮层，导致局部血管炎性反应加重，内皮细胞膜通透性增加，前列环素(prostaglandin，PGI_2)合成减少，多形核细胞(polymorphonuclear cell，PMN)呼吸爆发、血小板聚集、O・释放增加，内皮损伤进一步加重。此外，Ox-LDL 可被单核巨噬细胞膜上的清道夫受体、CD36 受体和 Fc 受体识别后大量无限制摄入，形成泡沫细胞，促进内皮细胞纤维斑块的形成。

自由基还可刺激血管平滑肌细胞(vascular smooth muscle cell，VSMC)内神经鞘磷酯酶活性、促进血管平滑肌细胞释放成纤维细胞生长因子，诱导平滑肌细胞和巨噬细胞增殖。另外，ROS 可直接损伤血管内皮，并刺激血管平滑肌细胞增殖与肥大，使血管重构，还可激活基质的金属蛋白酶和基质降解酶，促进细胞外基质和胶原降解，甚至导致斑块破裂而促发不稳定心绞痛。

3. 高血压

目前认为高血压病是一种多基因遗传病，即在一定遗传背景下，由后天多种因素共同作用所引起血压调节异常。同时，越来越多的证据表明自由基亦参与高血压病的发生发展。如有高血压家族史的正常志愿者，其体内 OFR 的产生较无高血压家族史明显增多，且 OFR 的升高先于血压升高，并在高血压靶器官的损害进程中起重要作用。

自由基对血管紧张度有直接的调节作用，氧化应激介导的血管内皮功能受损引起舒血管活性物质释放减少，导致血管调节异常，$O\cdot_2^-$ 可与 NO 反应而生成 ONOO·，血管内皮 NO 量减少，引起 $O\cdot_2^-$ 与 NO 间的平衡失衡，对维持正常血压有不利影响。但自由基对血压的调节作用与其作用的 ROS 的种类和浓度及其存在的部位、具体作用的血管、血管内皮完整性等相关。如有研究表明 $O\cdot_2^-$、H_2O_2 可引起血管收缩，而整条动脉或 VSMC 加入外源性 H_2O_2 则引起舒张。

有研究表明，ROS 或细胞内巯基轻微的氧化便可以强烈地激活丝裂原蛋白激酶(mitogen-activated protein kinase, MAPKs)，抑制酪氨酸磷酸酶活性，导致转录因子(NF-κB, AP-1 等)激活，通过调节基因表达，诱导 VSMC 增生肥大，促进高血压的血管重构进程。有学者观察到静脉注射 SOD 和一种肽(C 端能定位于内皮细胞)的融合蛋白可使自发性高血压大鼠的血压下降，而对照组血压不降，表明氧化应激与高血压发病有关。另有研究发现，AngII 所致高血压病的部分机制与自由基有关。NADPH 氧化酶可产生 OFR，且 OFR 与 NO 迅速反应可生成更强的 OONO·，最终导致内皮依赖的舒血管作用消失，而给予外源性 SOD 可使 AngII 高血压大鼠的血压恢复正常。同样，若使用 AngⅡ转换酶抑制剂和 AT1 受体拮抗剂也可通过抑制 AngII 对 NADPH 氧化酶的作用，则可以减少 OFR 的生成。

4. 病毒性心肌炎

病毒性心肌炎的发病机制迄今仍不完全清楚。近年来证实氧自由基参与了病毒性心肌炎的发病过程。有临床资料表明患者血中红细胞 SOD 活性普遍降低，血清 LPO 和红细胞过氧化氢溶血率明显高于正常人，提示其发病的与 SOD 活性降低和 O·堆积有关；同时，在炎症过程中，中性粒细胞释放 $^1O_2$、H_2O_2、溶菌酶等使 OFR 生成增加；这些患者经抗氧化剂治疗后，病情随之好转，红细胞内 SOD 活性恢复正常。但在急性炎症期和危重患者血清 LPO 中浓度明显增高。因此，在病毒性心肌炎的发病和治疗中的自由基因素值得关注。

5. 心律失常

新近研究表明自由基(O·、OH·)在心律失常发病中发挥重要作用。Pallamdi 等报道 OFR 损伤心肌细胞膜，导致膜完整性和通透性改变，以及膜通道离子泵的功能改变，可诱发心律失常的产生，其机制可能与下列因素有关：①心肌细胞膜缓慢可逆性的去极化，导致 1 期去极化最大速率下降和振幅降低，心肌传导性降低，有利于折返的形成；②阈电位接近于膜电位，心肌细胞兴奋性增高；③钠通道内向电流增加，导致单个或一组细胞的潜在自动去极化倾向、细胞自律性加强等。尽管有很多机制尚不清楚，但自由基在心律失常发生中的作用值得深入进一步探讨。

三、自由基与脑

脑组织氧耗量约占机体总氧耗量的 20%，生理状态下即产生大量 ROS，因而神经元较其他组织细胞处于更高的 ROS 环境中。

1. 阿尔茨海默病(Alzhemier's disease, AD)

AD是一种神经退行性疾病,以痴呆、认知功能障碍、记忆丧失为特征。目前,AD的世界患病人数超过3500万,中国患病人数已超500万。年龄是AD的主要危险因素,65岁以上人群年龄每增加5岁AD患病率将增加2倍。随着我国人口老龄化进程逐步加快,AD患病人数将更加庞大。

AD脑组织的病理特征为老年斑形成、神经元纤维缠结、突触丧失,前两者分别包含大量聚集的β淀粉样肽(amyloid β peptide, Aβ)和高磷酸化tau蛋白。AD发病机制存在多种学说,如Aβ沉积说、tau蛋白理论、炎性损伤说、金属离子中毒说等,其中由异常沉积Aβ诱导的氧化应激可产生的大量ROS,其可引起神经元代谢障碍和突触功能丧失,是AD发病过程中重要的环节。

AD脑组织的抗氧化功能较正常弱,除代谢性ROS、Aβ诱导的氧化应激、线粒体功能异常之外,氧化型金属离子、星形细胞/小胶质细胞、糖基化终产物等也是ROS的重要来源。ROS可造成生物活性分子如蛋白质、脂质、糖类、核酸等氧化修饰,使之丧失原有结构和功能;脑组织为拮抗自由基而代偿性加速Aβ斑块沉积,沉积的Aβ继续产生ROS,加剧恶性循环。此外,Aβ自身亦可介导膜脂质、脂蛋白、脂酸等过氧化,损伤DNA,灭活转运酶类等。慢性氧化应激还可诱导tau蛋白磷酸化,参与神经元损伤过程,促进AD进展。RNA较DNA易受氧化损伤,有研究证实RNA氧化损伤常在AD早期发生。

ROS信号转入细胞核的过程中,激活的蛋白激酶(stress-activated protein kinase, SAPK)通路发挥核心作用。c-Jun氨基端激酶(c-Jun N-terminal kinases, JNK) / SAPK1和p38/SAPK 2是两种主要的SAPKs,ROS及其效应物RNS可激活JNK和p38,调节caspase-3和p53引起蛋白水解和细胞凋亡。ROS还可直接氧化修饰p53,参与神经元变性过程。研究发现AD病程早期SAPK的激活主要在核内,而晚期则主要在胞浆且与tau蛋白磷酸化及神经纤维缠结密切相关,这种从胞核至胞浆的分布过程表明,SAPK通路在AD发生发展中起重要作用。另有研究表明,ROS可上调Aβ前体蛋白(Aβ precursor protein, APP)也与SAPK通路相关;由于SAPK激活早于Aβ沉积,据此推测,氧化应激并非首先通过Aβ再激活SAPK,而是Aβ沉积后可产生ROS,ROS进一步激活SAPK,结果在ROS、SAPK、Aβ间形成恶性循环,但随Aβ升高并非所有神经元的SAPK均激活,这表明还有其他分子参与其中。SAPK激活还可能是神经元的代偿性抗氧化机制,它甚至可诱导抗氧化酶如SOD生成。总之,前述Aβ代偿性沉积和自由基的损伤可加重神经元和脑组织的损伤,于是AD病程持续进展。

2. 帕金森病(Parkinson's disease, PD)

PD是一种中老年期常见的锥体外系疾病。主要临床表现为振颤、肌强直、运动减少及姿势步态异常等,主要病理改变为黑质致密部多巴胺能神经元的变性、死亡,导致输出至纹状体内的多巴胺含量的减少而引起相应的临床症状。PD病因和发病机制尚不完全清楚,可能是遗传因素和环境因素共同起作用。因此,众多学者提出了各种神经变性的机制,包括自由基及氧化应激、线粒体异常、兴奋性中毒、钙中毒、营养因子不足、炎症和细胞凋亡等来阐明其发病机制,其中对自由基及氧化应激学说,学者们有广泛的共识,其主要理论是多巴胺细胞氧化和抗氧化系统失衡导致帕金森病。

与大脑的其余部分相比，黑质致密部暴露于高氧化应激和高活性氧(ROS) 形成的状态中，这是因为：多巴胺的代谢过程就会产生许多细胞毒性分子，包括超氧化阴离子($O\cdot_2^-$)、多巴胺醌(SQ·) 和羟自由基(OH·)。在 Fe^{2+} 存在时，多巴胺(DA)可自发降解或由单胺氧化酶(MAO)催化降解产生 H_2O_2，即使 H_2O_2 对细胞没有直接损伤作用，在随后的 Fenton 反应中生成的 OH·却有很强的细胞毒性。正常情况下，黑质部分的神经细胞有多个抗氧化系统，可以清除 ROS，包括胞浆中 Zn^{2+}、Cu^{2+} 超氧化物岐化酶(SOD)、线粒体 Cu^{2+}、Mn^{2+} 超氧化物岐化酶(SOD)、过氧化氢酶、谷胱甘肽过氧化物酶(GSH-PX) 和谷胱甘肽(GSH) 等。其中，脑内最重要的自由基清除系统是谷胱甘肽系统。有研究表明，PD 患者的黑质中有 30%～60% 的 GSH 水平降低同时伴随 Fe^{2+} 水平的升高，抗自由基和氧化损伤的能力明显不足，导致多巴胺能神经元的变性和凋亡。总之，帕金森病的众多发病机制研究中，自由基和氧化应激在引起神经变性机制、多巴胺神经元凋亡和死亡起重要意义。

3.脑缺血—再灌注损伤

脑缺血后短时间内 ATP、磷酸肌酸(CP)、葡萄糖、糖原等均减少，乳酸明显增加。缺血期 cAMP 含量增加，而 cGMP 含量减少。缺血—再灌注后脑内 cAMP 进一步增加，cGMP 进一步下降，这提示缺血—再灌注时脂质过氧化反应增强。脑是一个富含磷脂的器官，再灌注后 cAMP 升高可导致磷脂酶激活，使膜磷脂降解，游离脂肪酸增多，最显著的是花生四烯酸及硬脂酸增多，自由基与游离脂肪酸作用使过氧化脂质生成增多。

过量的自由基可使神经元的膜结构破坏，导致 Ca^{2+} 进入细胞内，激活磷脂酶，后者可水解富含不饱和脂肪酸的神经细胞膜和细胞器膜中的磷脂，释放出大量的花生四烯酸。当自由基过多，超出了机体自身清除能力时，其中毒性极强的羟自由基将引发花生四烯酸过氧化，生成大量的脂质过氧化物，从而加剧了脑组织的损伤。

脑缺血—再灌注早期，自由基攻击神经元内线粒体，线粒体呈现肿胀，引发线粒体通透性转换通道开放，使细胞色素 C (cytochromec，cytC) 从线粒体释放到胞浆中。cytC 能激活 caspase，诱导细胞凋亡。同时，线粒体通透性增加导致 Ca^{2+} 大量流入，通过钙调节蛋白的作用，激活结构型一氧化氮合成酶(cNOS)，导致一氧化氮(NO) 产生增多。在生理状态下，NO 作为一种神经介质在中枢神经系统起着多种重要作用。当 NO 产生过多时，它又是一种自由基。它的损伤作用有两方面，其一是抑制呼吸链造成能量衰竭，引起神经元死亡；其二是损伤线粒体膜使促凋亡蛋白从线粒体漏出诱导神经元凋亡。再者，脑缺血后产生过多的 NO 和强氧化作用的氧化亚硝酸离子，可直接氧化脂质、DNA 及蛋白质巯基，造成细胞致死性氧化损伤。脑缺血—再灌注后期，血液中内毒素、细胞因子刺激胶质细胞，又可激活诱导型一氧化氮合成酶(iNOS)合成更多的 NO，从而加重脑缺血、脑水肿损害。

脑缺血时，脑细胞生物电发生改变，出现病理性慢波。缺血一定时间后再灌注，慢波持续并加重。在夹闭双侧椎动脉和双侧颈总动脉的兔脑缺血—再灌注损伤模型中发现，颞叶组织内神经递质性氨基酸代谢发生明显变化，即兴奋性氨基酸(谷氨酸和天门冬氨酸)随缺血—再灌注时间延长而逐渐降低，抑制性氨基酸(丙氨酸、γ-氨基丁酸、牛磺酸和甘氨酸)在缺血—再灌注早期明显升高。缺血—再灌注损伤时间越长，兴奋性递质含量越低，脑组织超微结构改变也越严重。

脑最明显的组织学变化是脑水肿及脑细胞坏死，脑水肿的产生是膜脂质过氧化使膜的结构破坏和钠泵功能障碍的结果。

四、自由基与消化系统

1. 肝缺血—再灌注损伤

肝脏缺血—再灌注损伤是指肝脏组织缺血一段时间后恢复血流，其功能和结构难以恢复正常，其功能障碍和结构损伤反而加重的现象，常见于失血性休克、肝切除术和肝移植等情况时。

其机制与自由基的损伤密切相关。氧自由基(OFR)可能是肝脏缺血—再灌注损伤组织中最早出现和最重要的成分之一。肝脏缺血—再灌注损伤时 OFR 增多的机制：(1) 线粒体内单电子还原生成 OFR 增加。缺血—再灌注时提供了大量的氧，而线粒体呼吸链上的酶的活性还未能迅速增加，致使氧经单电子还原成 OFR 增多；细胞色素氧化酶系统因缺氧而受到抑制，使活性氧的产生增多。(2) 组织缺氧时，血管内皮细胞内黄嘌呤氧化酶大量增加，导致 OFR 生成。(3) 白细胞、Kupffer 细胞等受缺氧刺激活化时出现呼吸爆发，通过细胞膜上的还原型 NADPH 氧化酶释放大量的氧自由基。(4) 缺血、缺氧时交感—肾上腺髓质系统释放大量儿茶酚胺，在单胺氧化酶的作用下自身氧化生成氧自由基。(5)缺氧导致细胞中抗氧化酶活性降低，氧自由基清除减少。

OFR 对肝细胞的损伤机制主要有：(1) OFR 可协助 Kupffer 细胞杀伤入侵体内的微生物，其产生的氧自由基同时对蛋白质、核酸、骨胶原和多糖等正常生物物质均有氧化作用，并且 Kupffer 细胞激活后还可释放多种细胞因子和炎症介质，引起肝细胞炎症反应；(2) OFR 对细胞双层磷脂结构中的重要脂类有氧化作用，生成多种脂质过氧化物，从而直接损伤肝细胞；(3) OFR 能破坏细胞器结构膜，进而引起溶酶体、微粒体及线粒体破裂，最终导致细胞凋亡和坏死；(4) OFR 可引起血小板、粒细胞在微血管中粘附和聚集，造成微循环障碍，导致肝脏功能、甚至结构损伤。

2. 急性胰腺炎(acute pancreatitis，AP)

AP 是临床凶险症之一，胰酶在胰腺内被激活后引起胰腺组织自身消化的化学性炎症，尤其是重症急性胰腺炎(SAP)，来势凶猛，病情发展快，常并发胰外器官的损伤，其病死率可达 20％ ～30％。近年来的研究证实氧自由基(OFR)与 AP 的发生、发展有着密切关系。

AP 发生时，胰腺内胰蛋白酶原、前弹性蛋白酶、激肽释放酶原、磷脂酶 A2 (phospholipase A2，PLA2)等被激活后，造成胰腺实质及临近组织的病变，细胞的损伤和坏死又促进消化酶释放，形成恶性循环，消化酶和坏死组织又可通过血液循环和淋巴管途径输送到全身，在此过程中产生大量 OFR，引起多脏器损伤，成为 AP 的多种并发症和致死原因。有学者证实 AP 大鼠发病后 10 小时即有血浆和胰腺组织中的脂质过氧化物(LPO)明显增加，血浆 LPO 可破坏细胞膜的稳定性，细胞外基质胶原受损，使胰腺细胞溶酶体释放，还能激活多种胰酶，进一步造成胰腺组织损伤。

AP 在发生发展过程中，OFR 导致胰腺组织氧化损伤、过度的炎症反应产生大量的细胞因子、血管活性因子均可直接或间接导致微循环功能障碍，使组织缺血、缺氧，包括局部血流量减少，血流速度降低，白细胞附壁、毛细血管通透性增加以及功能性毛细血管密度降低。另外，由于炎症介质的作用，PMN 在各种组织、器官内聚集、活化，众多原因均可导致 OFR 以上述途径大量产生和释放，并进一步导致包括胰腺在内的各种组织器官的氧化损伤。(1) OFR 可氧化细胞膜的不饱和脂肪酸，促使功能蛋白变性，导致膜的通透性增加，并进一步与膜上的花生四烯酸反应，生成脂自由基(LPO)、血栓素 A2(TXA2)、白三烯 B4(LTB4)等，形成级联反应，放大了氧化损伤。(2)OFR 损伤细胞内蛋白质、酶发生氧化交联反应，活性丧失。(3)OFR 尤其是羟自由基，可使 DNA 断裂，从而破坏核酸，诱发细胞凋亡或死亡。有研究发现 OFR 可通过活化核转录因子(NF-κB)引起血管内皮细胞、上皮细胞以及实质细胞粘附分子(ICAM-1)的表达及合成增加，ICAM-1 可促进 PMN 聚集、粘附、激活，引起大量炎症介质、细胞因子，甚至导致胰腺及多个远隔器官的损伤和破坏(肝、肾、心、肺、脑等)，促使多器官功能衰竭(MSOF)的发生和发展。同时，由于机体内的大量白细胞的活化又进一步释放 OFR，形成恶性循环。

3. 肠缺血—再灌注损伤

肠缺血—再灌注损伤与自由基损伤密切相关。和大多数器官一样，其损伤最严重的时间不是缺血期，而是在微循环恢复灌注之后，肠黏膜细胞和血管内皮细胞产生大量氧自由基引起的损伤，其特征表现为广泛的上皮与绒毛分离、上皮坏死、固有层破损、出血及溃疡形成，最终可导致肠道屏障功能障碍、通透性增高，使大分子得以通过、细菌和毒素移位等，成为多种有害性生物活性物质的来源，进而引起单核/巨噬细胞系统发生系列反应，释放大量炎症介质及细胞因子，导致全身性的反应，甚至引起多器官功能障碍综合征(multiple organ dysfunction syndrome, MODS)与多器官衰竭(multiple organ failure, MOF)等严重的情况。值得注意的是，肠缺血—再灌注损伤不仅可造成肠道组织的损伤和坏死，还可通过多种途径引起肠道局部组织和远隔器官(如脾、肺、心、肾等)的细胞出现凋亡性改变。

五、自由基与肺

正常情况下，肺部含有大量 SOD、CAT、GSH-PX 和谷胱甘肽转移酶等自由基清除剂，能及时清除多余的 OFR。

当机体遭到感染、创伤、中毒或休克等因素影响，肺部受累时(缺血、缺氧、缺血—再灌注、溺水、吸入有毒气体、SiO_2、粉尘等)，如急性肺损伤(acute lung injury, ALI)、急性呼吸窘迫综合征(acute respiratory distress syndrome, ARDS)，尘(矽)肺、慢性阻塞性肺病(chronic obstructive pulmonary disease, COPD)等，OFR 产生增多如不能及时清除，就会攻击肺泡细胞内 DNA、蛋白质、脂质膜等，损伤和破坏肺部组织、细胞结构，致肺损伤，呼吸膜受损，肺泡毛细胞血管通透性增加，趋化多形核白细胞(PMN)、单核/巨噬细胞的浸润和活化，导致“呼吸爆发”等产生更多的自由基，同时，肺泡细胞功能障碍，自由基清除功能降低。

自由基与中性粒细胞(主要是 PMN)、单核/巨噬细胞之间的作用是导致肺损伤的中心环节：(1)自由基可减弱中性粒细胞的变形能力，致中性粒细胞在肺微循环的滞留、募集、活化；趋化因子、细胞因子等炎症介质进一步促进中性粒细胞的聚集；(2) 自由基可激活

NF-κB、激活蛋白-1(activator protein-1, AP-1),促进炎症因子释放,使更多的中性粒细胞在肺内的滞留、活化;抗氧化剂可减少NF-κB、AP-1的激活,减少内皮细胞和巨噬细胞释放的炎症介质;(3)自由基刺激中性粒细胞表面粘附分子的表达,募集于肺内的中性粒细胞被激活后,可释放更多的自由基,如$O\cdot_2^-$、$HO\cdot$、H_2O_2等,在炎症部位引起肺组织的损伤。

由于肺泡上皮和肺泡毛细血管内皮的损伤,通透性增加,肺泡表面活性物质减少,渗出增多,产生肺实质和间质性肺水肿、肺泡萎陷、肺不张,肺泡通气功能障碍;IL-1、TNF-α等细胞因子和炎症介质产生增多,细胞内渗出增加,透明膜形成,肺泡—毛细血管间的氧弥散功能障碍,通气/血流比值失衡,产生低氧血症,呼吸困难或窘迫,肺部浸润阴影等,产生急性肺损伤或者急性呼吸窘迫综合症。

六、自由基与肾

肾脏是排泄器官,承担了全身代谢废物排泄和多种重要物质重吸收的任务,其特殊结构和功能,使其易于遭到自由基攻击而损伤。临床上,失血或中毒性休克、弥散性血管内凝血、急性肾衰竭、肾移植、肾部分切除、肾实质切开取石等手术过程中,可能都有急性缺血—再灌注肾损伤的病理过程,常常伴有大量自由基的产生:(1)肾脏血管内皮细胞以及中性粒细胞是产生氧自由基的主要细胞,而在细胞中线粒体又是产生氧自由基的主要部位,缺血缺氧状态下,肾组织内的SOD、CAT、GSH-PX等氧自由基清除剂生成减少、活力下降,不能有效地清除氧自由基,导致肾组织内氧自由基的大量堆积。(2)缺血缺氧状态下肾脏组织细胞内的Ca^{2+}增高,激活PLC和PLA2,分解膜磷脂产生大量花生四烯酸(AA),后者进一步分解,不饱和脂肪酸经前列腺素合成酶催化生成NAD/NADPH,此过程中生成大量氧自由基;细胞内Ca^{2+}超载,激活Ca^{2+}依赖的蛋白激酶,使黄嘌呤脱氢酶转化为黄嘌呤氧化酶,同时肾缺血时ATP的降解产物次黄嘌呤和黄嘌呤增多。在黄嘌呤氧化酶作用下,次黄嘌呤转变为黄嘌呤进而转变为尿酸,这两步反应中,都以O_2为电子受体,会产生产生大量O·和H_2O_2。(3)缺血—再灌注时由于细胞中线粒体破坏严重,基本不能利用氧进行有氧氧化产生ATP,血液再灌注突然带入O_2的一方面在黄嘌呤氧化酶的作用下产生,另一方面使缺血期因氧耗竭而停滞的烷自由基向脂质过氧化物自由基反应得以延续,产生新的自由基,进一步攻击不饱和脂肪酸。此外,再灌注带入的Ca^{2+}可提高黄嘌呤氧化酶的活性,促进O·迅速转化为HO·,激发更多的自由基连锁反应,造成更多的损害。

自由基大量产生,超过了机体的清除能力,使体内还原物质被消耗殆尽,这些自由基可直接损伤组织和诱导细胞凋亡:自由基可直接损伤与细胞膜、蛋白质、DNA分子并启动细胞凋亡;自由基可作用于线粒体内膜上的氧化磷酸化过程,阻断氧化呼吸链的可导致细胞损伤和细胞凋亡;自由基影响凋亡相关基因的表达,如抑制Bcl-2的表达等;自由基导致质膜Ca^{2+}-ATP酶失活,线粒体、内质网的Ca^{2+}迁移受到影响,细胞内Ca^{2+}浓度迅速升高并可触发细胞凋亡。

正常肾髓质氧分压低,约为5~10mmHg,氧供较差,自由基产生降低了线粒体呼吸作用的酶类的活性,如cytaa3,使髓质对缺血缺氧损伤十分敏感。缺血缺氧可导致细胞氧化磷酸化受阻,ATP合成减少,胞膜上依赖ATP的离子泵功能下降,Ca^{2+}、Na^+和水进入细胞内,引起细胞功能障碍甚至坏死崩解。在内皮细胞,缺血促进某些促炎基因产物(如血小板激活因子、LTs、TAX B_2)的表达和生物活性分子的产生,促进白细胞激活和趋化聚集,引起炎症级联反应，加重肾损伤。

七、自由基与免疫

研究表明，自由基抑制淋巴细胞的增生分化，抑制其对刺激原的反应性及细胞的功能。T、K、NK 等细胞亚群对自由基都有不同程度的敏感性，自由基对 T 细胞的抑制是可逆的，是一种非细胞破坏性的作用。自由基作用于 K 细胞，使其结构功能均发生改变，减弱其对靶细胞的识别能力；此外，其参与的抗体依赖性细胞介导的细胞毒作用也受到抑制。受自由基影响，NK 细胞对肿瘤细胞的杀伤能力也显著减弱。

近年研究发现，随着年龄的增大，体内自由基水平逐渐增高，而免疫功能逐渐下降。许多肿瘤患者在体内脂质过氧化物水平增高的同时，伴随有免疫功能异常的现象。已知某些致癌剂如二甲基亚硝胺及射线都是强烈的脂质过氧化引发剂，可启动生物体内的脂质过氧化反应，过氧化反应及其代谢产物可直接或间接地致免疫功能的紊乱。这些都提示免疫功能的异常可能与自由基的作用有关。因此，自由基与免疫功能的相关性、自由基是否为免疫抑制因子之一以及自由基如何影响免疫功能等的研究，也日益受到学者的重视。

八、自由基与炎症

炎症发生的主要原因之一就是自由基的产生和损伤，如 ROS 的产生和损伤。

中性粒细胞具有吞噬和杀灭细菌的功能，在其抗感染过程中释放了大量自由基：当中性粒细胞被激活时，细胞膜上的 NADPH 氧化酶也被激活，还将还原型 NADPH 的一个电子传递给氧分子而形成 $O\cdot_2^-$；大量的中性粒细胞发生趋化作用，产生大量的氧自由基，过剩的 $O\cdot_2^-$ 若不能及时的分解便会渗入细胞周围，破坏正常的细胞而发生炎症。

因此，炎症过程中，自由基在一定程度上可促进炎性细胞吞噬或杀灭细菌，发挥重要抗感染作用，也可能因自由基产生过量而损伤自身组织细胞。

九、自由基与肿瘤

肿瘤的发生与多种因素有关，如物理、化学、生物、遗传等，但以化学因素最为重要。国际癌症研究中心曾提出 80％ ～ 90％人类肿瘤是由化学物质所引起。大部分的化学致癌物在其代谢为最终致癌产物的过程中都有产生自由基的中间过程。这些致癌化学复合物可通过单电子的转移产生以 C、H、O 或 S 原子为中心的自由基。首先，研究发现肿瘤细胞中由基含量增高的原因，一方面可能与各种因素如辐射、外来化学物质的代谢、细胞色素电子传递链和其他氧化酶活性的诱导增加等，所致的自由基或活性氧生成增加有关；另一方面与机体内抗氧化防御系统的异常也密切相关，肿瘤细胞可产生超氧阴离子，而许多肿瘤病人的瘤细胞中氧自由基清除系统存在障碍。其次，自由基参与人体的癌变过程，主要是自由基能引起致癌物质在人体内的扩展和连锁反应，攻击 DNA 造成多种形式的损伤，从而诱发肿瘤形成。再者，由于肿瘤患者免疫功能异常，表现为细胞免疫功能降低，体液免疫功能亢进，导致“免疫监视”作用减弱或丧失，由此引起和促进肿瘤的发生和发展。过多的自由基既可以和细胞内的许多重要的生物分子（如核酸、蛋白质、脂和糖类等）作用，造成细胞结构和功能的改变。也可通过影响细胞信号转导系统，使细胞丧失正常的接触抑制而不断地增殖。此外，自由基还能促进肿瘤血管的生成，进而促进肿瘤的发生和转移。

十、自由基与衰老

衰老是一多环节的生物学过程，是机体在退化时期功能下降和紊乱的综合表现，普遍性、进行性、退化性和内因性是人体衰老的基本特征。近年来，随着现代遗传学、分子生物学、细胞生物学和分子免疫学等边缘学科的飞速发展，人们对衰老的机制有了深层次的认识，在大量实验证据的基础上提出了许多新的学说，如自由基学说、遗传程序学说、差错灾难学说、交联学说、脂褐素累积学说、内分泌功能减退学说等，分别从不同的角度探讨了衰老发生的机制和对策。在这些衰老学说中，以自由基学说最受青睐，支持这一理论的实验证据也最为丰富。

体内产生的自由基极易侵害细胞膜中的不饱和脂肪酸，引起脂质过氧化反应，形成过氧化脂质。脂质过氧化反应对生物膜内类脂结构的破坏极大，脂质双分子层结构破坏，膜功能受损，致部分细胞器功能障碍。脂质过氧化物(LPO)的降解产物丙二醛(MDA)可与氨基酸、核酸、蛋白质和磷脂等的游离氨基反应形成脂褐素，使生物分子内部或之间发生交联，蛋白质交联形成无定型沉淀物，蓄积于细胞浆中，导致膜结构和功能损伤。以上变化使细胞发生变性、坏死，引起整个机体的衰老和多种疾病的发生。

自由基可对核酸和蛋白质产生直接的氧化破坏作用。对核酸，自由基导致 DNA 氧化、交联、断裂、突变以及热稳定性改变等，DNA 的双螺旋受损可引起复制错误或无法分裂，进而严重影响遗传信息的正常转录和翻译，使蛋白质表达量降低甚至消失，或者产生突变蛋白质，而蛋白质合成减少是老年性记忆力减退、智力障碍以及肌肉萎缩等的重要原因之一。对蛋白质，氧化破坏可使蛋白质肽链断裂、蛋白发生分子内或分子间交联及蛋白质二级、三级和四级结构破坏，折叠减少，无规律卷曲增加等，导致酶蛋白失活成为另一种催化错误反应的酶出现某些具有异质性的蛋白质，引起自身免疫反应；使结缔组织的结构蛋白发生广泛交联，使其理化性质发生改变，导致血液和组织间的物质交换减少，使器官组织加速衰老退化。

此外，近年来的大量研究证实 DNA 的氧化性损伤与衰老有着密切的关系：(1)研究发现 DNA 氧化性损伤程度越严重，寿命越短，提示 DNA 受到自由基攻击后造成的损伤导致衰老。(2)许多研究发现，机体对 DNA 损伤的修复能力和对自由基的清除能力是随龄下降的，随着年龄增长，一方面机体清除自由基的能力越来越低，另一方面机体对 DNA 损伤的修复能力越来越弱，致使 DNA 的损伤越来越严重，最终使得细胞转录能力、基因表达能力、蛋白质和酶的合成能力相继下降，于是产生衰老和死亡；(3)在一些早老性疾病如阿尔茨海默病、帕金森病(见本章自由基与脑)、糖尿病、着色性干皮病等 11 种疾病中，它们的共同特点正是这些患者的 DNA 极易受到自由基的攻击而损伤，而修复能力又极低下，这进一步证明了 DNA 损伤与衰老的关系。总之，自由基对蛋白质和核酸的影响涉及面很广，后果严重而复杂，是自由基与衰老联系的重要纽带，是衰老形成的重要原因之一。

线粒体与细胞生命活动有极为密切的关系，含有三羧酸循环、氧化磷酸化及呼吸链等一系列酶系，是细胞的能量中心，因而也是产生大量氧自由基的场所。同时，线粒体 DNA (mtDNA)与细胞核 DNA(nDNA)不同，没有组蛋白或其他蛋白保护，所以极易受到自由基的攻击，它的损伤产物 8-羟基 dG 的含量比 nDNA 高 80～ 200 倍。另外，线粒体缺乏校读机制，对已损伤的 DNA 缺乏修复功能。所有这些因素，使得 mtDNA 的自由基性损伤非常严重，由此产生的 DNA 突变率比 nDNA 大 17 倍。mtDNA 的突变与 OH·、H_2O_2、脂类过氧化物和 8-羟基 dG 有密切关系，常表现为碱基链的大片段丢失。研究证明，年老时 mtDNA 的丢失与自由基的增多同时发生，说明 mtDNA 的丢失与自由基氧化有密切的关系。有研究表明，线粒体功能随增龄而减退，线粒体电子传递链及 ATP 酶活性随增龄而活性降低，在哺乳动物和昆虫中都发现线粒体生成的氧自由基随龄增加。线粒体代谢状态的改变常伴有形态结构的改变，而线粒体结构和功能的改变也就意味着器官、组织和细胞能量代谢的降低，而这正是生物衰老的重要特征之一。可见，衰老发生的分子基础是自由基对 DNA 和线粒体的氧化性损伤。

很多学者认为自由基是衰老的决定因素。大量研究结果证明，许多物种 O· 和 H_2O_2 的产生速率与其衰老密切相关，那些氧自由基产生速率低而清除机制完备的机体存活时间明显较长，对 7 种哺乳动物肾和心线粒体产生 OH· 和 H_2O_2 的速率和最大寿命间的关系研究表明，自由基与最大寿命间呈高度负相关（$r=-0.83\sim-0.92$），从肝线粒体产生 H_2O_2 实验中也发现了两者负相关的现象，从三个主要器官线粒体得到的相同结果进一步证明自由基促进衰老。机体自由基生成量越少，抗氧化力（清除能力）越强，最大寿命就越大，反之亦然。由此说明，氧自由基是衰老的决定因素，在衰老进程中起着至关重要的作用。因此，如能减少自由基生成和增强机体抗自由基能力、有效维持二者之间的动态平衡，必定会有延缓衰老、促进健康的作用。

第三节　防治自由基相关疾病的措施

针对自由基的损伤，合理应用抗氧化治疗减少自由基的产生，加快自由基的清除能有效保护细胞的正常代谢功能，发挥细胞保护作用。

我们已知的大多数自由基相关疾病的防治，需要减少自由基的产生和抑制自由基对正常细胞的损伤作用。目前的抗氧化治疗应用多数只限于动物研究。

需要指出的是，对肿瘤等疾病则要采取不同的作法，因为肿瘤细胞等有害细胞是需要清除的，利用自由基的损伤作用，可以变害为利，清除肿瘤细胞，例如有研究报道在肿瘤的综合治疗中采用“三氧疗法”，利用氧自由基有效杀伤肿瘤细胞，取得了良好的治疗效果。

1. 自由基的检测

这主要包括电子自旋共振、高效液相色谱法、分光光度法、化学发光法、荧光和电化学等方法。

2. 减少自由基的产生，加快自由基的清除

（1）大分子酶促自由基清除系统

这主要是指一些酶类物质，包括 SOD、CAT、GSH-PX 等。其中 SOD 广泛存在于各种组织细胞中，它可歧化 O· 形成 H_2O_2。而 H_2O_2 在 CAT、GSH-PX 的作用下分解为 H_2O，从而达到消除自由基的作用。GSH-PX 中的巯基能与活性氧结合，抑制脂质过氧化物的生成而保护组织细胞。

（2）小分子抗氧化剂及其他自由基清除系统

这主要是指非酶类清除剂，包括 VitC、VitA、VitE、VitB2、胡萝卜素，尿酸，次氯酸，微量

元素 Fe、Se、Mn、Cu、Zn 等。当脂质过氧化反应链遇到 SOD、VitA、VitE 等抗氧化物后就会终止。有研究还发现，从中草药等天然产物中可提取大量抗氧化有效成分，中药如人参皂甙 Rb1 和 Rg1 均有很强的抗氧化作用，能增强机体防御自由基损伤的能力；海洋生物如螺旋藻，长期服用螺旋藻，其主要成分多糖能增加抗氧化酶的表达，减轻氧化应激和清除自由基等。这些天然产物可分为黄酮类、多酚类、多糖类、氨基酸类(如牛磺酸)。

(3)微量元素类

硒(Se)为稀有微量元素，多以硒代半胱氨酸形式存在，为含硒谷胱甘肽过氧化物酶(GSH-PX)活性部分。GSH-PX 为有效的抗氧化酶，它能阻断或减轻所致脂质过氧化连锁反应。硒缺乏时的含量和活性降低，不利于体内的自由基清除；增加血中硒的水平，则可使 Se-GSH-PX 的含量和活性提高。临床上已试用硒代化合物于某些疾病如克山病、肝癌及结肠癌的预防。此外，还有羧乙基锗倍半氧化物(锗 132)、青络锗(Ge-M10)和青络铜(Cu-M5)等，有报道称 Ge-M10 和 Cu-M5 有较强的抑制氧自由基生成的作用，同时经基础和临床试验证明，Ge-M10 和 Cu-M5 具有较强的抗癌作用，可用于抗癌药的开发。

总之，不同的疾病应采取不同的防治措施，随着我们对自由基越来越多的深入研究，合理应用自由基作用，趋利避害，可以达到防治自由基相关疾病的目的。

(戚仁斌)

参考文献

[1]杨惠玲，谢彦. 自由基与肿瘤. 见：杨惠玲，潘景轩，吴伟康主编. 高级病理生理学(第二版). 北京：科学出版社，2006：353—368

[2]李素云，王立芹，郑稼琳，等. 自由基与衰老的研究进展. 中国老年学杂志，2007，27(10)：2046—2048

[3]李勇，孔令青，高洪等. 自由基与疾病研究进展. 动物医学进展，2008，29(4)：85—88

[4]孙远东，唐新科，刘丽莉. 线粒体氧自由基和衰老的研究进展. 湘潭师范学院学报(自然科学版)，2008，30(3)：36—38

[5]王炳娟. 氧自由基的分析研究进展. 北京教育学院学报(自然科学版)，2007，2(1)：3—7

[6]Roberts R A, Smith R A, Safe S, et al. Toxicological and Pathophysiological Roles of Reactive Oxygen and Nitrogen Species. Toxicology, 2010, 276(2):85-94

[7]Luce K, Weil A C, Osiewacz H D. Mitochondrial Protein Quality Control Systems in Aging And Disease. Adv Exp Med Biol. 2010,694:108-125

[8]Palmer R M, Ferrige A G, Moncada S. Nitric Oxide Release Accounts for the Biological Activity of Endothelium-Derived Relaxing Factor. Nature, 1987,7(6122):524-526

第四章　肿　瘤

肿瘤(tumor)是机体在致瘤因素作用下，细胞基因失去对细胞增殖、分化和死亡的正常调控，导致组织细胞不断增生而形成的新生物。恶性肿瘤是严重危害人类生命和健康的主要疾病之一。根据2010年国际抗癌联盟(UICC)公布的数据，2008年全世界有1270万新增癌症患者，56%在发展中国家；死亡人数高达760万，60%在发展中国家。根据卫生部2006年全国部分市县死亡原因统计，恶性肿瘤已在我国市县成为首位死因。每年我国新发癌症病人约200万，死亡人数约150万。肺癌、肝癌、结直肠癌、乳腺癌、膀胱癌死亡率及其构成呈明显上升趋势，肺癌已代替肝癌成为我国首位恶性肿瘤死亡原因。

肿瘤的发生是环境因素与机体因素相互作用、多基因参与、经多阶段发展的结果。在机体内外因素作用下，多种肿瘤相关基因尤其是癌基因异常活化、以及抑癌基因缺失或失活导致肿瘤的发生和发展。DNA损伤修复基因、化学致癌物代谢酶基因的异常或多态性可影响个体的肿瘤易感性。除肿瘤相关基因的序列改变外，表观遗传调控异常可通过影响基因表达而与肿瘤发生发展相关。侵袭和转移是恶性肿瘤致死的主要原因，其机制涉及细胞粘附、细胞外基质降解、细胞运动、上皮—间质转换、血管新生以及肿瘤微环境作用等。肿瘤发生发展机制的阐明为肿瘤的预防、早期诊断和正确治疗提供了基础。

第一节　肿瘤病因学

肿瘤病因包括环境因素和机体因素两大方面。环境致癌因素可分为化学因素、物理因素以及生物因素三大类，来源于环境暴露、不良生活方式、职业接触以及医源性等；机体自身因素包括遗传、免疫、内分泌和代谢以及精神神经等因素。

一、化学致癌因素

化学致癌物(chemical carcinogen)引起肿瘤约占人类肿瘤病因的80%，是最主要的导致肿瘤发生的环境因素。目前已知的对人和动物具有致癌作用的化学物质达到2000多种，其中部分与人类肿瘤发生有关。不同种类的化学致癌物具有不同的化学结构和作用机制，但也具有一些共同特点：(1)化学致癌物的致癌作用具有剂量和时间效应，大剂量致癌物增加肿瘤的发生率，并缩短致瘤潜伏期；(2)不同化学致癌物同时或先后作用于机体可出现累积、协同或拮抗等不同效应；(3)化学致癌物所造成的细胞遗传性损伤可通过细胞分裂遗传到子代细胞，如发生在生殖细胞可导致胚胎发育异常或子代肿瘤；(4)大多数化学致癌物为间接致癌物(indirect carcinogen)，进入机体后需经过某种形式代谢，从前致癌物(procarcinogen)活化成终致癌物(ultimate carcinogen)后具有致癌作用,如多环芳烃、芳香胺以及黄曲霉毒素等;少数化学致癌物为直接致癌物(direct carcinogen),进入机体细胞后即具有致癌作用,如亚硝酰胺等。

1. 化学致癌物的分类

化学致癌物可根据它们的化学结构或作用机制等进行分类。常见化学致癌物的化学结构和致癌特性简介如下(见图 4-1):

(1)多环芳烃类

多环芳烃类(polycyclic aromatic hydrocarbons,PAH)是由多个苯环缩合而成的碳氢化合物,广泛存在于汽车废气、香烟烟雾、焦油、煤烟、沥青、工业废气及熏烤食物中,是迄今已知致癌物中数量最多、分布最广、对人类健康威胁最大的一类环境化学致癌物。PAH 主要代表如 3-甲基胆蒽、苯并(a)芘(3,4-苯并芘)等,属于间接致癌物。与该类物质经常接触者易患皮肤癌和肺癌等肿瘤。

(2)芳香胺类

芳香胺类(aromatic amines,AA)是一类含有苯环与氮原子的间接致癌物,包括芳香胺(如联苯胺、2-萘胺)和芳香酰胺(如 2-乙酰氨基芴),其广泛存在于各种染料、杀虫剂、除草剂、塑料和橡胶之中,易诱发膀胱癌、肝癌等多器官肿瘤。

(3)亚硝胺类

亚硝胺类(nitrosamines,NA)包括亚硝酰胺和亚硝胺两类。亚硝酰胺为直接致癌物,如甲基亚硝基脲;亚硝胺为间接致癌物,如二甲基亚硝胺和二亚硝基哌嗪。NA 致癌作用强,广泛存在于空气、水、熏烤肉类、咸鱼酸菜及油煎食物中,可致食管癌、胃癌、肝癌等多器官肿瘤。

(4)其他有机物

其他有机物,如作为化工原料的氯乙烯、作为有机溶剂和化工原料的苯等均具有致癌性,是重要的职业致癌因素。此外,某些有机氯、有机磷及有机氮农药具有致癌作用。

(5)无机致癌物

无机致癌物(inorganic carcinogens)包括铬、镉、砷、镍、铍等金属元素及其化合物等,可通过职业性暴露、环境污染或食物摄人等途径进入人体。

2. 化学致癌物作用机制

不同化学致癌物的化学结构、理化性质和作用机制虽各有特点,但它们的致癌机制具有一定的规律。

(1)DNA 损伤

化学直接致癌物或化学间接致癌物经包括细胞色素 P450 和 P448 在内的混合功能氧化酶系统代谢活化为终致癌物后,多携带正电荷,易与核酸和蛋白质等细胞生物大分子中携带负电荷的基团发生共价结合,形成加合物或交联分子而造成损伤。其中,DNA 是最主要的受损伤靶分子,鸟嘌呤是最常见的受到攻击的部位。如亚硝胺类与 DNA 最主要的反应产物是 O-6 鸟嘌呤衍生物。这些加合物的形成可影响 DNA 分子中的碱基配对,导致点突变和移码突变等。DNA 损伤还可发生在 DNA 分子的磷酸核糖骨架上,导致磷酸二酯键断

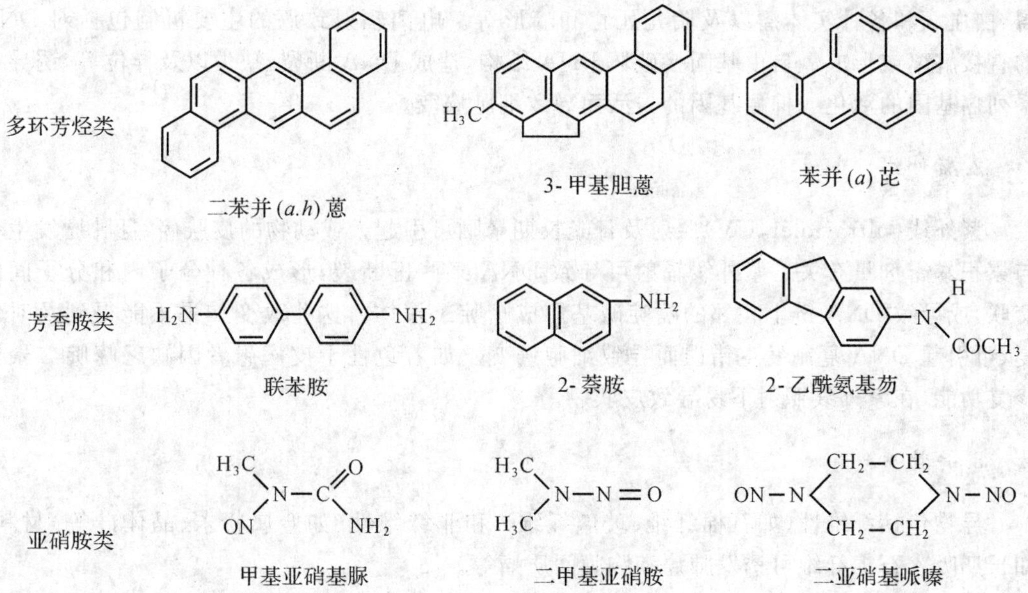

多环芳烃类

二苯并(*a.h*)蒽　3-甲基胆蒽　苯并(*a*)芘

芳香胺类

联苯胺　2-萘胺　2-乙酰氨基芴

亚硝胺类

甲基亚硝基脲　二甲基亚硝胺　二亚硝基哌嗪

图 4-1　化学致癌物结构举例

裂，从而引起染色体重排和缺失。如果化学致癌物引起的 DNA 分子损伤导致癌基因激活或抑癌基因失活，可导致细胞癌变。

(2)表观遗传改变

化学致癌物除了与 DNA 结合进而造成 DNA 结构性损伤外，还可诱导基因的表观遗传调控改变。如细胞暴露于镍、镉、砷等后可发生 DNA 的甲基化和组蛋白的乙酰化。已有大量报道称，DNA 损伤后组蛋白 H2A、H2AX、H2B、H3 和 H4 可发生磷酸化、乙酰化、甲基化和泛素化等多种修饰，影响染色体结构和调控靶基因的表达。如果表观遗传调控异常导致肿瘤抑制基因沉默或癌基因的激活，则可引起细胞恶性转化。

此外，化学致癌物可作用于细胞膜蛋白或细胞内信号分子，使细胞生长和凋亡相关信号通路调控异常，导致细胞生长失控；化学致癌物还可诱导 DNA 聚合酶酶谱改变，导致细胞 DNA 复制保真度降低，使细胞遗传不稳定性增加，这些均与肿瘤发生发展机制有关。

二、物理致癌因素

大约 5%肿瘤是由环境物理因素所导致。辐射是主要的物理致癌因素，包括电离辐射和非电离辐射（如紫外线和电磁场等），其致癌机制主要是通过造成 DNA 损伤而引起。物理因素致癌多与职业接触或暴露有关，接触或暴露的时间、频率和剂量与发癌风险相关，可主动防护。

1. 电离辐射

电离辐射(ionizing radiation)是能引起生物物质电离的辐射，如 α 粒子、β 粒子、质子、中子、X 射线、γ 射线等粒子辐射，以及短波、高频电磁波辐射。电离辐射存在于自然界，但目前人工辐射已遍及各个领域，如核工业系统、农业照射、医学诊断治疗等。电离辐射的损伤程度取决于电离辐射的种类、剂量、照射条件及机体的敏感性。电离辐射主要可导致造血障碍、白血病和各种实体瘤以及胎儿死亡和畸形等。电离辐射致癌的主要机制包括对 DNA 的直接解离或形成氧自由基间接破坏 DNA 结构，造成 DNA 断裂、缺失以及异位等，诱导一系列癌基因的活化或抑癌基因的失活而导致细胞癌变。

2. 紫外线

紫外线(ultraviolet，UV)照射及日光长期暴晒可引起人或动物的皮肤癌，且肿瘤发生率与累积暴露剂量有关。紫外线辐射可导致 DNA 某些键断裂，形成各种分子内和分子间的交联，或导致 DNA 链上相邻的嘧啶碱基形成嘧啶二聚体。这些改变如果不能得到及时修复，可引起 DNA 复制发生错误而导致细胞癌变。如着色性干皮病患者因缺乏嘧啶二聚体修复功能，在紫外线照射下易导致皮肤癌。

3. 异物

异物包括纤维性(如石棉纤维、玻璃纤维) 和非纤维性(如金属粉末、晶体硅等)材料。如长期吸入石棉纤维可诱发肺癌和胸膜间质瘤等。

三、生物致癌因素

生物致癌因素主要指与肿瘤发生相关的病毒、真菌、寄生虫及其产物。病毒感染与肿瘤发生密切相关，约 15％的人类肿瘤与病毒感染有关。

1. 肿瘤病毒分类

根据遗传物质的不同，肿瘤病毒分为 DNA 肿瘤病毒(DNA oncovirus)和 RNA 肿瘤病毒(RNA oncovirus)两大类。它们在形态结构、生物学特性和致病性等方面有所不同。

(1)人类 DNA 肿瘤病毒

1)人乳头状瘤病毒(human papilloma virus，HPV)：HPV 型别众多，有些与疣和乳头状瘤等良性肿瘤相关，而 HPV16 和 HPV18 则与宫颈癌等恶性肿瘤密切相关。

2)Epstein-Bar 病毒(EBV)：伯基特(Burkitt)淋巴瘤、鼻咽癌以及霍奇金病(Hodgkin's disease)等与 EBV 感染相关。

3)乙型肝炎病毒(hepatitis B virus，HBV)和丙型肝炎病毒(hepatitis C virus，HCV)：此两种病毒的感染与人原发性肝细胞癌发生有关。

(2)人类 RNA 肿瘤病毒

1)人 T 细胞白血病病毒-1(human T cell leukemia virus-1，HTLV-1)和人 T 细胞白血病病毒-2(HTLV-2)：此两种病毒的感染与成人 T 细胞白血病(adult T cell leukemia，ATL)有关。

2)艾滋病病毒(HIV)：HIV 感染 CD_4^+ T 细胞导致免疫缺陷。HIV 引起的免疫功能抑制导致 AIDS 患者高发 Kaposi 肉瘤和非霍奇金淋巴瘤。

2. 肿瘤病毒致癌机制

肿瘤病毒可以通过多种方式影响细胞的生长增殖与恶性转化。

(1)DNA 肿瘤病毒

已知的大多数 DNA 肿瘤病毒没有细胞同源基因。DNA 肿瘤病毒能将其基因直接整合到宿主细胞 DNA 中，或通过其产生的转化蛋白的作用等，活化细胞癌基因、灭活抑癌基因或影响细胞信号转导而发挥致癌作用，尤其是干扰与细胞周期调控有关的基因。如 HPV16 和 HPV18 编码的 E6、E7 病毒转化蛋白可与重要的细胞抑癌蛋白 Rb、p53 结合使之失活，使细胞周期调控紊乱；HPV 感染还可激活细胞原癌基因 *c-myc* 而参与细胞的癌变。EBV 的致癌蛋白 LMPl 可通过活化 NF-κB 和生长因子受体信号通路、活化转录因子 Ap-1 以及诱导 *Bcl-2* 基因表达等多种途径，影响细胞增殖和凋亡，促进 EBV 感染细胞的癌变。HBV 编码的 HBVX 蛋白可通过结合 p53 蛋白，抑制其对肿瘤抑制因子 PTEN 的转录激活作用，激活 IP3/DAG 信号通路，促进细胞增殖、抑制细胞凋亡；HBVX 还可反式激活 *c-myc* 等细胞原癌基因的表达，促进细胞增殖；此外，HBV 整合到宿主细胞基因组，还可经多种方式影响肝细胞增殖，最终促进肝癌的发生发展。

(2)RNA 肿瘤病毒

RNA 肿瘤病毒进入细胞后，其 RNA 基因组在病毒逆转录酶的作用下合成前病毒 DNA，后者可整合入细胞 DNA，因此又称逆转录病毒。可分为转导性逆转录病毒(transducing retroviruse)、顺式激活逆转录病毒(cis-activating retroviruse)、反式激活逆转录病毒(trans-activating retroviruse)三类。转导性逆转录病毒携带与细胞原癌基因同源的病毒癌基因，其编码产物可通过模拟细胞生长增殖相关的分子信号而发挥致癌作用；顺式激活逆转录病毒序列可整合到宿主细胞基因组，插入激活邻近的细胞原癌基因、或造成抑癌基因失活而导致肿瘤；反式激活逆转录病毒基因编码蛋白可激活细胞基因，如 HTLV 可通过其 Tax 蛋白反式激活能引起 T 细胞增生的细胞基因转录，从而引起细胞转化。

3.其他生物致癌因素

(1)真菌

真菌产生的黄曲霉毒素(aflatoxin，AF)、杂色曲霉素等生物毒素可导致癌症。AF 是最早从霉变花生中分离出的黄曲菌代谢产物，在霉变的玉米和谷类中也存在。AF 衍生物达 20 余种，致癌作用最强的为 AFBl，是间接致癌物，其通过与 DNA 分子形成加合物导致 DNA 损伤，与人类原发性肝癌的发生具有密切关系。

(2)细菌

幽门螺杆菌(helicobacter pylori，HP)感染与人胃黏膜相关性(mucosa-associated lymphoid tissue，MALT)淋巴瘤和胃腺癌的高发有关。HP 致癌机制包括造成胃黏膜上皮组织损伤、改变胃内 pH 值促进致癌物 N-亚硝基化合物的合成、激活炎症反应相关的多种因子、产生自由基和活性氧导致 DNA 损伤、影响胃上皮细胞中诸如环氧化酶 2(COX-2)等蛋白的表达、造成诸如抑癌基因 *P*53 等基因的突变以及干扰信号转导等，引起胃上皮细胞增殖和凋亡失衡，最终导致胃癌的发生发展。

(3)寄生虫

某些具有明显区域性分布的寄生虫感染与该区域中宿主肿瘤发生有关。例如埃及血吸虫感染是埃及膀胱癌的病因之一；非洲疟原虫感染(常伴有 EBV 感染)是非洲伯基特淋巴瘤高发的原因之一。

四、机体自身因素

1. 遗传因素

大多数人类肿瘤的发生是由于环境致癌因素的直接或间接致癌作用，然而遗传因素在肿瘤的发生发展中也起着重要作用。如 *APC*(Adenomatous Polyposis Coli)基因突变者易患结肠息肉病，*BRCA*1(breast cancer susceptibility gene 1)基因突变者易患乳腺癌，许多肿瘤如食管癌、肝癌、鼻咽癌等也有家族史。肿瘤遗传易感性(tumor genetic susceptibility)指存在某种遗传缺陷，包括生殖细胞突变(germline mutation)或基因多态性改变(polymorphic variant)的个体，在相同条件下更易发生肿瘤的倾向性。肿瘤遗传易感性由肿瘤易感基因(tumor susceptibility gene)决定。细胞代谢酶系统(如参与体内致癌物代谢的细胞色素 P450 酶)、DNA 修复系统(如碱基和核苷酸切除修复系统、DNA 错配修复系统)以及许多抑癌基因(如 *Rb*、*WT*1、*APC*、*BRCA*1 以及 *p*53 等)和个别癌基因属于肿瘤易感基因。肿瘤遗传易感性反映了个体遗传变异对环境致癌因素的敏感程度。肿瘤易感基因携带者发生肿瘤的风险可比正常人高数十倍至数百倍。除极个别的单基因遗传的肿瘤外，绝大多数肿瘤的遗传性只是子代继承了一种肿瘤易感性，且符合多基因遗传规律，即往往是多个肿瘤易感基因共同参与了肿瘤的发生发展。

2. 免疫因素

人体具有抗肿瘤免疫功能，先天或后天获得性免疫缺陷者易发生肿瘤。如丙种球蛋白缺乏症病人易患白血病和淋巴造血系统肿瘤，获得性免疫缺陷综合征病人易继发恶性肿瘤，器官移植病人长期使用免疫抑制剂者的肿瘤发病率高等。

3. 内分泌和代谢因素

内分泌和代谢因素与肿瘤发生发展有关。如当性激素紊乱时，雌激素与乳腺癌、子宫内膜癌有关，雄激素与前列腺癌有关。近年来人们注意到超重或肥胖增加了肿瘤发生率及死亡率。男性体重指数的增加与男性食管腺癌、甲状腺癌、结肠癌等发病危险显著相关；女性体重指数的增加与子宫内膜癌、胆囊癌等发病危险显著相关。其主要机制可能与肥胖导致机体新陈代谢异常变化，尤其是内分泌系统代谢紊乱有关，如肥胖人群的胰岛素、胰岛素样生长因子和性激素水平等的异常变化，打破细胞增殖与凋亡之间的平衡是最可能的致癌机制。最近发现，细胞异柠檬酸脱氢酶基因 *IDH*1 和 *IDH*2 突变后，细胞内会生成并大量累积"致癌代谢物"2-羟基戊二酸盐(2-hydroxyglutarate)，后者可直接抑制多个重要双加氧酶的活性，导致全基因组的组蛋白和 DNA 甲基化改变而影响基因表观遗传调控，最终导致细胞增殖异常，促进正常细胞向癌细胞转化。这一发现不仅阐明了 *IDH*1 和 *IDH*2 突变与神经胶质瘤和急性粒细胞性白血病的关系，还揭示了人体内一种以"致癌代谢物"为核心的诱发肿瘤的新途径。此外，体内如自由基等各种代谢产物也可引起如 DNA 等细胞生物大分子的损伤，与肿瘤发生有关。

4.精神神经因素

人的精神状态与肿瘤发生发展可能有着重要的关系。如各种刺激因子长期而过度地作用于中枢神经系统,导致高级神经活动和正常物质代谢紊乱,从而影响肿瘤的发生发展。

第二节 肿瘤发病学

肿瘤发病学研究肿瘤发生和发展的机制。癌变的分子机制涉及:癌基因激活或过度表达、抑癌基因失活或丢失,导致细胞增殖、分化和凋亡等细胞基本生命活动的失控;DNA修复基因缺失或功能丧失导致基因组遗传不稳定,化学致癌物代谢酶基因多态性导致不同个体呈现不同的肿瘤遗传易感性;以及信号转导、表观遗传调控紊乱导致基因表达调控异常等。近年,肿瘤干细胞、上皮—间质转化、肿瘤微环境以及炎症与肿瘤发生发展的关系日益受到重视。

一、肿瘤发生发展概述

1.肿瘤发生的多基因参与和多阶段性

(1)肿瘤发生的多基因参与

1928年Bauer提出的细胞突变学说以及后来发展的基因突变学说认为,在机体的内外因素作用下,基因突变不断积累导致癌基因激活和抑癌基因失活,使细胞周期失控,最终引起细胞异常增殖和肿瘤发生。近年来的癌症基因组研究发现,肺癌患者的基因组有22910个明显突变,黑素瘤患者的基因组有33345个明显突变。这些突变并不均匀地分散在基因组上,而是集中出现在基因编码区域外围。这些突变的发生与累积是一个渐进的过程,往往需要十到数十年的时间。1979年Holliday提出肿瘤表观遗传修饰改变假说,认为癌变过程是致癌因素导致细胞表观遗传改变引起基因表达异常的结果。现在已有大量证据表明,表观遗传调控异常在肿瘤发生发展的早期已经存在,并影响肿瘤细胞的侵袭和转移。而且,基因组学和蛋白质组学研究表明,低剂量的化学致癌物暴露早期就可引起细胞基因表达的广泛改变,尤其是细胞命运相关基因的表达及其信号调控网络的改变。

因此,目前认为由于致癌物质的作用,在肿瘤的发生发展过程中,细胞积累了大量的基因突变,同时还存在全基因组表观遗传修饰的异常,共同引起细胞增殖和死亡调控基因失去正常功能,最终导致细胞的癌变。

(2)肿瘤发生的多阶段性

早在1942年Berenblum等就提出了癌变的“二阶段假说”,认为癌变过程至少需经历启动和促进两个阶段。“启动”阶段由致癌物作用于正常细胞并诱导其转变为潜伏性癌细胞,涉及遗传突变;“促进”阶段由促癌物作用于潜伏性癌细胞将其转变成癌细胞。此后的深入研究表明,肿瘤发生发展是一个涉及多因素作用、多基因参与和多步骤递进的复杂过程。根据实验肿瘤学研究的结果可将肿瘤的发生发展分为启动(initiation)、促进(promotion)、进展(progression)和转移(metastasis)等阶段。肿瘤病理学则将癌变过程中的增生、原位癌、浸润和转移癌等演进性变化列为肿瘤发生多阶段的证据。1990 年 Vogelstein 将结肠癌的病理形态与基因改变结合起来，提出了结肠癌癌变多阶段的分子模型(见图 4-2)：抑癌基因 *APC* 的丢失或突变可能是结肠肿瘤发生的早期事件，可发生于生殖细胞或体细胞；腺瘤中有 *Ras* 癌基因突变和抑癌基因 *APC* 和 *DCC* 的丢失，腺癌中还有 *p*53 的进一步丢失，提示 *DCC* 和 *p*53 的缺失促进了从良性到恶性的发展过程；从腺瘤到癌的演进过程中还伴有 DNA 损伤修复基因异常以及 DNA 甲基化状态的改变等。此后，胃癌、食管癌、肺癌和乳腺癌等的研究也提供了基因改变与癌变的类似模型，进一步明确肿瘤的发生发展是多种基因参与、多种方式变异累积并经多阶段发展的结果。

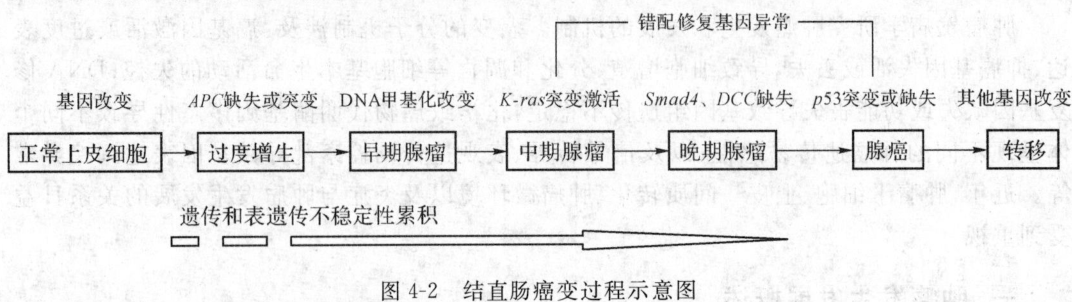

图 4-2 结直肠癌变过程示意图

2. 肿瘤的克隆源性和肿瘤异质性

克隆(clone)是指单个细胞经无性繁殖而形成具有相同基因型的细胞群体。多数研究表明人类肿瘤为单克隆起源，即恶性肿瘤源自单个细胞恶变。但也有实验研究表明细胞要发生恶性转化必须有数个启动细胞同时存在，即可能也存在肿瘤的多克隆起源。肿瘤的异质性(heterogeneity)是指肿瘤发生发展过程中产生在形态、核型、免疫表型、生化产物、增殖能力、分化程度、侵袭和转移能力以及药物敏感性等方面具有各自细胞学特征的肿瘤细胞亚群。肿瘤在细胞乃至分子水平均表现出明显的异质性，但肿瘤异质性发生的机制尚未完全阐明。在肿瘤发生发展的过程中，基因组不稳定性和宿主的破坏选择压力(如营养状况、免疫防御以及抗肿瘤药物治疗等)是肿瘤细胞不断发生突变、形成许多变种和亚克隆的重要原因。其中少数突变或不敏感的细胞株能适应宿主内环境而存活，并获得选择优势而成为主要的克隆亚群。由于这种选择在肿瘤的克隆扩展过程中反复发生，使肿瘤克隆的生物学表型日益多样化，从而获得异质性。抗肿瘤治疗可增加肿瘤细胞的异质性。抗肿瘤药物在杀伤瘤体中大多数瘤细胞亚群后，残存的细胞亚群以基因突变或(和)抗性基因诱导表达等方式获得药物抗性，而耐药新变种随着体内压力的改变和自身的分裂增殖又会产生新的异质性肿瘤细胞亚群。此外，肿瘤干细胞学说认为肿瘤细胞异质性是肿瘤干细胞产生不同分化程度的肿瘤细胞的结果。

3. 肿瘤干细胞

(1)肿瘤干细胞的概念和特性

肿瘤干细胞(cancer stem cell, CSC)是指在肿瘤组织中存在的少数未分化、具有干细胞特性的肿瘤细胞，这些细胞是肿瘤群体中具有自我更新、多分化潜能以及启动和重建肿瘤组织表型能力的肿瘤细胞亚群。肿瘤干细胞除具有正常干细胞的无限增殖能力外，还被赋予许多恶性表型，是肿瘤异常增殖、侵袭和转移、耐药以及复发等的根源。这些恶性表型为：

①无限自我更新能力。肿瘤干细胞能够产生与上一代完全相同的子代细胞，并通过自我更新维持肿瘤的持续生长，肿瘤干细胞是肿瘤不断异常增殖的根源。②高度增殖能力和高致瘤性。肿瘤干细胞增殖速度快，成瘤能力强，很少量的肿瘤干细胞注入实验动物体内即可形成肿瘤。③多种分化潜能：肿瘤干细胞能够产生不同分化的子代瘤细胞，形成新的肿瘤，是肿瘤异质性形成的原因之一。④耐药性和肿瘤复发。肿瘤耐药和复发是抗癌化疗药物不能杀死肿瘤干细胞的结果。⑤肿瘤转移。肿瘤的侵袭和转移是肿瘤干细胞扩散的结果。上皮—间质转化过程中的细胞重编程可以诱导肿瘤细胞向肿瘤干细胞转化，并使肿瘤细胞获得高侵袭和转移能力。

（2）肿瘤干细胞的起源和产生机制

1997 年 Dick 实验室分离到急性髓白血病干细胞。目前根据表型标志已经在慢性髓白血病、乳腺、脑、肝、肺等多种恶性肿瘤组织中分离出了肿瘤干细胞。有研究认为肿瘤干细胞是正常干细胞恶性转化而形成，有可能是在致癌物的反复作用下，某些调控干细胞功能的基因的结构或功能发生改变，触发了一系列的分子事件，扰乱了干细胞的稳定而诱发。也有报道认为，肿瘤干细胞可以直接由分化的体细胞突变、逆转形成。一些与肿瘤干细胞形成有关的重要分子和信号通路不断被发现。如 Wnt 信号通路异常、*c-myc* 等基因的转录增强以及 *p*53 基因突变等在正常干细胞的恶性转化中被证实发挥了重要的作用。目前，肿瘤干细胞研究仍属起步阶段，肿瘤干细胞的起源和产生机制、与肿瘤演进的关系及其与正常干细胞的异同等问题有待深入研究，同时这些问题的研究将为阐明肿瘤发生发展机制以及肿瘤治疗带来新的思路。由于肿瘤干细胞的特性，虽然其在所有肿瘤细胞中所占比例很小，但杀灭肿瘤干细胞将成为抗肿瘤治疗的重要目标。

4. 肿瘤微环境

早在 1889 年，Stephen Paget 提出“种子与土壤”假说，认为作为“种子”的肿瘤细胞需要适合其生长和转移定居的“土壤”，即肿瘤细胞生长需要与其周围影响因子协同作用。现在的大量研究已经证明，肿瘤的发生发展不仅由肿瘤细胞本身的生物学特性决定，而且与肿瘤微环境（tumor microenvironment）密切相关。肿瘤微环境是一个复杂的综合系统，多种细胞包括成纤维细胞、血管和淋巴管内皮细胞、炎症细胞、巨噬细胞、免疫细胞、脂肪细胞、胶质细胞以及平滑肌细胞等及其产生的各种因子组成了肿瘤生态系统（ecosystem）。这些间质细胞可以与肿瘤细胞相互诱导。间质细胞可在肿瘤局部产生大量的生长因子、趋化因子、其他细胞因子以及细胞外基质和基质降解酶等，调节肿瘤细胞增殖、趋化运动、侵袭转移、血管生成以及免疫反应等。因此对肿瘤的研究除了肿瘤细胞本身之外，应将肿瘤的发生发展作为一个系统过程来全面考虑，而且肿瘤微环境中诱导肿瘤发生发展的关键因子可以作为防治癌症的重要靶点。

二、癌基因

1. 癌基因的概念

癌基因（oncogene）是指存在于细胞或病毒基因组中的一类在一定条件下能使正常细胞发生恶性转化的核苷酸序列，可分为细胞癌基因和病毒癌基因。

(1)细胞癌基因

细胞癌基因(cellular oncogene,c-onc)又称原癌基因(protooncogene,proto-onc),是细胞中固有的正常基因,不仅没有致癌作用,其产物是正常细胞增殖、分化以及死亡等过程的调控蛋白,是个体发育、组织再生及创伤愈合等所必需。只有在外界因素如化学致癌物、射线、病毒等作用下,原癌基因活化才成为具有致癌性的细胞癌基因,是细胞癌变的重要分子基础。

(2)病毒癌基因

病毒癌基因(viral oncogene,v-onc)又分 RNA 病毒癌基因和 DNA 病毒癌基因。RNA 病毒癌基因是逆转录病毒从宿主细胞基因组中获得的,并经过拼接、截断和复杂重组而整合于病毒基因组中的具有致癌作用的一段序列。因此 RNA 病毒癌基因虽然在细胞中具有结构和功能相似的对应细胞癌基因,但其诱发细胞恶性转化的能力远比活化的细胞癌基因强。DNA 病毒癌基因并不一定在细胞基因组中有同源类似物,其引起细胞转化的作用机制与 RNA 病毒癌基因不同 。病毒癌基因作用机制参见第一节肿瘤病因学。

2.癌基因的分类和功能

细胞癌基因在正常细胞中具有重要的生理功能,其产物分布在细胞膜、细胞浆、细胞核以及分泌至细胞外,可按照其产物的结构、性质、亚细胞定位以及功能等进行分类(见表 4-3)。

表 4-3 癌基因分类和举例

癌基因产物分类	亚细胞定位	癌基因名称	产物功能
生长因子类	分泌性	*sis* *int*-2/*fgf*-3, *hst*-1/*fgf*-4, *fgf*-5	PDGFβ 链 FGF 家族
生长因子受体类(受体酪氨酸激酶类)	胞膜	*erbB* *fms* *ros* *met* *trkA*	EGF 受体家族 CSF-1 受体 胰岛素受体 HGF 受体家族 NGF 受体家族
非受体酪氨酸激酶类	胞膜	*src*	信号传导分子
GTP 结合蛋白类	胞膜	*H-ras*, *K-ras*, *N-ras*	信号传导分子,GTP 酶
丝/苏氨酸激酶类	胞浆	*Raf*-1, *A-Raf*, *B-Raf*; *mos*, *pim*-1, *akt*	信号传导分子
核蛋白类	胞核	*c-jun*, *jun-B*, *jun-D*; *c-fos*, *fos-B*, *frA*-1, *frA*-2; *c-myc*, *N-myc*, *L-myc*; *myb*, *rel*	转录因子

(1)生长因子类

生长因子类癌基因指能编码生长因子类产物的癌基因,如编码血小板衍生生长因子(platelet-derived growth factor,PDGF)β 链的 *sis* 癌基因,编码成纤维细胞生长因子(fibroblast growth factor ,FGF)家族成员的 *int*-2、*hst*-1、*fgf*-5 等癌基因。这些癌基因编码的蛋白质产物可刺激细胞分裂,通过细胞信号传导参与细胞生长调节。

(2)生长因子受体类

癌基因 *erbB*、*fms*、*ros*、*met*、*trkA* 等分别与表皮生长因子(EGF)、集落刺激因子 1(CSF-1)、胰岛素、肝细胞生长因子(HGF)、神经生长因子(NGF)等的受体基因有不同程度的同源性,属于受体酪氨酸激酶类。这些细胞癌基因的异常激活使得细胞表面受体表达增多,可与更多的相应生长因子结合;有些即使在无配体的情况下,大量受体也可通过自身二聚化而激活胞内相关信号通路促进细胞的生长。

(3)非受体酪氨酸激酶类

非受体酪氨酸激酶类癌细胞,如 *src* 癌基因家族编码产物 Src、Fyn、Yes、Lck、Lyn、Hck、Fgr 和 Blk 等,可与生长因子/细胞因子受体、GPCRs、整合素(integrins)等的胞浆结构域相互作用,是 PI3K 和 MAPK 信号通路上游的重要信号介导分子,在细胞增殖、移动和存活调节中具有重要作用。

(4)GTP 结合蛋白类

GTP 结合蛋白类癌基因如能与鸟苷酸结合的 Ras 蛋白,包括 H-Ras、K-Ras、N-Ras 等,具有 GTP 酶活性,水解与其结合的 GTP 转化为 GDP。不同 G 蛋白介导不同受体与细胞内不同下游靶蛋白的信号转导。如 Ras 蛋白突变导致其 GTP 酶活性丧失,将持续激活下游调节细胞生长的信号通路而致癌。

(5)丝氨酸/苏氨酸激酶类

这类癌基因如 *Raf* 家族(*Raf*-1、*A-Raf*、*B-Raf*)、*mos*、*pim*-1、*akt* 以及蛋白激酶 C(PKC)家族基因编码的产物。上游生长因子信号经 Ras 和 Src 激活 Raf,后者通过磷酸化 MEK 进而激活 ras-MAPK 信号通路。Akt /PKB 是 PI3K 信号通路重要成员,激活后可磷酸化下游转录因子如 FOXO1、激酶如 GSK-3、Raf-1、ASK 和 Chk1 以及 Bad 和 MDM2 等,促进细胞存活、血管生成和肿瘤形成。

(6)转录因子类

多种癌基因编码的蛋白产物具有转录因子功能,如 *Jun* 家族(*c-jun*、*jun-B*、*jun-D*)、*Fos* 家族(*c-fos*、*Fos-B*、*FrA-1*、*FrA-2*)、*Myc* 家族(*c-myc*、*N-myc*、*L-myc*)、*rel*/*NF-kB* 家族以及 *Ets* 家族等。这些产物可与 DNA 直接结合,或形成同源/异源二聚体后再与 DNA 结合,调控与细胞增殖和分化有关的基因表达。如转录因子 AP-1 可由能结合 DNA 的 Jun 蛋白的同源二聚体、或由 Jun 蛋白与 Fos 蛋白形成的异源二聚体组成。

3. 癌基因活化的机制

由于各种细胞癌基因的产物参与了从细胞外到细胞内的整个细胞信号转导的全过程,控制着正常细胞增殖、分化和死亡等细胞基本生命活动,因此各种因素诱发癌基因的结构或表达调控异常,引起癌基因产物的量或质的改变,将导致细胞癌变。

(1)基因突变

各种类型的突变(mutation)如碱基置换、缺失、插入等都可能通过改变原癌基因编码蛋白的结构而激活原癌基因。如在膀胱癌细胞中发现 H-ras 癌基因的第 12 位密码子发生 GGC→GTC 的点突变,导致其编码的 Gly 变为 Val,该突变蛋白可引起细胞恶性转化。

(2)基因易位和重排

当染色体发生易位(translocation)时,定位于染色体某部位的原癌基因可能丧失自身的表达调控信号，随染色体易位而重排（rearrangement）到另一基因附近，在新的强启动子和增强子驱动下过度表达。如非洲儿童 Burkitt 淋巴瘤存在染色体易位：t(8∶14)(q24∶q32)，使原位于 8q24 的 c-myc 癌基因易位到免疫球蛋白重链（IgH）基因位点 14q32，在该区域的增强子作用下异常表达。此外，形成新的融合基因也是染色体重排的一个后果。如在慢性粒细胞性白血病（CML）患者白血病中发现的费城染色体，是 t(9∶22)(q34∶q11)易位的结果，导致 *Abl* 原癌基因从 9 号染色体重排至 22 号染色体，其结构和表达均发生改变而活化。

(3)基因扩增

基因扩增（amplification）是指基因拷贝数增加。原癌基因扩增的结果是导致癌基因产物的高表达，从而使细胞生长失去控制。基因扩增可伴有染色体均染区（homogenously staining region，HSR）和双微体（double minutes，DM）现象的出现。HSR 在显带染色体上呈现较长的浅染区，无任何带型，由扩增的癌基因拷贝再次整合入染色体形成；DMs 则表现为多个细小的、无着丝粒的染色体，扩增的癌基因拷贝以游离形式存在。已发现有基因扩增的原癌基因有 *c-myc*、*ras*、*raf*-1、*N-myc* 等，结果扰乱细胞正常功能，是多种肿瘤发生的重要原因。

(4)DNA 低/去甲基化

DNA 甲基化和去甲基化是基因表观遗传调控的主要形式之一。一般启动子甲基化程度高则基因表达低，而启动子去/低甲基化则使基因表达增加。低/去甲基化导致一些在正常情况下受到抑制的癌基因如 *H-ras*、*c-myc* 等大量激活表达，可致细胞癌变。

(5)病毒激活

如逆转录病毒基因组在整合到宿主基因组时，有可能插入到原癌基因附近，病毒的启动子或增强子可通过插入顺式激活原癌基因，最终导致肿瘤形成。

除上述各种原因导致癌基因结构改变或转录表达增强外，其他影响癌基因转录和转录后调控、蛋白翻译和翻译后修饰以及蛋白降解等调控环节的因素也可导致癌基因产物量的增加或活性增强。

4. 主要癌基因的致癌机制

病毒癌基因的致癌机制参见第一节肿瘤病因学，以下简述几个重要细胞癌基因的致癌机制。

(1)*ErbB*2 基因

*ErbB*2/*Neu*/*Her*2 基因编码蛋白是表皮生长因子受体（EGFR）超家族成员之一，与该蛋白家族其他成员（ErbB1/Her1、ErbB3/Her3、ErbB4/Her4）都属于受体酪氨酸激酶类。但 ErbB2 产物没有配体结合域，因此不能结合生长因子，但可与其他结合配体的 EGFR 家族成员形成异二聚体，通过磷酸化作用激活 Ras-MAPK 和 PI3K 通路而促进正常细胞的恶性转化。*ErbB*2 基因在肿瘤中的主要激活方式是基因扩增和/或过表达，主要涉及的人类肿瘤有乳腺癌、卵巢癌、肺癌、口腔癌和胃癌等。

(2)*Src* 基因

Src 基因与鸡 Rous 肉瘤病毒癌基因 *v-src* 同源。Src 家族基因产物包括 8 个非受体酪氨酸激酶（Src、Fyn、Yes、Lck、Lyn、Hck、Fgr 和 Blk），与生长因子/细胞因子受体、GPCRs

以及整合素的胞浆域相互作用。Src 蛋白的磷酸化和去磷酸化修饰是其功能调节的重要机制之一。Src 激酶家族蛋白具有四个高度同源的结构域，其中 SH2 与含磷酸化酪氨酸的蛋白分子结合、SH3 与富含脯氨酸的蛋白分子结合。Src 激酶通过介导 PI 3K 和 MAPK 信号通路，在细胞增殖、移动和生存中具有重要作用。*Src* 基因突变、激酶活性升高与结肠癌和乳腺癌等恶性肿瘤发生发展有关。

(3)*Ras* 基因

Ras 基因家族由 *H-Ras*、*K-Ras* 以及 *N-Ras* 三个结构类似的成员组成。Ras 蛋白作为 GTP 结合蛋白将信号从酪氨酸激酶受体转导到细胞内，通过介导多种信号转导，在细胞增生、分化和凋亡中起调节作用。GTP 酶活化蛋白(GAP)促进 Ras 的 GTP 酶活性，使 Ras-GTP 转变为无活性的 Ras-GDP 形式；而鸟嘌呤核苷交换因子(GEF)促使 Ras-GDP 转变为有活性的 Ras-GTP 状态。由于 GAP 不能激活突变的 Ras 蛋白的 GTP 酶活性，因而突变的 Ras 蛋白始终处于活化状态。点突变、基因扩增和过度表达是 *Ras* 基因激活的主要方式，促进细胞癌变。

(4)*Myc* 基因

Myc 基因是编码核转录因子的癌基因，其家族成员有 *C-myc*、*N-myc* 和 *L-myc* 等。*Myc* 可调节大约 10% 的细胞基因的表达，影响细胞周期进程、分化和凋亡等，因此 *Myc* 的失调可以通过细胞的多种途径促使人类多种肿瘤的发生。*Myc* 基因可通过前病毒插入、染色体易位或基因扩增而被激活，通常表现为 *Myc* 基因的高表达。

(5)其他

其他如细胞周期调节因子 *Cyclin D*1、细胞凋亡调节因子 *Bcl-*2 家族等均可由于基因易位或扩增而过表达，从而在肿瘤发生发展中起重要作用。端粒酶(telomerase)由 RNA 和逆转录酶两部分组成，能以自身 RNA 为模板、逆转录合成端粒 DNA(TTAGGG 重复序列)，以维持染色体末端的端粒序列。在人类胚胎发育早期，大多数组织存在具有活性的端粒酶。到成人时期，端粒酶仅在生殖细胞、活化的淋巴细胞、造血干细胞和皮肤细胞中具有活性。体细胞端粒酶表达失控与肿瘤发生密切相关。研究表明，90% 的恶性肿瘤细胞中存在端粒酶活性，此对于维持癌细胞的分裂、增殖和生存是必需的。

三、抑癌基因

1. 抑癌基因的概念

肿瘤抑制基因(tumor suppressor gene)简称抑癌基因，是细胞内的正常基因，其产物在细胞增殖及分化过程中起着重要的负调控作用。癌基因与抑癌基因作为正负调控信号保持细胞生命活动的平衡。如果癌基因异常激活，又伴有抑癌基因缺失或失活，可导致细胞生长失控而发生肿瘤。各种致癌因素均可能导致抑癌基因的异常。

2. 抑癌基因的类型与功能

抑癌基因产物的分布也遍及整个细胞的胞膜、胞浆和胞核，起到负向调控细胞生长的作用。抑癌基因产物的功能大致包括：1)作为转录因子或细胞周期调控因子，抑制细胞增殖、促进细胞分化，如 *Rb*、*p*53、*CDKN2A*/*ARF* 以及 *Wt*1 等；2)参与 DNA 损伤修复、维持 DNA

遗传稳定性，如 *p*53、*BRCA* 等；3）产物位于细胞膜，行使细胞粘附分子样功能，如 *DCC*；4）产物与细胞骨架蛋白相连，参与细胞运动和信号转导，如 *APC*、*NF*2 等；5）编码 GTP 酶活化蛋白或磷酸酶，降低癌基因产物活性，如 *NF*1 和 *PTEN* 等（见表 4-4）。

表 4-4　抑癌基因举例

抑癌基因名称	产物功能	常见肿瘤和相关综合征
APC	与 β-catenin 结合、促进其降解	家族性腺瘤样息肉病，结直肠肿瘤
*BRCA*1、2	DNA 双链断裂同源重组，维持基因组稳定性	乳腺癌，卵巢癌
CDKN2A/ARF	抑制 CDK4，抑制 Mdm2 稳定 p53 蛋白	黑色素癌，肺癌等多种肿瘤
DCC	细胞粘附分子免疫球蛋白超家族成员	结直肠癌
*MSH*2	DNA 错配修复	遗传性非息肉性结直肠癌
*NF*1	GTP 酶激活蛋白（GAP），负向调控 Ras 信号通路	Von Recklinghausen 氏病，1 型神经纤维瘤等
*NF*2	编码 merlin 蛋白，参与细胞骨架调节等	2 型神经纤维瘤等
*P*53	转录因子，DNA 损伤监控，细胞周期负调控，促凋亡	Li-Fraumeni 征，多种肿瘤
PTEN	双特异性磷酸酶，抑制 PI3K 信号通路	胶质母细胞瘤，前列腺癌，子宫内膜癌等
Rb	与转录因子 E2F1 结合，细胞周期负调控	视网膜母细胞瘤，骨肉瘤，膀胱癌等
*Wt*1	转录因子	Wilms 氏瘤

3. 抑癌基因的失活机制

（1）点突变

点突变是许多抑癌基因常见的失活方式。如 *P*53 基因的点突变存在于 50%以上的肿瘤中，且不同类型的肿瘤有其特定的突变热点。存在两种突变方式：在部分肿瘤中，两个 *P*53 等位基因均产生突变（纯合突变），造成蛋白表达缺失或失活，抑癌活性消失；而在有些肿瘤，仅有一个 *P*53 等位基因发生某种突变，突变的 p53 蛋白表现出显性癌基因的特性，抑制另一个野生型 *P*53 等位基因产物的抑癌活性，这种单个等位基因杂合突变称为显性负突变（dominant negative mutation）。

（2）等位基因丢失

等位基因丢失（allelic loss）是抑癌基因失活的又一种重要方式，可分为纯合性丢失（loss of homozygosity）和杂合性丢失（loss of heterozygosity，LOH）。纯合性丢失是两个等位基因均发生丢失，如视网膜母细胞瘤中 *Rb* 基因、肾细胞瘤 *WT*1 基因以及乳腺癌 *BRCAl* 基因，经过两次突变导致两个等位基因丢失。LOH 则是指呈杂合状态的基因位点上一个等位基因位点的丢失，这种现象在肿瘤中更为常见。抑癌基因往往其中一个等位基因在出生时已经发生了突变，属于生殖细胞突变，另外一个等位基因则是由于其所在的染色体片段在出生后发生缺失而丢失，属于体细胞范畴。

(3)与癌基因产物的结合

某些DNA病毒癌基因能在蛋白水平抑制某些抑癌基因产物的活性而发挥致癌作用。如人乳头状瘤病毒(HPV-16和HPV-18)癌基因产物E7以及腺病毒癌基因产物E1A能与Rb蛋白结合;HPV的E6及腺病毒的E1B能与p53蛋白结合。这些结合均导致抑癌蛋白失活或降解,从而丧失抑癌活性。

(4)甲基化异常

DNA甲基化等表观遗传改变导致的基因沉默(gene silencing)可能是抑癌基因失活的重要方式之一。许多抑癌基因在肿瘤中呈现高甲基化现象,同时与其他染色质修饰如组蛋白去乙酰化和染色质结合蛋白一起共同影响局部染色质结构,影响基因转录。在多种肿瘤中发现*P53*、*P16*、*P15*、*BRCA1*、*MLH1*、*VHL*等抑癌基因转录启动区有高甲基化引起表达下调的现象。DNA甲基转移酶(DNMT)抑制剂,如5-Azacytidine(5-氮杂胞苷)和Decitabine (5-aza-2′-deoxycytidine)能诱导肿瘤中被异常静默的基因表达,导致肿瘤生长抑制和凋亡。DNA甲基化抑制剂与组蛋白去乙酰化抑制剂合用已成为恶性肿瘤的治疗策略之一。

4.重要抑癌基因的抑癌机制

(1)*P53*基因

p53蛋白是细胞内最重要的转录调节因子之一,超过150种基因受p53调控,形成了一个复杂的p53调控网络。p53作用于细胞周期检测点调控细胞周期,对于维护基因组的稳定性具有重要作用。在DNA损伤时,p53蛋白稳定性增加而积聚,通过诱导*P21*基因表达,导致G1期阻滞,以有利于基因修复;而且,P53可转录激活GADD45,进而与PCNA(增殖细胞核抗原)结合抑制DNA合成,阻止细胞进入S期;对G2期的阻滞作用则是通过对细胞分裂周期基因2(CDC2)和细胞周期蛋白B1(cyclin Bl)的作用实现的。另一方面,在DNA损伤无法修复时,p53能促进细胞凋亡。此外,p53还可通过介导microRNAs的变化而间接地对基因表达进行负调控。其中miR-34家族是一类主要的p53调控的下游效应分子。反之,p53的表达也可受miRNA调控,如miR-125b结合到*P53* mRNAs的3'UTR、抑制p53表达。

50%～60%的人类肿瘤与*P53*基因异常有关。导致p53蛋白结构和功能改变的主要机制包括基因突变(含生殖细胞突变)、等位基因丢失、基因重排、高甲基化以及细胞癌基因产物(如MDM2)和病毒癌基因产物(如HPV的E6及腺病毒的E1B)与之结合等。

(2)视网膜母细胞瘤基因

视网膜母细胞瘤(retinoblastoma,Rb)蛋白是细胞周期调控的关键分子之一。低磷酸化Rb蛋白可与E2F1结合,抑制E2F1的转录激活功能,抑制细胞G1→S期所需产物的基因转录,导致细胞周期G1期阻滞。Rb蛋白还可通过影响组蛋白甲基化和乙酰化调节染色质结构,通过表观遗传调控机制导致转录抑制。另一方面,*Rb*基因的抑癌作用又受到癌基因产物的调节,如cyclinD/CDKs复合物可磷酸化Rb蛋白,磷酸化的Rb蛋白释放E2F1,使其发挥转录因子活性,促进细胞周期进展。

*Rb*基因在肿瘤中主要表现为等位基因丢失和突变失活,与儿童视网膜母细胞瘤、骨肉瘤、膀胱癌、软组织肉瘤、小细胞肺癌、乳腺癌、前列腺癌、食管癌以及卵巢癌等多种肿瘤的发生都有密切关系。

(3)*APC* 基因

APC 蛋白主要可负向调控 Wnt/β-catenin 经典信号通路，在发育、细胞增生、分化、凋亡以及细胞移动和粘附等中发挥重要作用。APC 通过与 axin 和 β-catenin 结合促进 β-catenin 磷酸化和泛素化降解，并促进 β-catenin 从细胞核输出以及在染色体上对 TCF/β-catenin 转录活性进行负向调控。*APC* 突变可引起细胞质中 β-catenin 积累，通过激活 Wnt 信号通路引起细胞增殖。生殖细胞 *APC* 基因突变可导致家族性腺瘤样息肉病(familial adenomatous polyposis，FAP)。60%～70%的散发性结直肠癌也有 *APC* 基因的体细胞突变。

(4)*PTEN* 基因

PTEN 作为脂质磷酸酶可负向调节 PI3K/AKT 信号通路，导致细胞 G1 期阻滞和细胞凋亡，也可作为蛋白磷酸酯酶抑制 MAPK 信号通路。在多种恶性肿瘤的早期和进展期，如乳腺癌、子宫内膜癌、前列腺癌、膀胱癌、脑肿瘤、甲状腺癌和非小细胞肺癌等，都存在着 *PTEN* 基因不同程度的突变、丢失或甲基化。*PIEN* 是人类肿瘤中突变频率最高的基因之一。

(5)microRNAs

近年的研究表明 miRNA 基因也具有癌基因或抑癌基因的功能。肿瘤组织中某些 miRNAs 低水平表达，可能意味着其对肿瘤具有抑制作用。如大部分慢性淋巴细胞白血患者定位于染色体 13q14 的 *miR*-15*α* 和 *miR*-16-1 基因缺失。这些 miRNAs 的靶标为抗凋亡基因 *BCL*-2，表明 B 细胞中 *miR*-15*α* 和 *miR*-16-1 的丢失可能促进细胞生存、抑制凋亡，导致癌症发生，而有些 miRNAs 则可能具有致癌性。如染色体 13q31 上 miR17－92 位点在 B 细胞淋巴癌组织中表达量可增加 10 倍，此可能与癌变有关。不同的 miRNA 表达谱同特定的肿瘤类型有很大的相关性，提示有可能将 miRNA 表达谱作为临床肿瘤诊断和预后的参考指标。

四、DNA 修复基因

机体外环境因素如化学物质、UV 或射线辐射以及病毒感染等因素，内环境的温度和 pH 异常以及自由基等各种代谢产物，在一定条件下可引起细胞 DNA 损伤(DNA damage)。DNA 损伤后主要有三种后果：1)DNA 不可逆的严重损伤可造成生物体死亡；2)体内各种损伤修复系统清除或正确修复 DNA 损伤；3)由于损伤修复系统缺陷，无法正确修复 DNA 损伤，导致基因组的不稳定而引发包括肿瘤在内的各种疾病。DNA 损伤修复过程可分为对 DNA 损伤的感受、信号的传递、损伤的修复以及终止四个步骤。细胞内许多基因产物参与完成这一过程，这些基因称为 DNA 修复基因(DNA repair gene)。

1. DNA 损伤类型

DNA 损伤类型主要有碱基损伤和染色体结构异常。

(1)碱基损伤

碱基损伤包括碱基转换、颠换、缺失、插入、烷化及碱基脱落等，主要由化学致癌物引起，紫外线引起的嘧啶二聚体和 DNA 交联也属此类。

(2)染色体结构异常

染色体结构异常包括 DNA 单链断裂(SSB)和 DNA 双链断裂(DSB)。可由电离辐射

(X线和放射性同位素)以及亚硝胺类等化学物质引起。

DNA不同程度的损伤可引起不同的后果,如点突变、移码突变以及染色体片段丢失、染色体畸变或重排等。

2. DNA修复类型

不同类型DNA损伤的修复机制不尽相同。

(1)直接逆转

O^6-甲基鸟嘌呤-DNA甲基转移酶(MGMT)能从O^6-甲基鸟嘌呤-DNA分子上转移走可导致错配的O^6-烷基,后者主要由烷化剂引起,也可由细胞内活性代谢产物形成。

(2)切除修复

切除修复(excision repair)可分为碱基切除修复(base excision repair,BER)和核苷酸切除修复(nucleotide excision repair,NER)两类。BER主要是对单个碱基损伤的修复;NER包括对嘧啶二聚体的修复和化学致癌物所致DNA加合物的修复。

(3)错配修复

错配修复(mismatch repair,MMR)主要修复在DNA复制过程中产生的单碱基错配(如T-G)或4个及以下不配对碱基形成的环状突起。

(4)链断裂修复

DNA双链断裂的修复方式主要有同源重组修复(homologous recombination repair,HR)和非同源末端连接(non-homologous end joining,NHEJ)等。

此外,体内还有其他DNA修复系统,如光复活修复和跨损伤修复等。

3. DNA修复基因与肿瘤易感性

许多DNA修复基因也是抑癌基因和/或肿瘤易感基因,这些基因的遗传性或获得性缺陷以及多态性可导致不同个体的DNA损伤修复能力的差异,呈现不同的肿瘤遗传易感性。编码DNA修复酶以及相关蛋白的DNA修复基因种类繁多,举例如下。

(1)*ERCC*基因

ERCC(excision repair cross complementing)基因是具有DNA切除修复作用的主要基因,包括*ERCC* 1~8等成员。如果这些DNA修复基因缺陷,往往会导致肿瘤易感综合征。如着色性干皮病(xeroderma pigmentosa,XP)是一种皮肤癌易感的遗传综合征。此类患者细胞内核苷酸切除修复(NER)基因存在胚细胞突变而功能丧失,不能有效修复由UV辐射产生的嘧啶二聚体,因此XP患者因日光诱发的皮肤癌风险比正常人高1000倍,且患其他肿瘤的风险也显著增高。

(2)*MMR*基因

迄今已克隆了人*MMR*基因10余个。在遗传性非息肉性结肠癌(hereditary nonpolyposis colon cancer,HNPCC)患者中,人*MMR*基因家族成员*hMSH*2、*hMLHl*、*hPMSl*、*hPMS*2等发生了胚细胞突变,使其患HNPCC及相关家族聚集性肿瘤的发病风险大大增加。

(3)*BRCAl*和2基因

BRCA(breast cancer susceptibility gene)1和2基因对于维持基因组的稳定性,特别是

在DNA双链断裂的同源重组修复(HR)和非同源末端连接(NHEJ)中具有重要作用。此两个基因的遗传突变增加家族性乳腺癌和卵巢癌的风险。

五、代谢酶基因

1.化学致癌物代谢酶

除少数直接化学致癌物外,绝大多数化学致癌物都是间接致癌物,进入机体后需经细胞代谢酶的活化而成为终致癌物才具有致癌作用。化学致癌物代谢酶主要包括Ⅰ相代谢酶和Ⅱ相代谢酶。Ⅰ相代谢酶的主要代表为细胞色素P450(cytochrome P450,CYP450)系统,通过水解、氧化、还原等反应将化合物转化为活性的亲电子物质,是代谢活化前致癌物为终致癌物的主要酶类。肝脏是CYP450含量最丰富的器官。Ⅱ相代谢酶则进一步通过葡萄糖醛酸化、硫酸化、乙酰化以及与谷胱甘肽结合等过程,提高化合物水溶性而排出体外,主要参与对致癌物的解毒过程。

2.代谢酶多态性与肿瘤易感性

代谢酶基因在不同种族的人群以及同种族的不同个体中呈现明显的多态性,以至于不同个体对某种特定化学致癌物的代谢能力不同,对肿瘤易感性也存在差异。因此,化学致癌物代谢酶基因也属于肿瘤易感性基因。代谢酶基因的多态性现象是在漫长的生命演化过程中自然选择压力和生物群体之间共进化作用的结果。对代谢酶多态性与肿瘤易感性关系的深入研究将对预测某种肿瘤的高危人群以及肿瘤的预防、诊断和治疗提供帮助。

六、表观遗传调控与肿瘤

1.表观遗传调控的概念

表观遗传学(epigenetics)研究非DNA序列改变对基因表达的调控及其机制,表观遗传变异能够在代与代之间传递。表观遗传调控主要通过包括DNA甲基化、组蛋白修饰、染色质重塑以及非编码RNA作用等方式使特定基因沉默或激活。表观遗传调控在细胞内外环境因素与基因组遗传信息的互动关系中起着媒介作用,环境因素通过表观遗传修饰机制调控基因的表达状态,影响细胞的生命活动。表观遗传调控异常,如果发生在胚胎阶段可引起各种先天性发育缺陷,发生在成体阶段可导致各种疾病的发生。2010年1月,国际人类表观基因组联盟(International Human Epigenome Consortium,IHEC)在巴黎成立,旨在联合研究在正常不同组织和疾病不同进程中的基因组水平的表观遗传学改变,即表观基因组(epigenome)。该组织计划在第一阶段的10年内标记出1000个参考表观基因组(reference epigenome)。人类基因组单一有限,但不同生理和病理状态以及不同组织的表观基因组则各不相同,因此人类表观基因组计划面临着比1990年人类基因组项目更大的挑战。

2.表观遗传调控异常与肿瘤发生发展

目前认为包括肿瘤在内的许多复杂性疾病大多是环境因素与遗传信息相互作用的结果。大量研究表明,表观遗传调控异常在肿瘤发生早期已经存在,并影响肿瘤侵袭和转移以及肿瘤干细胞重编程等。由于致癌物质的作用，在肿瘤的发生发展过程中，癌细胞不仅积累了大量的基因突变，同时还存在全基因组表观遗传修饰的变异，即遗传突变和表观遗传改变共同作用于癌症发生发展的各个阶段，共同引起基因的表达异常，包括导致肿瘤抑制基因沉默、癌基因激活以及基因组不稳定等，从而使细胞的分裂和分化等失去调控，导致细胞的癌变。

早在1979年Holliday就提出肿瘤表观遗传修饰改变假说，认为DNA甲基化可能在癌变过程中具有重要作用。现在已经公认DNA甲基化水平是最重要的调节基因转录的表观遗传修饰方式之一，DNA甲基化异常可导致抑癌基因失活和癌基因激活，造成细胞失控性生长和肿瘤发生。与之相关的DNA甲基转移酶和去甲基化酶也不断被发现。组蛋白是染色质基本结构核小体的重要组成部分，其氨基末端可发生多种共价修饰，包括磷酸化、乙酰化、甲基化、泛素化以及糖基化等，这些修饰方式通过不同复杂组合共同构成"组蛋白密码(histone code)"，调节染色质构型而影响基因转录。相应的各种组蛋白修饰酶和去修饰酶等表观遗传调控因子也不断被大量发现和报道。如已发现肿瘤相关基因的沉默往往伴随着H3K4的低甲基化和H3K9的高甲基化；在乳腺癌、肺癌等多种肿瘤发生过程中存在全基因组H4K16乙酰化和H4K20三甲基化水平下降等现象。在白血病、乳腺癌、睾丸癌、食管癌、结肠癌和神经胶质母细胞瘤等多种肿瘤中发现了组蛋白乙酰基转移酶和去乙酰化酶，精/赖氨酸甲基转移酶和去甲基化酶的突变或异常表达，而且与肿瘤的发生发展以及侵袭和转移密切相关。此外，随着大量的非编码RNA被鉴定，miRNA通过调控肿瘤相关基因的表达参与肿瘤发生发展以及肿瘤干细胞调控等日益受到重视。近年来，众多的表观遗传调控因子及其复合物被不断发现和鉴定，它们组成了一个十分复杂的庞大的表观遗传调控网络，它们的生物学功能及其在肿瘤等疾病发生发展中的作用以及机制也正在被逐渐阐明。

大量的表观遗传修饰变异通过调控相应基因的表达使细胞对环境变化具有更好的适应性，仅小部分表观遗传调控异常可能与细胞恶性转化有关，而有些表观遗传改变并非肿瘤发生发展的驱动因素，仅仅是肿瘤过程中的伴随现象。但是，迄今对表观遗传在肿瘤发生发展中的作用规律知之甚少，如在肿瘤发生发展过程中，细胞可发生哪些表观遗传学变异，表观遗传调控因子突变影响哪些关键基因和信号通路导致表观遗传改变、从而引起细胞恶性转化和转移等。肿瘤基因组和表观基因组研究将有可能通过系统分析，绘制出肿瘤发生发展不同阶段中特异的表观遗传变异和基因序列突变图谱，为全面揭示肿瘤发生发展的机制，为发现肿瘤新的早期分子标志物及其早期诊断和预防提供新的思路。而且，由于表观遗传变异具有潜在的可逆性，因此利用小分子药物干预DNA甲基化和组蛋白修饰酶等改变细胞表观遗传修饰也已成为肿瘤治疗的重要方向。

第三节 肿瘤侵袭与转移

局部侵袭和远处转移是恶性肿瘤细胞的重要生物学特性，也是肿瘤病人死亡的主要原因。因此恶性肿瘤侵袭和转移的机制、干预和防治措施已成为肿瘤研究的热点之一。侵袭(invasion)是指恶性肿瘤细胞侵犯和破坏周围正常组织的生长方式，是恶性肿瘤细胞转移的基础。转移(metastasis)是指恶性肿瘤细胞脱离原发部位，侵入淋巴管、血管或体腔等，迁移到远处特定组织器官中继续增殖生长，并形成与原发肿瘤性质相同的转移瘤的全过程。肿瘤侵袭和转移的机制涉及原发肿瘤细胞的生长增殖、肿瘤转移相关基因激活和/或转移抑制基因失活、转移性细胞亚群转移表型的产生、肿瘤细胞之间及其与周围细胞和基质的相互作用、细胞运动、肿瘤血管新生、靶组织器官环境以及机体免疫状况等因素。近年，肿瘤干细胞、上皮与间质转化以及肿瘤与微环境相互关系在转移性恶性肿瘤细胞的来源及其侵袭和转移过程中的作用日益受到重视。

一、肿瘤侵袭与转移的基本过程

肿瘤侵袭和转移由一系列复杂而连续的步骤所组成，涉及肿瘤自身与宿主之间错综复杂的关系，受到多种因素及相关基因的调控。侵袭与转移的基本过程以上皮来源的恶性肿瘤（癌）为例包括癌细胞脱离原发灶、穿过基底膜和间质侵袭局部组织、进入淋巴管或血管转移、在远处器官组织生长形成转移癌（见图 4-3）。

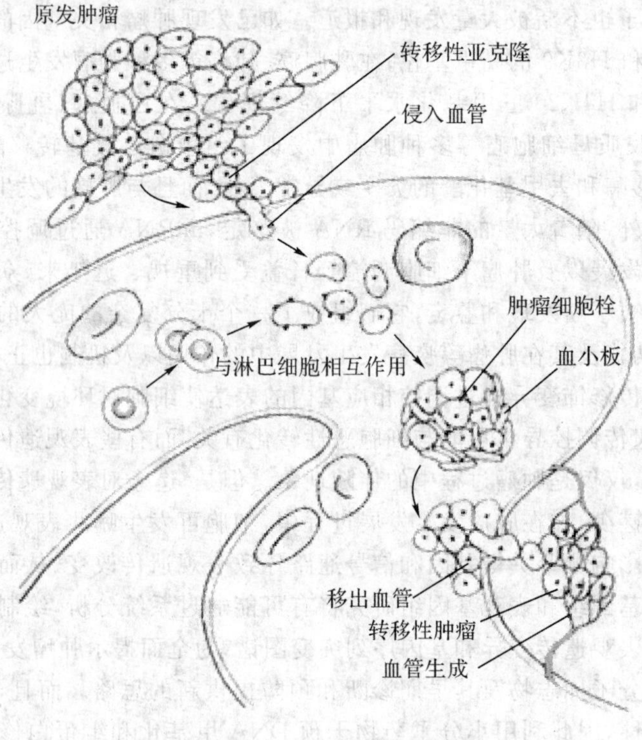

图 4-3 癌细胞转移

1. 癌细胞之间的粘附力减弱而分离

正常上皮细胞之间通过各种细胞粘附因子（CAMs），如上皮钙粘素（E-cadherin）彼此粘附在一起。上皮钙粘素的粘附作用通过胞膜内的 β-catenin 与细胞骨架连接。癌细胞表面的上皮钙粘素表达下调或 *β-catenin* 基因突变可导致癌细胞之间的粘附力减弱而分离。

2. 癌细胞与基底膜或间质结缔组织紧密附着

正常上皮细胞与基底膜的附着是通过上皮细胞膜表面的粘附分子如整合素（integrin）

作为受体,与基底膜上的配体如层粘蛋白(laminin)的结合来实现的。癌细胞表面多种整合素表达升高,作为 laminin 和细胞外基质(ECM)受体,促进癌细胞与基底膜或基质成分的粘附。

3.癌细胞降解基底膜或间质结缔组织

癌细胞可直接分泌多种蛋白酶,如基质金属蛋白酶(MMPs)等,溶解细胞外基质成分,还可以诱导宿主细胞(如成纤维细胞和巨噬细胞)产生蛋白酶,使 ECM 溶解。

4.癌细胞通过被降解的基底膜移动

癌细胞可产生自分泌移动因子(AMF)介导癌细胞移动。基质成分的降解产物对癌细胞有化学趋化作用,并可释放 VEGF 促进血管形成等。癌细胞穿过基底膜后,进一步降解间质结缔组织,在间质中移动;当其到达毛细血管后,重复上述方式穿过血管壁进入血管。

5.癌细胞经淋巴或血行转移和形成转移癌

血行转移的癌细胞与远处靶器官组织的血管内皮细胞粘附,通过前述机制穿过血管内皮和基底膜,在靶组织形成新的转移灶。癌细胞转移的靶器官不仅与原发灶的解剖学定位和血流方向有关,还与靶器官血管内皮细胞上的配体与血流中癌细胞表面的粘附分子特异性结合、靶器官释放某些吸引癌细胞的化学趋化物质有关。转移癌的形成还与靶器官环境如新生血管生成和间质支持等因素有关。

二、肿瘤侵袭与转移相关重要分子及其作用机制

1.细胞粘附分子

细胞粘附分子(cell adhesion molecules,CAMs)是指由细胞合成并分布于细胞表面或分泌至细胞外基质(extracellular matrix,ECM)、可介导细胞之间以及细胞与 ECM 之间选择性粘附的一类蛋白分子。它们大都属于跨膜糖蛋白家族,在机体胚胎发育、炎症反应及免疫应答、凝血和维持组织结构完整等方面起重要作用。肿瘤转移过程中存在 CAMs 及其介导的粘附行为的改变。

(1)钙粘素

钙粘素(cadherins)是一类介导细胞之间粘附的钙依赖性粘附分子,已经发现 30 余种,分布于不同的组织。不同钙粘素通过不同的连接蛋白质与不同的细胞骨架成分相连。其中,上皮钙粘素(E-cadherin)主要分布于各种上皮组织。E-cadherin 低表达导致癌细胞易从瘤块脱落,是多种上皮恶性肿瘤如乳腺癌、头颈部鳞癌和妇科肿瘤等发生淋巴结转移的重要原因之一。此外,E-cadherin 参与细胞分化以及上皮-间质转化过程。

(2)整合素

整合素(integrins)是一类具有二价阳离子依赖性的细胞粘附分子。整合素通常由 α、β 亚基结合形成异源二聚体。其配体可以是多种 ECM 成分,包括 Ⅰ 型和 Ⅳ 型胶原(collagens)、层粘蛋白(laminin,Ln)、纤维连接蛋白(fibronectin,Fn)等。整合素与配体上特异氨基酸序列结合后,可通过细胞内蛋白激酶 C(PKC)、粘着斑激酶(FAK)、细胞骨架蛋白等传

递信号影响细胞运动。整合素的表达水平和亚基组成随肿瘤类型、肿瘤转移的不同阶段而改变,引起细胞间及细胞与ECM间选择性粘附的变化,与肿瘤的侵袭和转移过程密切相关。

(3)免疫球蛋白超家族

免疫球蛋白超家族(Ig-superfamily,Ig-SF)是一类在细胞外结构中含有免疫球蛋白样结构域的同源分子。如I型血管细胞粘附分子(VCAM-1)、I型细胞间粘附分子(ICAM-1)、癌胚抗原(CEA)以及抑癌蛋白DCC等,通过参与细胞间粘附反应、与多种类型恶性肿瘤的转移有关。

(4)选择素

选择素(selectins)是一类以唾液酸化的路易斯寡糖(Sialyl-Lewis)或类似结构的分子为识别配体的粘附分子。根据发现选择素的细胞种类不同,可分为L(白细胞)、P(血小板)和E(内皮细胞)选择素三类。它们均具有一个独特的类似凝集素样的细胞外结构,用以识别相应的寡糖基团,主要参与细胞间选择性识别和粘附,并在肿瘤转移、炎症反应、血栓形成及其他疾病中起重要作用。肿瘤细胞表面经常存在寡糖基团的过度表达,与特异的选择素结合后可介导肿瘤细胞与白细胞、血小板及血管内皮间的粘附,促进肿瘤的转移,并可能与肿瘤转移的器官选择性有关。

(5)CD44

CD44是一类分布在血液细胞和上皮细胞的跨膜糖蛋白分子,是ECM中的透明质酸及其他一些糖蛋白在细胞膜上的受体,主要参与细胞之间以及细胞与ECM之间的特异性粘附过程。已发现10多种CD44分子。不同类型CD44分子可促进不同类型肿瘤细胞与其他细胞及ECM的粘附而在肿瘤侵袭和转移中起着重要作用。

2.细胞外基质降解酶类

细胞外基质(ECM)包括基底膜和间隙基质,主要包括胶原、非胶原糖蛋白(noncollagenous glycoproteins)、氨基聚糖(glycosaminoglycan,GAG)、蛋白聚糖(proteoglycan)以及弹性蛋白(elastin)等大分子,共同构成了阻碍细胞移动的天然屏障。恶性肿瘤细胞可分泌或诱导其他细胞分泌各种蛋白水解酶,如基质金属蛋白酶、纤维蛋白溶酶及其酶原活化因子、弹力蛋白酶以及组织蛋白酶等,降解ECM屏障、促进肿瘤细胞的移动。

(1)基质金属蛋白酶类

基质金属蛋白酶类(matrix metallo proteinases,MMPs)是一类依赖于金属离子的具有高度同源性的蛋白水解酶。已发现的该家族成员达20多种,它们具有以下共同特点:1)以无活性的酶原形式存在,经有限蛋白水解后激活;2)酶活性部位含有一个Zn^{2+}离子;3)酶活性可被特异性金属蛋白酶组织抑制物(TIMPs)所抑制。根据降解底物的不同,可将MMPs分为胶原酶、明胶酶、基质溶解酶以及膜类基质金属蛋白酶等四大类。各种MMPs在不同肿瘤的分布不同,如食管癌和胰腺癌主要含有MMP1、MMP2和MMP3,MMP-9在胃癌及肠癌等很多恶性肿瘤中均高表达。

金属蛋白酶组织抑制物(tissue inhibitor of metalloproteinases, TIMPs)能抑制MMPs活性。已发现四种TIMPs(TIMP1-TIMP4),能抑制不同类型的MMPs。因TIMPs具有明显的抑制肿瘤转移作用,其基因被认为是肿瘤转移抑制基因。

(2)纤维蛋白溶酶与纤维蛋白溶酶原激活因子

纤维蛋白溶酶原激活因子(plasminogen activator,PA)能催化纤维蛋白溶酶原转变为纤维蛋白溶酶(plasmin),后者除能引起血凝块溶解外,还可降解 ECM 中的层黏蛋白、纤维连接蛋白及蛋白多糖等,但不降解胶原和弹力蛋白。PA 可分为组织型(tPA)和尿激酶型(uPA)两种,属于特异性的丝氨酸蛋白酶。tPA 可促使肿瘤细胞降解 ECM。在癌细胞浸润前沿有较高的 uPA 表达,uPA 通过参与细胞分化、血管形成、细胞粘附和迁移、ECM 降解以及组织重建等促进肿瘤的转移,在肿瘤转移中比 tPA 具有更为重要作用。

PA 的特异性抑制物(plasminogen activator inhibitor,PAI)是丝氨酸蛋白酶抑制物家族成员,有多种剪辑转录变异体,可抑制 tPA 和 uPA 活性,从而抑制纤维蛋白溶解。不同 PAI 在各种肿瘤类型中的意义不同。

3. 细胞运动因子

细胞运动能力是影响肿瘤转移的重要因素之一,目前已经发现很多因子可影响细胞的运动能力,如生长因子及其受体、ECM 成分等。肿瘤细胞本身能分泌一种刺激自身运动的促进因子,称为自分泌运动因子(autocrine motility factor,AMF)。AMF 与细胞膜上的相应受体结合后可激活 G 蛋白,促进肿瘤细胞的运动。AMF 家族的另一成员 autotaxin (ATX)也是通过 G 蛋白偶联的细胞膜受体介导,对细胞运动和血管生成起调节作用。肿瘤细胞除能自行分泌促生长和运动的因子外,还能刺激宿主细胞分泌生长因子,促进肿瘤细胞的移动。趋化因子及其受体在肿瘤转移方面也起着重要的作用。此外,许多细胞粘附分子都与细胞骨架蛋白相连,除影响细胞形态外对细胞运动也有重要作用。

4. 蛋白激酶系统

(1)Rho GTP 酶

Rho GTP 酶是 ras 超家族成员之一,具有 GTP 酶活性,为肌动蛋白细胞骨架的重要调节因子。Rho GTP 酶作为许多细胞膜受体包括 G 蛋白偶联受体、酪氨酸激酶受体、细胞因子受体和粘附分子受体下游的重要信号转导分子,通过转换于与 GTP 结合的活化状态和与 GDP 结合的非活化状态之间,将细胞外信号转导至细胞内。如 Rho GTP 酶可通过激活 Rho 相关激酶(Rho-associated kinase,ROCK),进而影响下游分子的磷酸化以及细胞骨架重塑,促进细胞头部伪足的延伸、新的粘附建立、细胞尾部收缩等过程调控细胞迁移。已发现 Rho GTP 酶在肝、卵巢以及胃肠道恶性肿瘤中的高表达。

(2)粘着斑激酶

粘着斑激酶(focal adhesion kinase,FAK)是一种非受体蛋白酪氨酸激酶,在细胞间及细胞与细胞外基质粘附中起关键作用,参与多种信号途径,与胚胎发育、细胞生存、周期调控、细胞侵袭转移以及血管生成等密切相关。FAK 在许多癌组织表达增强,包括肺癌、鳞状细胞喉癌、结肠癌、乳腺癌、卵巢癌、前列腺癌等,在癌细胞的浸润和转移过程中起重要作用。

5. 肿瘤转移促进基因与抑制基因

癌基因与抑癌基因不仅在肿瘤发生中起作用,某些癌基因与抑癌基因产物,如 *Ras*、*MEK*1 等癌基因产物还可通过不同途径间接参与调节肿瘤侵袭和转移的复杂过程。此外,目前一般认为细胞内还存在肿瘤转移促进基因与肿瘤转移抑制基因。但此系统是否也存在像癌基因与抑癌基因那样一种激活与灭活的调控机制尚不十分清楚，仅举例如下。

(1)肿瘤转移促进基因

此类基因产物可在肿瘤转移的不同环节发挥作用。1)*Mts*1(metastasin 1)基因产物S100 A4是Ca^{2+}结合蛋白S100家族成员，通过与肌球蛋白相互作用，影响细胞骨架动力，抑制蛋白激酶C(PKC)，以及调节MMP和上皮钙粘素表达等环节，参与细胞异常增生、细胞间粘附力下降、细胞运动、肿瘤侵袭转移以及新生血管生长等肿瘤发生发展过程。已发现S100 A4在许多恶性肿瘤中有高表达，其基因的染色体重排和表达改变被证明与恶性肿瘤的侵袭和转移密切相关。2)Tiam-1(T-cell lymphoma invasion and metastasis 1)蛋白是GDP-GTP转换因子，可促进Rho样GTP酶家族成员的GDP-GTP转换而激活它们，进而影响下游通路和效应分子促进细胞骨架活性和细胞运动。肿瘤细胞中Tiam-1的表达水平与其侵袭转移能力一致。

(2)肿瘤转移抑制基因

此类基因产物能抑制肿瘤的转移。1)*nm*23(non-metastatic clone 23)基因是从小鼠黑色素瘤细胞中分离得到的肿瘤转移抑制基因，产物是NDPK(nucleoside diphosphate kinase)。迄今发现的人类*nm*23基因家族成员有9个，其中*nm*23-*H*1*A*、*nm*23-*H*1*B*、*nm*23-*H*2与肿瘤发生发展和转移有关，在部分肿瘤中发现了这些基因表达下调、等位基因缺失和基因突变等，如nm23-H1在乳腺癌、卵巢癌、结直肠癌、胃癌和肝癌中的低表达。2)*KAI*1基因是作为前列腺癌的特异性转移抑制基因被发现的，其产物属于4次跨膜蛋白超家族成员，与整合素、上皮钙粘素等连接，在细胞粘附、细胞运动以及侵袭和转移过程中发挥作用。*KAI*1基因的表达下调或缺失与多种肿瘤的低分化和转移呈负相关。p53蛋白能直接激活*KAI*1基因转录，这两个蛋白表达缺失的前列腺癌病人生存率极低。

三、上皮—间质转化

1.上皮—间质转化的概念

上皮—间质转化(Epithelial-mesenchymal transition，EMT)是指上皮细胞通过特定程序转化为具有间质表型细胞的生物学过程。根据EMT发生的背景、生物学行为及标志物的不同，在2007年举行的国际EMT会议和2008年冷泉港实验室会议上，将EMT分为3类。其中与胚胎植入、发育和器官形成相关的EMT称为1型EMT；与损伤修复、组织再生、器官纤维化相关的EMT被定义为2型EMT；3型EMT是上皮细胞来源的恶性肿瘤细胞获得迁移和侵袭能力的重要生物学过程。在EMT过程中，上皮细胞失去了细胞极性等上皮表型，获得较高的迁移与侵袭、抗凋亡和衰老、降解细胞外基质能力等间质表型。有研究发现EMT过程可以使肿瘤细胞具有干细胞性质，并与肿瘤耐药性产生有关。

EMT是一个可逆的过程。原发性上皮肿瘤细胞通过EMT转化为具有间质表型的恶性肿瘤细胞，获得迁移能力，随血流等转移至靶器官；在新的微环境调控下，又通过间质—上皮转化(mesenchymal epithelial transition，MET)成为具有上皮表型的恶性肿瘤细胞，并不断分裂增殖，在种植部位通过横向分化最终形成与原发灶形态结构相似的转移癌。

2. 上皮—间质转化的机制及其与肿瘤侵袭和转移的关系

EMT 是上皮癌细胞获得转移能力的初始步骤。EMT 过程中，上皮细胞发生形态和功能改变，迁移和运动能力增强，原位癌细胞突破基底膜，发生局部浸润和远处转移。在此过程中，上皮细胞的极性丧失，与周围细胞和基质的接触减少，细胞间的紧密连接、锚定连接、桥粒和细胞角蛋白中间丝消失，胞内肌动蛋白微丝构成的细胞骨架应力纤维重新组合，并出现丝状伪足和层状伪足；同时细胞表型发生改变，上皮表型如角蛋白丝、E 钙黏素逐渐丧失，而获得了间质表型如波形蛋白、纤维连接蛋白、N 钙黏素的表达等。EMT 发生的分子机制非常复杂。已知多种分子参与了 EMT 的发生，如 E 钙黏素的表达水平与 EMT 的发生以及肿瘤的侵袭能力呈负相关。染色体丢失、基因突变或启动子甲基化都可以使得 E 钙黏素的水平下降。一些转录因子如 SNAI1/2、SIPI、SLUG、ZEB1/2、TWIST、FOXC2 等通过直接或间接调控 E 钙黏素等 EMT 相关基因的表达而调节 EMT 过程。而多种生长因子如上皮细胞生长因子(EGF)、转化生长因子(TGF-β)、胰岛素样生长因子(IGF)、成纤维细胞生长因子(FGF)、肝细胞生长因子(HGF)等，可通过细胞内的 TGF-β、Wnt、Hedgehog、Notch、NFκB、Ras、Src、Rho 以及 PI3K 等信号途径调控不同转录因子，从而调节 EMT 相关基因的表达，最终促使 EMT 发生。近来发现 miRNA、DNA 甲基化以及组蛋白修饰等表观遗传机制对肿瘤细胞 EMT 也具有重要的调控作用。如在 EMT 过程中，包括 E 钙黏素在内的多种基因的启动子甲基化发生改变，miRNAs 可通过 TGF-β 途径影响 EMT 而影响肿瘤转移。此外，EMT 也受肿瘤微环境中间质细胞分泌因子的调节。

由于 EMT 在肿瘤转移中的作用以及与肿瘤干细胞的相关性，阐明调控肿瘤细胞 EMT 的分子机制、明确其在恶性肿瘤的发生发展和转移中的作用、鉴定调控 EMT 的关键分子及标记物、研究其与肿瘤干细胞的关系以及开发靶向 EMT 关键分子的治疗手段等受到了高度的关注。

四、肿瘤血管生成

肿瘤血管生成(tumor angiogenesis)是肿瘤组织获得氧气和营养物质的基础，为肿瘤细胞生长所必需，也是肿瘤细胞向远处转移的必备条件之一。Hanahan 等于 1996 年提出了血管生成的开关平衡假说，即肿瘤的血管新生受到来自宿主细胞和肿瘤细胞本身分泌的血管生成促进因子和血管生成抑制因子的正反调节。目前研究较多的血管生成促进因子有血管内皮生长因子(vascular endothelial growth factor，VEGF)、成纤维细胞生长因子(FGF)、血管生成素(angiopoietin)等，此外体内还有数十种内源性血管生成因子，包括某些癌基因和抑癌基因产物都不同程度地参与了促血管生成过程。VEGF 刺激血管内皮细胞增生，进而在肿瘤组织中形成新生血管；转移瘤在其新的定居部位也必须启动血管新生，否则将无法生存。重要的血管新生抑制因子有血管生长抑制素(angiostatin)和内皮生长抑制素(endostatin)等。随着对肿瘤血管新生分子机制的深入研究，特别是明确肿瘤血管与正常血管生成的差异，针对血管形成的某些因子及其关键步骤进行干预，切断肿瘤血供及其转移，将成为一个重要的抗肿瘤治疗策略。

第四节 肿瘤诊断与防治的病理生理学基础

根据肿瘤病因、肿瘤发生发展机制以及肿瘤发展多阶段性特点，积极预防肿瘤发生，并采取有效措施进行肿瘤的早期发现、早期诊断和早期治疗，是降低肿瘤发病率和提高生存率的重要保证。而近年来生物医学对肿瘤发病机制的深入研究，尤其是转化医学研究的快速发展，为此提供了基础。

一、肿瘤预防

肿瘤预防的首要策略是根据肿瘤致病因素和肿瘤流行病学调查发现，消除或减少各种可能的致癌因素，降低肿瘤发病率。如加强环境污染治理，控制职业暴露，改变个人不良生活方式，包括戒烟、控制饮酒、健康饮食以及参加体育运动等。近年来开展的免疫预防和化学预防可望为肿瘤预防开拓新的领域。前者即通过疫苗接种预防，如进行乙型肝炎疫苗大规模人群接种预防肝癌；后者是指使用天然或合成的化学预防剂防止肿瘤发生或阻抑其发展，此类药物主要通过抑制或阻断致癌物吸收、形成和作用，或通过其抗突变、抗增殖和抗氧化等机制发挥作用。其次，恶性肿瘤的早期发现和早期诊断，如对高发区以及高危人群定期开展检查，并对发现的癌前病变进行及时治疗，也是临床前肿瘤预防的重要措施。

二、肿瘤诊断

肿瘤的早期发现和早期诊断是肿瘤诊治的关键，包括确定肿瘤部位、发生组织、肿瘤性质、恶性程度和分期等，以指导临床选用合理的治疗方案。肿瘤诊断包括临床诊断、影像学和内镜诊断、实验室诊断、病理学诊断以及肿瘤分期诊断。其中，肿瘤的实验室和病理学诊断是肿瘤诊断的重要依据，而可靠、特异和灵敏的肿瘤标志物是肿瘤实验室和病理学诊断的基础。

肿瘤标志物(tumor marker)是指可反映肿瘤发生发展的，由肿瘤细胞产生存在于肿瘤组织或分泌至血液等体液中，或是由宿主细胞对肿瘤反应的产物，包括抗原、酶、激素、抗体以及基因改变等，这些蛋白和核酸水平的异常产物可应用分子生物学、生化、免疫、以及病理学等技术检测，用于：1)筛查和鉴定个体罹患肿瘤风险、进行肿瘤早期检查；2)临床辅助诊断肿瘤、进行肿瘤分子分型；3)跟踪肿瘤临床过程、进行疗效评估和预后判断等。但迄今临床还缺乏高度特异性的肿瘤标志物，大多数肿瘤标志物在肿瘤和正常组织之间并无质的差异而仅为量的差别，而且某些非恶性疾病也可产生肿瘤标志物。近年来，随着肿瘤发生发展机制的不断阐明，各种“组学”包括基因组学和蛋白组学技术的高速发展，并结合生物信息学和系统生物学进行全面分析，为大量发掘新的敏感和特异的肿瘤标志物和抗肿瘤药物靶点带来了希望。目前常见的肿瘤标志物举例如下(见表4-5)。

表 4-5 肿瘤标志物举例

肿瘤标志物名称	常见相关肿瘤
抗原	
甲胎蛋白(α-fetoprotein,AFP)	肝细胞癌、生殖细胞癌等
癌胚抗原(Carcinoembryonic antigen, CEA)	结直肠、肝、胰腺、乳腺、卵巢、肺、胃等肿瘤
CA125	卵巢、子宫、宫颈、胰腺癌等
CA153	乳腺癌
CA27-29	乳腺癌
CA199	胰腺癌、肝胆和胃肠癌
前列腺特异性抗原(prostate specific antigen,PSA)	前列腺癌
结蛋白(Desmin)	软组织肌源性肿瘤
HMB-45	黑色素瘤
酶	
神经元特异性烯醇酶(neuron-specific enolase)	神经母细胞瘤,小细胞肺癌
α-L-岩藻糖苷酶(α-L-fucosidase,AFU)	肝癌等
前列腺酸性磷酸酶(prostatic acid phosphatase)	前列腺癌,白血病,非霍奇金淋巴瘤
激素	
人绒毛膜促性腺激素(Human chorionic gonadotropin, HCG)	葡萄胎、绒癌、睾丸癌、卵巢癌、乳腺癌等
降钙素(Calcitonin)	甲状腺髓样癌等

(1)胚胎抗原

甲胎蛋白(α-fetoprotein,AFP)是胎儿肝脏合成的一种胚胎蛋白,出生后消失,但当肝细胞恶变后又可重新合成。血清 AFP 升高与原发性肝癌密切相关,但须排除慢性肝炎、肝硬化、生殖细胞癌以及怀孕等。癌胚抗原(carcinoembryonic antigen,CEA)是胎儿胃肠道产生的正常成分,血清 CEA 升高可见于结直肠癌、肺癌、大肠癌、胰腺癌、胃癌以及乳腺癌等。

(2)糖类抗原

细胞癌变时细胞表面糖链抗原凋落,可应用相应抗体检测血中这些抗原含量的变化,作为肿瘤辅助诊断。但糖链抗原不是肿瘤组织所特有的,其特异性不强。常用的糖类抗原(carbohydrate antigen, CA)系列有 CA125(卵巢癌)、CA153(乳腺癌)、CA27-29(乳腺癌)、CA199(胰腺、肠癌)、CA242(胰腺癌和结直肠癌)以及 CA724(胃癌)等十余种。例如 CA125 是卵巢癌、输卵管癌、肺癌、胰腺癌以及子宫内膜异位症等所表达的一种糖蛋白抗原,主要用于卵巢癌等的早期诊断、治疗和复发监测。

(3)组织特异性抗原

前列腺特异性抗原(prostate specific antigen,PSA)是由前列腺产生的一种酶,但非肿瘤特异性抗原。前列腺癌常伴有血清 PSA 增高。

(4)酶类

神经元特异性烯醇化酶(neuron specific enolase,NSE)是神经母细胞瘤的特异性标志物,也是小细胞肺癌的肿瘤标志物。α-L-岩藻糖苷酶(α-L-fucosidase,AFU)在原发性肝癌患者血清中升高。前列腺酸性磷酸酶(prostatic acid phosphatase)与前列腺癌、白血病、非霍奇金淋巴瘤等相关。其他如碱性磷酸酶、乳酸脱氢酶在某些肿瘤诊断中有一定参考价值。

(5)激素

内分泌器官肿瘤可出现激素分泌增加,出现内分泌—肿瘤综合征。如垂体肿瘤致生长激素过高,胰岛细胞瘤有胰岛素分泌过多。人绒毛膜促性腺激素(human chorionic gonadotropin, HCG)应用于绒毛膜上皮癌等的诊断。

(6)其他蛋白质抗原

其他如鳞状上皮癌相关抗原(SCC-Ag)(子宫颈癌、肺癌、头颈部癌以及食管癌等鳞癌)、细胞角蛋白19片段(CYFRA21-1)(鳞状上皮细胞癌、肺鳞癌、宫颈癌以及食管癌)、组织多肽抗原(TPA)(鉴别诊断胆管癌和肝细胞癌)、HMB-45(恶性黑色素瘤)、铁蛋白(肝癌、胆管癌和肺癌等),β_2 微球蛋白(单核细胞和淋巴细胞白血病、淋巴瘤和骨髓瘤等)以及本—周蛋白(多发性骨髓瘤和慢性淋巴细胞白血病)等也可作为肿瘤的辅助诊断。

(7)血清抗体

血清抗体如EB病毒壳抗原-IgA(EB VCA-IgA)、EB病毒核抗原-IgA(EB NA-IgA)以及EB病毒DNA酶抗体等对于鼻咽癌诊断具有参考价值。

(8)DNA和RNA类

如可根据有无特定序列确定是否有癌变相关的特定基因存在、DNA序列特异性变异或特定的SNP等作基因诊断,也可检测癌基因mRNA产物、miRNA或病毒DNA和RNA作为肿瘤诊断或监测的参考依据。

三、肿瘤治疗

良性肿瘤及临界性肿瘤以手术彻底切除为主。恶性肿瘤为全身性疾病,常伴侵袭与转移,临床治疗应根据肿瘤性质、病期和全身状况等,局部治疗结合整体考虑,确定综合治疗方案。恶性肿瘤的常规治疗主要包括手术切除、化学治疗和放射治疗三种手段。此外,正在发展的肿瘤治疗手段包括生物治疗、基因治疗、免疫治疗和干细胞治疗等。近年来,随着对肿瘤生物学和发病学研究的深入,基于肿瘤发生发展分子机制的靶向治疗,以及根据病人和肿瘤特征选择预防和治疗方案的个体化医学得到迅猛发展。

1.肿瘤的常规治疗

(1)外科治疗

早期发现、早期诊断,当肿瘤还处于局部范围之际予以彻底手术切除,是实体瘤的首选治疗方法。手术还可以为肿瘤组织学检查和病理分析提供组织来源。但绝大多数恶性肿瘤是全身性疾病,常伴有转移。临床确诊时,许多病人可能已存在亚临床转移。临床应局部结合整体考虑进行综合治疗。

(2)化学治疗

近几十年来,肿瘤的化学治疗有了迅速发展,成为肿瘤治疗的主要手段之一。临床应根据肿瘤化疗适应症来确定化疗药物的使用,根据不同的肿瘤化疗分别可以作为首选、长期缓解或配合手术和放疗的治疗手段。化疗药物的主要作用机制包括干扰核酸合成、影响DNA结构与功能、干扰转录和阻止RNA合成、干扰蛋白质合成和功能以及影响激素平衡等。然而,迄今常见的恶性肿瘤尤其是实体瘤的化疗仍未取得满意的疗效。主要存在两个问题:1)抗肿瘤化疗药物的毒性反应,即目前传统化疗药物的细胞毒效应对肿瘤细胞选择性不强,往往同时造成正常组织细胞不同程度的损伤;2)肿瘤细胞产生耐药性,这是肿瘤化疗失败的重要原因。因此,新型抗肿瘤药物的研究十分迫切。

(3)放射治疗

目前约三分之二的肿瘤病人在病程不同时期因不同目的接受放射治疗。放疗可以引起肿瘤细胞的凋亡和坏死。肿瘤细胞因基因及其产物表达水平不同而有不同的放射敏感性。如何提高肿瘤的放疗敏感性一直是放疗治疗肿瘤的热点和难点。放射对生长旺盛的细胞毒性最强,其细胞毒性作用是通过对细胞内化合物的解离作用产生活性物质的间接后果,主要介导者是氧自由基。放疗也杀伤分裂旺盛的正常细胞,如发囊、消化道上皮及造血细胞等,造成严重的副作用。

2.肿瘤分子靶向治疗

肿瘤分子靶向治疗(targeted molecular therapy)是指以肿瘤相关的特异分子作为靶点,使用小分子化合物、单克隆抗体、多肽等作为药物,特异性地抑制肿瘤的生长发展。与肿瘤发生发展机制相关的各个环节,如与细胞生长调控相关的癌基因及抑癌基因、生长因子及其受体、蛋白激酶、信号转导分子、血管生成调控因子、端粒及端粒酶以及肿瘤侵袭和转移相关分子等已成为抗肿瘤药物研究的重要靶点。单克隆抗体类药物,如贺赛汀(herceptin)通过阻断在多种肿瘤中过表达的表皮生长因子受体(EGFR)而抑制肿瘤生长,已用于乳腺癌治疗;阿瓦斯丁(Bevacizumab,Avastin)是结合 VEGF 的单克隆抗体,阻断它和内皮细胞上的受体结合、抑制血管新生而抑制肿瘤生长与转移,已用于治疗转移性结肠癌、转移性肾细胞癌以及转移性乳腺癌等。小分子化合物,如格列卫(glivec)能特异地抑制癌基因 Bcr-Abl 编码的异常的酪氨酸激酶活性,从而阻断慢性粒细胞性白血病(CML)的肿瘤细胞生长信号。其他分子靶向药物还有各种肿瘤信号通路抑制剂、肿瘤细胞诱导分化剂、肿瘤细胞凋亡诱导剂、抗肿瘤侵袭和转移药、抗血管新生药物、表观遗传修饰调节剂以及肿瘤耐药逆转剂等。与传统的细胞毒性药物相比,分子靶向药物具有较明确的作用靶点,毒副反应低、耐受性好。将来随着对肿瘤发病机制研究的深入,更多特异性、更有效的抗肿瘤药物分子靶点及其靶向新药将被发现。

3.肿瘤与个体化医学

个体化医学(personalized medicine)是指根据病人基因型、基因表型或其他临床信息来定义疾病的亚型、选择治疗方案或进行预防性检测和治疗的一门学科。近十几年来,随着人类基因组计划的完成,生物医学在各种组学(如基因组学、蛋白组学和代谢组学)领域取得的成果不断从实验室走向临床,指导临床诊断和治疗,促进了个体化医学的迅猛发展。

恶性肿瘤具有高度异质性,不同肿瘤,或即使是同一种肿瘤,其致病因素、体内改变的基因或其他改变以及病人的遗传背景都可以不同,因此对不同恶性肿瘤病人进行个体化医疗对于提高肿瘤疗效、降低药物毒性具有重要意义。目前,肿瘤个体化医学研究主要集中于肿瘤易感性预测、分子分型诊断和预后标志物筛选,以及药效标志物筛选和患者特异性毒性预测等。该领域所取得的进展不仅得益于肿瘤遗传学等学科的发展,而且许多靶向治疗药物的临床应用或试验也起到了重要的推动作用。如应用美国 FDA 批准的通过检测 *EGFR* 突变预测酪氨酸激酶抑制剂敏感性的试剂盒,根据 *EGFR* 突变来选择特罗凯(Erlonat)或易瑞沙(Geftinat)等酪氨酸激酶抑制剂来治疗非小细胞肺癌。

（邵吉民）

参考文献

[1]王迪浔，金惠铭．人体病理生理学(第3版)．北京：人民卫生出版社，2008

[2]李桂源，吴伟康，欧阳静萍．病理生理学(第2版)．北京：人民卫生出版社，2010

[3]Hannon R A，Pooler C，Porth C M，et al. Porth Pathophysiology：Concepts of Altered Health States. Canada：Wolters Kluwer /Lippincott Williams & Wilkins，2010

[4]Thiery J P，Acloque H，Huang R Y，et al. Epithelial-Mesenchymal Transitions in Development and Disease. Cell，2009，139：871-890

[5]Bernstein B E，Stamatoyannopoulos J A，Costello J F，et al. The NIH Roadmap Epigenomics Mapping Consortium. Nat Biotechnol，2010，28：1045-1048

[6]Bomken S，Fiser K，Heidenreich O，et al. Understanding the Cancer Stem Cell. Br J Cancer，2010，103：439-445

[7]Weinberg R A，Chaffer C L. A Perspective on Cancer Cell Metastasis. Science，2011，331(6024)：1559-1564

第五章　代谢综合征

代谢综合征(Metabolic syndrome,MS)是一组由遗传因素与环境因素共同决定的,以多种代谢异常发生在同一个体为特点的综合征。随着膳食结构和生活方式的改变,代谢综合征呈逐年上升的趋势。

事实上,代谢综合征作为一组综合征,被人们认识不到100年。1923年Kylin发现心血管疾病患者常集高血压、肥胖和高尿酸血症于一身。20世纪40年代末50年代初,Vague等对肥胖的性别差异和肥胖带来的后果进行了比较,发现腹型肥胖患者通常更容易出现代谢异常,并极易发生心血管疾病和糖尿病。1988年美国著名内分泌专家Reaven发现肥胖、2型糖尿病、糖耐量异常、高血压、高甘油三脂血症等临床疾病的聚集并非偶然,并提出胰岛素抵抗可能是发生糖尿病的重要因素。同时将胰岛素抵抗、高胰岛素血症、糖耐量异常、高甘油三脂血症和高血压统称为"X-综合征"。1991年又有人将这组代谢性心血管疾病症候群命名为"胰岛素抵抗综合征"。鉴于该综合征与多种代谢异常有关,1997年Zimmet等主张将其命名为"代谢综合征"。1998年世界卫生组织(WHO)的一个专家委员会专门对该综合征进行了研讨,正式认同了这一命名,并将其列入"国际疾病分类"。

1999年,WHO首次对代谢综合征进行工作定义,随后的几年美国国家胆固醇教育计划成人治疗指南Ⅲ(NCEP ATP Ⅲ)、欧洲胰岛素抵抗工作组(EGIR)和美国临床内分泌医师学会(AACE)等基于不同的出发点和适用目标,对代谢综合征作出了不同的定义。为了便于临床应用和研究,2005年4月,国际糖尿病联盟(IDF)在综合了来自世界六大洲的糖尿病学、心血管病学、血脂学、公共卫生、流行病学、遗传学、营养和代谢病学专家意见的基础上,颁布了新的代谢综合征工作定义。这是国际学术界第一个代谢综合征的全球统一定义。

IDF代谢综合征诊断标准强调以中心性肥胖为基本条件,腰围作为判断中心性肥胖的重要指标(男性腰围:欧洲≥94 cm,南美和中国≥90 cm;女性腰围:欧洲≥80 cm,南美和中国≥80 cm)。

中心性肥胖(腹型肥胖)患者如果合并以下4项指标中的任意2项,即可诊断为代谢综合征:

(1)甘油三脂> 1.7 mmol/L,或已接受相应治疗;

(2)高密度脂蛋白胆固醇(HDL-C)水平降低:男性<1.03 mmol/L,女性<1.29 mmol/L,或已接受相应治疗;

(3)血压升高:收缩压≥130 mmHg或舒张压≥85 mmHg,或已接受相应治疗或此前已诊断高血压;

(4)空腹血糖升高:空腹血糖≥5.6 mmol/L,或已接受相应治疗或此前已诊断2型糖尿病。

第一节　代谢综合征的病因和机制

一、代谢综合征的病因

研究发现，代谢综合征人群患心血管疾病、糖尿病、肿瘤的风险以及总死亡风险明显高于正常人群。但代谢综合征是一种可以预防的疾病，其预防策略很大程度上取决于对病因的认识。代谢综合征的病因复杂，不同人群的危险因素有很大差异，同时亦存在地区与文化差异。目前的研究表明，美国人群代谢综合征病因危险性的高低依次为：腹型肥胖及运动减少、血脂紊乱、高血压、血糖调节受损或胰岛素抵抗、低度炎症反应和前血栓状态，且最常见的代谢综合征病因组合为腹型肥胖、血脂紊乱和高血压。

1. 年龄因素

年龄增长是发生代谢综合征独立的危险因素。大量研究证实随着年龄的增加（尤其是40岁以后），代谢综合征的发病率显著增加。这可能是由于人体在40岁以后，机体逐渐走向衰老，细胞和组织器官的结构与功能、糖脂代谢能力下降，一些酶、激素等均呈现退行性改变，导致机体更易受到疾病的侵袭。

2. 基本危险因素

中心性肥胖是代谢综合征的一个重要特征，也是代谢综合征发病的始动因子。肥胖与糖尿病、高血压、动脉粥样硬化等多种疾病发病有关。肥胖对胰岛素作用的影响与脂肪分布有关，即躯干内脏型肥胖最为重要。此外，研究还发现脂肪分布与胰岛素抵抗的重要性不仅在于内脏性与非内脏性，而更重要的是脂肪在非脂肪细胞的异常沉积。伴随着脂肪沉积在肝脏、肌肉和胰岛组织，脂肪组织分泌大量活性信号分子如瘦素、脂联素、抵抗素、游离脂肪酸以及脂肪组织的活性巨噬细胞。大量研究显示，这些信号分子的改变与胰岛素抵抗、高血压、脂质异常、凝血纤溶异常的形成之间存在密切的相关性。

除肥胖外，代谢综合征患者还存在有一项或多项代谢异常（如血脂紊乱、糖代谢异常、高胰岛素血症等）。血脂紊乱在胰岛素抵抗和高胰岛素血症的发病中起着重要的作用，它不仅导致代谢综合征的发生，还增加发生心血管疾病的危险。高血压既是代谢综合征的特征之一，也是代谢综合征发病的重要危险因素之一。

3. 生活方式相关的危险因素

研究发现代谢综合征的发病与生活方式及饮食习惯等因素有着显著的相关性。如体力活动少、静坐，少动的生活方式可通过肥胖而产生胰岛素抵抗。而适当和积极地进行体力活动可改善胰岛素敏感性，同时也有利于其他危险因素的改善。进食高盐、高脂肪、高糖、高热量食物者也是代谢综合征发病的高危人群。饮酒对胰岛素敏感性具有双向调节作用，这与饮酒量的多少密切相关。研究表明重度肥胖者，轻中度饮酒（100 g/d）可降低2型糖尿病的发病趋势，改善胰岛素抵抗，减少心血管风险。这可能与葡萄酒中存在的抗氧化剂，或啤酒

中的叶酸和维生素 B_6 有关。吸烟被认为是导致胰岛素抵抗的独立危险因素，可增加发生代谢综合征的危险性。

4. 遗传因素

研究发现代谢综合征具有明显的家族集聚性。代谢综合征各成分的遗传度显示，中心性肥胖为 25%～40%，高血压为 50%，甘油三脂为 25%～40%，总胆固醇为 50%～60%，HDL-C 为 30%～55%。代谢综合征还具有明显的种族差异。印度人较西方人更容易发生代谢综合征，这可能与印度人的膳食因素、缺乏锻炼和低出生体重有关。墨西哥裔美国人代谢综合征患病率比美国白人高，而美国白人代谢综合征患病率又高于美国黑人。我国新疆维吾尔族的代谢综合征患病率也明显高于汉族。

5. 疾病因素

研究发现，患有 2 型糖尿病、睡眠呼吸障碍、非酒精性脂肪肝、多囊卵巢综合征、人类免疫缺陷病毒感染等疾病均可能成为代谢综合征发病的危险因素。

6. 其他因素

性别、文化程度、经济条件、劳动强度也是代谢综合征的危险因素。研究发现，男性代谢综合征发病率高于女性，文化程度低者发病率高于文化程度高者，经济收入高者发病率高于经济收入低者，劳动强度高者发病率低于劳动强度低者。代谢综合征危险因素还与情绪和性格有关。情绪压抑、性格易怒者代谢综合征的患病率显著增加，甚至工作压力和家庭压力都与代谢综合征的发病有着一定的关系。

二、代谢综合征的机制

由于代谢综合征的发生是遗传和环境因素等多种因素共同作用的结果，又是心血管和代谢危险因素的聚集，因此代谢综合征的病理生理机制十分复杂。

1. 内脏脂肪积聚是引起代谢综合征的关键因素

以往认为脂肪组织只是储存能量的器官，其作用可将富含能量的脂肪酸以甘油三酯形式储存。只有在饥饿等机体需要能量时，脂肪组织才变得活跃，有控制地释放脂肪酸和甘油供能。但是自从 1994 年肥胖基因表达产物瘦素（leptin）被发现后，全球掀起了对脂肪因子的研究热潮，随着众多脂肪因子的发现，脂肪组织旺盛的内分泌功能逐渐被认识，脂肪因子的功能不断被扩展。现已证实脂肪组织不仅是机体重要的内分泌器官，而且还是最大的内分泌器官。脂肪因子以旁、自分泌和远距分泌方式产生生物活性因子或因子样分子从脂肪组织释放后，可调节胰岛素敏感性、血压水平、内皮功能、纤溶活动及炎症反应等，参与多种重要病理生理过程。生理学这一重要的概念更新对生命科学及临床科学均将影响深远。

人体内的脂肪有皮下脂肪和内脏脂肪等脂肪组织。分布于不同部位的脂肪组织在糖、脂代谢及内分泌功能方面存在明显差异。糖代谢的差异在于，内脏脂肪组织与皮下脂肪组织相比，对胰岛素不敏感，糖利用率较低，并且更易分解造成血浆游离脂肪酸的升高，影响胰岛素的正常代谢过程，降低骨骼肌及肝脏对胰岛素的敏感性，增加肝脏内糖异生和葡萄糖的输出等，从而引起血糖升高。脂代谢的差异在于，内脏脂肪较皮下脂肪更易分解，脂肪组织在内脏的堆积是游离脂肪酸升高的主要原因。腹部内脏脂肪与皮下脂肪相比除了其代谢产物能直接通过门静脉与肝脏直接相连外，两个部位的脂肪组织在受体分布、受体后信号转导及脂代谢关键酶的表达及活性等方面也存在显著差异。此外，内分泌功能也存在差异，如内脏脂肪组织的脂联素和瘦素基因表达水平明显低于皮下脂肪，而纤溶酶原激活物抑制剂－1却明显高于皮下脂肪。总之，内脏脂肪组织的堆积更易造成胰岛素抵抗、糖利用障碍、脂肪分解增加。因此，目前一般认为，内脏脂肪积聚是代谢综合征发病的主要病理生理学基础。

虽然国内外研究一致认为内脏肥胖是导致代谢综合征的关键因素，有些患者虽然存在代谢异常但并不发生肥胖。而近年来许多研究表明，脂肪因子失衡在中心性肥胖和代谢综合征的病理过程中起着重要作用，因此我们认为，脂肪组织体积异常扩张和功能异常共同导致了代谢综合征的发生。

(1)脂肪组织体积异常

内脏脂肪细胞数量增加和细胞体积增大是引起肥胖的主要原因。脂肪细胞增殖和分化的增加可引起脂肪细胞数量增多，过多的脂肪积聚在脂肪细胞内导致脂肪细胞体积增大。正常人体内的脂肪细胞在婴儿出生后的第一年内增殖最活跃，这时脂肪细胞数量的增加主要与喂养有关系。1 岁后脂肪细胞数量相对恒定，而主要为脂肪细胞体积增大。青春期(尤其是青春前期和末期)脂肪细胞数量会发生进一步的增加。

脂肪细胞数量增多和细胞体积的增大往往与遗传和环境等因素有关。相当多的肥胖者有一定的家族倾向，父母肥胖者其子女及兄弟姐妹间的肥胖亦较多，大约有 1/3 左右的人与父母肥胖有关。而环境因素主要指不合理的饮食结构和不良的生活方式。如大部分肥胖者是由于长期大量摄入食物，同时活动过少，导致体内脂肪过度堆积所致。研究证实，婴儿期过多地摄取饮食，尤其是含糖饮食，就会刺激体内产生过多的脂肪细胞，脂肪细胞的增多就为以后发展为肥胖奠定了基础。一旦以后营养过剩或失调，就会产生肥胖。

脂肪细胞数量增多和细胞体积的增大的机制主要涉及游离脂肪酸增加，病毒感染和遗传学缺陷三方面。1)游离脂肪酸增加。游离脂肪酸是中性脂肪分解成的物质。当肌肉活动所需能源肝醣原耗尽时，脂肪组织会分解中性脂肪成为游离脂肪酸来充当能源使用。所以，游离脂肪酸是机体进行持久活动所需热量的直接来源。但同时游离脂肪酸也是一种促脂肪细胞分化因子。研究发现，当营养过剩时，脂肪细胞体积不能无限增大，这也就意味着脂肪细胞贮存脂肪的能力有限，导致大量游离脂肪酸进入血液，产生高游离脂肪酸血症。此时，游离脂肪酸血症可通过旁分泌途径激活前脂肪细胞，使之开始增殖并向脂肪细胞分化，使脂肪细胞数目增加，以期增加脂肪细胞贮存脂肪的能力。这是一种代偿反应，此时肥胖患者既有脂肪细胞数量增加，也有体积增大。2)病毒感染。病毒感染也可以引起肥胖。迄今为止，已发现多种与肥胖有关的病毒，包括有犬瘟热病毒(canine distemper virus，CVD)、Rous 相关病毒-7(Rous associated virus-7，RAV-7)、博纳病病毒(borna disease virus，BDV)、禽腺病毒 SMAM-1、人腺病毒 Ad-36、羊痫疾病毒等，其中 SMAM-1 和 Ad-36 可导致人类肥胖。1999 年美国 313 名过度肥胖者及 92 名体瘦者血标本比较发现，体瘦者中只在 4 人中找到人腺病毒 Ad-36 抗体，而肥胖者中有 100 人即 32%的人体内可找到这种抗体。研究发现，人腺病毒 Ad-36 可使脂肪细胞的数量增加，储脂能力增强。以上病毒引起肥胖的确切机制并不十分明了。研究提示，大多数病毒诱导肥胖可能是通过神经内分泌网络和(或)调节瘦素的表达实现的。犬瘟热病毒和博纳病病毒则通过损伤大脑控制食欲的部位而引起摄食行为改变。但人腺病毒 Ad-36 却对脑组织并无明显损害作用。3)遗传学缺陷。人类肥胖相关易感基因根据功能上可分为影响能量摄入、影响能量消耗和影响脂肪细胞贮存脂肪的基因。如影响能量消耗的基因有 β-肾上腺素受体基因家族的 *ADRB*1、*ADRB*2、*ADRB*3 基因,解偶联蛋白家族 *UCP*2、*UCP*3 基因。如影响脂肪细胞贮存脂肪的基因有过氧化物酶体增殖物激活受体-γ 基因。遗传因素是肥胖发病的重要环节之一,尤其在单基因突变肥胖病中占主导地位。人类的一些单基因的突变可以不依赖环境而导致个体严重肥胖,将这类肥胖称为单基因肥胖。单基因肥胖的特点是早发性极度肥胖,表型个体出生后 2～3 周即开始表现嗜食和体重明显增加。目前发现的其突变可导致人类单基因肥胖的基因有:编码瘦素的 *OB* 基因,编码瘦素受体 Leptin-R 的 *LEPR* 基因、编码阿黑皮素原(pro-opiomelanocortin,POMC)的 *POMC* 基因、编码黑皮素 4 受体(melanocrotin-4 receptor,MC4R)的 *MC*4*R* 基因、编码前转变素酶 1(proconvertase 1,PC1)的 *PC*1 基因、编码 Sim 的 *SIM*1 基因和编码过氧化物酶体增殖物激活受体-γ2(peroxisome proliferator-activated receptor,PPARγ2)的 *PPARγ*2 基因。另一种情况是多基因综合作用导致肥胖,称为综合性肥胖。其特点是肥胖表现为迟发性,同时伴有其他临床症状。

(2)内脏脂肪组织分泌功能异常

正常生理条件下,脂肪组织具有强大的内分泌功能,可分泌多种脂肪因子如瘦素(leptin)、脂联素(adiponectin)、抵抗素(resistin)、脂肪素(visfatin),以及多种细胞因子(如 TNF-α、IL-6、IL-8、TGF-β、EGF、FGF 等)、血管活性分子(如血管紧张素原、I 型纤溶酶原激活物抑制因子 PAI-1、内皮素)和脂质成分如游离脂肪酸、前列环素等,这些脂肪因子通过内分泌、旁分泌和自分泌途径参与维持机体众多生理功能,包括调节胰岛素作用、糖脂代谢和能量平衡,调节血管活性、血压、免疫、炎症反应及凝血机制,共同维护内环境的稳定。

当内脏脂肪增加时,脂肪组织将分泌出大量脂肪因子,主要表现为游离脂肪酸和 PAI-1 增加、高瘦素血症、脂联素分泌减少、炎性脂肪因子分泌增加,从而导致糖脂代谢紊乱、炎症反应、高血压及动脉粥样硬化等多种代谢性疾病的发病过程。

1)脂肪组织分泌功能异常的机制

肥大的脂肪细胞缺氧是导致分泌功能异常的主要原因。由于脂肪细胞体积增大,脂肪组织迅速扩展,血管相对稀少,造成脂肪细胞处于缺氧状态,从而刺激脂肪细胞释放促炎因子以扩张血管、增加血流量和促进血管新生。同时,肥大脂肪细胞分泌趋化因子可募集更多巨噬细胞进入脂肪,从而刺激脂肪细胞释放更多的促炎因子。此外,当营养过剩时,体内游离脂肪酸和葡萄糖大量增加,可引起脂肪细胞广泛的炎症反应和氧化应激。

2)脂肪组织分泌功能异常的主要表现

脂肪组织分泌功能异常的主要表现为调节食欲和体重的脂肪因子作用异常、拮抗脂毒性的脂肪因子分泌减少、炎性脂肪因子分泌增加。

①调节食欲和体重的脂肪因子。调节食欲和体重的脂肪因子以瘦素为主要代表。1994 年美国学者首先克隆出小鼠和人的肥胖基因(OB 基因)产物瘦素。瘦素是脂肪细胞分泌的饱感信号,其最重要的作用是通过下丘脑抑制食欲、增加能量消耗而减体重。瘦素还可抑制胰岛素分泌,促进内脏脂肪分解,减少非脂肪细胞甘油三酯的堆积。此外,瘦素还具有调节免疫和炎症的作用。人血浆瘦素水平升高与人体脂肪重量成正比,瘦素及其受体基因突变

可导致个体缺少饱感、病态肥胖。

瘦素抵抗是指体内存在高瘦素血症以及机体对瘦素降低体重的反应减弱或无反应，大多数肥胖者存在此现象。机体产生瘦素抵抗的机制一般认为与以下几方面有关：(a)血管内缺陷。血管内可能存在瘦素抗体或瘦素拮抗剂。有学者指出血清中存在某种瘦素结合物，其与瘦素的可逆性结合可以减弱瘦素的生物活性。(b)瘦素转运缺陷。由于血一脑屏障缺陷，血脑屏障对瘦素的通透性降低，将导致瘦素自外周循环进入中枢神经系统的转运困难。瘦素转运系统在血脑屏障的毛细管内皮和脉络丛上皮组织发挥作用，脉络丛瘦素转运系统介导瘦素从血浆到脑脊液的转运，但当血浆瘦素水平升高时，脑脊液中瘦素水平的升高却不与之呈正比，说明脉络丛的瘦素转运系统具有可饱和性。肥胖患者瘦素的转运系统被饱和可能是瘦素抵抗的原因之一。(c)瘦素与受体结合障碍。瘦素与其他激素一样，需要与特异性受体结合后，才能发挥生物学效应。瘦素受体是一跨膜蛋白质，属 gp130I 类细胞因子受体超家族。人类瘦素受体基因(*ob-R* 基因)定位于 1 号染色体(1p31)。现已发现，根据细胞内不同位点，*ob-R* 基因至少有 6 种(a-f)拼接异型。ob-Ra 和 ob-Rc 具有信号转运功能，其在脉络丛和脑微血管系统中可被发现，提示在血脑屏障的转运中有特定作用。ob-Rb 主要分布在下丘脑，是瘦素作用的主要受体。Clement 等曾报道一近亲结婚家庭 9 个子女中的极度肥胖的 3 姐妹有瘦素受体基因突变，瘦素受体基因第 16 外显子拼接体 G→A 置换引起的纯合子突变，导致 ob-Rb 跨膜区和胞内结构区的缺少，不能传递瘦素信号而产生严重肥胖。(d)受体后信号转导缺陷。下丘脑瘦素受体与瘦素结合后可通过 JAK-STAT 途径传递信号，而信号途径中一些负性调节因子如 SOCS-3(suppressor of cytokine signaling-3)参与了瘦素抵抗。SOCS-3 是由瘦素诱导的细胞因子信号抑制子，肥胖患者循环中高浓度瘦素可诱导 SOCS-3 表达持续增强，从而抑制瘦素诱导的 JAK2 酪氨酸磷酸化，从而阻断瘦素的 JAK-STAT 信号传导通路。(e)衰老。伴随衰老，瘦素的下游分子信号转导及转录激活因子(STATs)的活性逐渐减弱，造成瘦素敏感性逐渐降低。

②拮抗脂毒性的脂肪因子分泌减少。拮抗脂毒性的脂肪因子以脂联素为主要代表。脂联素是 *apM*1 基因编码的，仅由脂肪细胞特异性分泌的一种蛋白质。人体内的脂联素由 244 个氨基酸组成，分子量为 30KD。脂联素从脂肪细胞分泌后经过血液循环进入组织，和相应受体结合后可发挥以下主要作用：(a)调脂作用。脂联素可通过激活腺苷酸活化酶系统促进骨骼肌细胞的脂肪酸氧化，减少游离脂肪酸进入血液和其他组织器官。(b)降糖作用。脂联素可促进糖吸收利用，抑制肝脏的糖生成。(c)抗炎作用。脂联素可以抑制 TNF-α 的生成与释放，具有一定的抗炎症作用。(d)胰岛素增敏作用。脂联素作为一种胰岛素增敏剂，可以增加促进骨骼肌细胞的脂肪酸氧化和糖吸收，明显加强胰岛素的糖元异生作用，抑制肝脏的糖生成，是机体脂代谢和血糖稳态的调控网络中的重要调节因子。(e)抗动脉粥样硬化作用。脂联素可以通过抑制巨噬细胞向泡沫细胞的转化，修复损伤的内皮，起到抗动脉粥样硬化的作用。研究表明，脂联素水平降低预示着高胰岛素血症和高血糖症的发生。脂联素水平降低，从而与 2 型糖尿病、肥胖及血脂紊乱等的发生密切相关。

③炎性脂肪因子分泌增加。内脏性肥胖时炎性脂肪因子分泌增加，包括 TNF-α、IL-6、IL-8 等。TNF-α 可直接作用于 β 细胞使胰岛生成环磷酸鸟苷，损伤细胞 DNA。TNF-α 与其他细胞因子协同作用，可加速 β 细胞的功能损伤和破坏。TNF-β 可通过调节 β 细胞的胰岛素信号通路，促进 2 型糖尿病的发展。TNF-α 可刺激丝氨酸磷酸化，抑制其酪氨酸磷酸

化以减少葡萄糖转运蛋白4的表达而阻断胰岛素信号通路。IL-6的主要生物学作用包括调节免疫应答、造血系统，诱导急性期蛋白及调节肿瘤生长等。IL-6水平升高也与胰岛素抵抗及2型糖尿病的发病有关。

2. 胰岛素抵抗是导致代谢综合征的重要环节

现在认为胰岛素抵抗(Insulin resistance，IR)是导致代谢综合征的重要环节。IR是指正常或高于正常浓度的胰岛素只能起到低于正常的生物效应，或需要超常量的胰岛素才能引起正常量反应。正常人在生理状态下，其体内的胰岛素是在进食后由胰腺内的胰岛β-细胞分泌的，它传递信号给胰岛素的靶组织(如肌肉、肝脏、脂肪等)，使之通过吸收葡萄糖来维持血糖于正常范围内。对于胰岛素抵抗患者来说，由于胰岛素靶细胞对胰岛素敏感性降低或丧失，外周组织摄取和利用葡萄糖的能力下降，抑制肝脏释放葡萄糖的作用也明显降低，因此，机体代偿性地分泌过多的胰岛素，以期调节血糖至正常水平。临床上常伴有高胰岛素血症。很多文献将IR、胰岛素抵抗综合征和代谢综合征混淆，实际上三者有本质的区别。IR本身不是一种疾病，而是一种生理和病理生理状态。胰岛素抵抗综合征是指IR个体出现与之相关的临床症状，它并不是特指某一临床疾病，它比代谢综合征具有更广泛的含义，代谢综合征只是胰岛素抵抗综合征中的异常之一。代谢综合征包含的范畴较为局限，患者可存在IR，也可不存在IR。

胰岛素与靶细胞膜表面的特异受体(胰岛素受体)结合后发挥其生理效应。胰岛素受体为受体酪氨酸激酶家族的成员，是一种跨膜的四聚体糖蛋白，由位于细胞外的两个α亚单位和位于细胞内的两个β亚单位组成。当胰岛素与α亚单位结合后，后抑制β亚单位的作用即被解除，从而内源性酪氨酸激酶活化，导致自身磷酸化和胰岛素受体底物的酪氨酸磷酸化。随后，细胞内信号转导途径可分为2条，即磷酸酰肌醇-3激酶(PI-3K)途径和Ras-MAPK途径。两条途径相互独立，在一定条件下，也能相互激活。

PI-3K是一种脂质激酶。酪氨酸磷酸化的胰岛素受体底物通过其SH2结构域招募到PI-3K的85 ku的调节亚单位(P85)上。当PI-3K的p85/p110复合体与胰岛素受体底物分子连接后，PI-3K激活，催化磷脂酰肌醇一磷酸(PIP)转化为磷脂酰肌醇二磷酸和磷脂酰肌醇三磷酸(PIP3)。这些产物是胰岛素和其他生长园子的第二信使，成为下游信号分子的锚定位点。PIP3随后与磷酸肌醇依赖性激酶-1(PDK-1)和丝氨酸/苏氨酸蛋白激酶B(Akt)的PH区结合，激活PDK-1，使Akt磷酸化被激活。除此之外，PIP3还可激活蛋白激酶C。胰岛素激活的Akt可调节肌肉和脂肪细胞内的胰岛素敏感性葡萄糖转运体(Glut4)的转位，使糖原合成酶激酶(GSK)磷酸化失活，从而促进糖原合成，促进蛋白质的合成。因此，PI-3K在介导胰岛素的代谢效应中起关键性作用，即胰岛素和肝脏、骨骼肌和脂肪细胞上的胰岛素受体结合后，通过PI-3K信号转导途径，促进靶细胞葡萄糖的摄取、氧化和利用，促进糖原、脂肪和蛋白质合成，抑制糖异生、脂肪分解和酮体生成等。近年来的研究发现，这条途径还参与了胰岛素的非代谢作用，如激活内皮源型一氧化氮合酶，抑制炎症前转录因子NF-κB、AP-1和Egr-1的活性和相关基因表达，从而发挥抗炎、抗氧化、维持正常心血管功能等作用。

胰岛素信号转导机制中的另一条途径是Ras途径。当Grb2与酪氨酸磷酸化的Shc结合或通过Sh2与胰岛素受体结合后，Ras途径被激活。而Grb2预先与哺乳动物鸟嘌呤核苷酸交换因子(mSOS)连接,mSOS为一个核苷交换蛋白,可以促进Ras上的GDP转化为GTP,激活Ras。Ras位于浆膜内侧,与Raf的氨基末端区域连接,使Raf募集到浆膜,Ras-Raf相互作用,使Raf磷酸化被激活。Raf-1激活一种双重专一性激酶MEK1。MEK1通过酪氨酸和苏氨酸磷酸化激活了细胞外信号调节激酶(ERKs)。被激活的ERK通过转录调节因子的磷酸化,产生一系列生理效应,如调控基因转录和相应蛋白质的表达,影响细胞分化和生长。

(1)IR的产生原因

IR产生的原因可分为先天性和后天性,后者包括原发性(主要由某些遗传基因异常和年龄因素所致)和继发性(主要由某些环境因素或某些疾病所致),可出现不同形式的临床表现。其中原发性IR发生的原因可能与以下几方面有关。

1)节俭基因学说

节俭基因假说是1962年由Neel提出与建立的。该假说认为,在远古时期,人类祖先长期生活在食物供应不足的环境中,人们每天花大量的时间去寻找食物,狩猎及防御活动消耗了他们大部分热量,而费尽周折找到的是一些热量较低的食物。为了适应这种环境,人们体内就逐渐产生了节俭基因,使得体内的代谢机制能够充分有效地利用有限的食物,尽量积攒能量,以备饥荒时期的生理需求。但随着社会经济迅速发展,在生活富裕后,该基因继续将体内多余的能量转变为体内脂肪贮存起来,或过量表达节俭基因,促使了肥胖及IR的发生。

目前已有一些实验及流行病学的研究显示支持这种节俭基因假说。节俭基因主要涉及能量和物质代谢的关键酶基因,但是,真正起主导作用的节俭基因目前并没有找到。目前研究证实的节俭基因候选基因有:胰岛素受体底物-1基因、解偶联蛋白2基因、胰高血糖素受体基因、葡萄糖转运蛋白基因、糖原合成酶基因、过氧化物酶体增殖体激活受体基因等。

2)共同土壤学说

流行病学研究发现,肥胖、血脂异常、高血压、糖尿病、高尿酸等既可单独发生,但更多情况下都是在同一个体上聚集出现。多数学者认为,环境及遗传因素所致的IR以及和IR密切相关的氧化应激和炎症状态是多种代谢异常的共同病理生理基础,即1995年Stern的"共同土壤"学说。这块共同土壤就叫IR。IR是这些代谢紊乱的重要表型。

3)遗传因素

某些基因突变或染色体异常,导致黑棘皮病(胰岛素受体基因)、营养不良性肌强直(19号染色体异常)、矮妖精综合征(胰岛素受体基因)、Werner综合征(*GLUT*1基因异常)等,患者多数早年即出现严重胰岛素抵抗,伴有高胰岛素血症和葡萄糖代谢异常。

4)脂肪营养不良

先天或后天的脂肪细胞分化障碍,导致脂肪细胞过少,脂肪组织相对缺乏造成甘油三脂在体内(尤其是肝脏和肌肉)过多聚集。这些患者临床表现为严重的胰岛素抵抗、血脂异常和2型糖尿病。研究表明,由于脂肪分化障碍,导致没有足够成熟脂肪细胞储存脂肪,导致脂肪细胞体积增大,产生脂肪细胞的胰岛素抵抗,造成脂肪的异位沉积。而向该模型移植脂肪可显著逆转其代谢异常。

(2)IR 的发生机制

目前认为,产生 IR 的可能机制为:

1)胰岛素基因突变或结构异常。胰岛素基因突变或结构异常将导致胰岛素变异,即使胰岛素可与其相应受体结合,但由于变异的胰岛素生物活性极低,故不能很好地发挥其正常的生理学作用。另外由于胰岛素原不能有效地完全转化为胰岛素,导致其外周作用降低,也是一种原因。

2)血液中存在拮抗胰岛素的物质,如生长激素、儿茶酚胺、糖皮质激素、胰高血糖素、胰岛素抗体、胰岛素受体抗体等。

3)胰岛素靶器官的胰岛素受体或受体后缺陷。胰岛素受体缺陷包括受体数量减少和受体活性降低。胰岛素受体数量减少可能与饮食因素有关。研究表明饮食中的脂肪含量过高,将刺激胰岛素代偿性分泌增加,长时间的胰岛素处于高水平将引起胰岛素受体下调,即受体数量减少和活性降低。胰岛素受体后缺陷包括胰岛素信号蛋白遗传变异、胰岛素信号蛋白功能变化和细胞因子或代谢因素等对胰岛素信号转导的影响。如受体后信号分子磷酸化异常,将导致 GLUT4 转位障碍;PI-3K 的调节性 α 亚基 p85 第 326 位的甲硫氨酸为异亮氨酸替代后,胰岛素敏感性下降 32%,导致糖、脂肪代谢异常。过度激活 MAPK 则会促进平滑肌细胞增殖,影响心血管功能,参与某些肿瘤(如乳腺癌)的发生。

(3)IR 导致代谢综合征的机制

胰岛素抵抗会引起一系列的后果,对重要器官产生损害。

1)导致血糖和血脂异常。胰岛素对糖代谢的作用是促进肌肉和脂肪组织对糖的摄取和肝糖原合成,增加糖氧化分解,促进糖转化为脂肪和蛋白质;对脂肪代谢的作用是抑制脂肪组织的脂解,抑制游离脂肪酸生成,促进游离脂肪酸从循环进入组织。IR 发生时,胰岛素的这些功能被抑制,非常容易出现高血糖、高甘油三酯血症、高的 VLDL-C 和低的 HDL-C。

2)增加高血压的风险。研究发现胰岛素抵抗患者的血压往往高于无胰岛素抵抗的同类人群。产生这种现象的机制有以下几方面:高胰岛素血症可以刺激交感活性,血浆去甲肾上腺素升高,心率加快,心输出量增加;高胰岛素血症也能拮抗心钠素,减少肾脏水的排泄,间接增加血容量;高胰岛素血症可使平滑肌细胞钙转运异常,导致血管张力增加。游离脂肪酸增加可直接损伤内皮细胞,影响血管舒张功能。高胰岛素血还可通过 Ras 途径刺激血管平滑肌细胞增殖,促进动脉粥样硬化。

3)增加心血管疾病的风险。IR 可通过对内皮功能的直接损害,促进平滑肌细胞增生以及降低血管扩张功能,从而加速动脉粥样硬化的进程。IR 还引起凝血和纤溶状态的失衡,使纤维蛋白原和纤溶酶原激活剂抑制因子 1 水平明显增加,诱导高凝状态,促进心脑血管疾病的发生与发展。IR 患者一旦体内发生血液凝固,患者不能正常启动纤溶过程,极易造成血栓的形成。

4)增加肿瘤的风险。胰岛素抵抗与恶性肿瘤关系密切。一方面多种肿瘤可同时伴有胰岛素抵抗,另一方面胰岛素抵抗又可促进某些肿瘤的发生发展。胰岛素抵抗可能通过多种机制影响恶性肿瘤的发生发展。高胰岛素血症可促进性激素的合成,同时还可降低性激素结合球蛋白的水平,从而使雌激素和其他肿瘤促进因子的水平增高,促进肿瘤的生长。全身性的、低水平的炎症状态是胰岛素抵抗的显著特征。胰岛素抵抗会启动一系列炎症反应,胰岛素抵抗个体其炎症因子标记物,如 C 反应蛋白(CRP)和细胞因子白介素 6(IL-6)水平会明显升高。炎症状态在恶性肿瘤的发病过程中起重要作用,其机制主要包括炎症介质对肿瘤细胞增殖的刺激增加,对炎症细胞相关因子介导旁分泌的影响,如血管形成增加。

总之,IR 的细胞分子机制主要与胰岛素敏感组织的 PI3K/Akt 信号转导通路障碍有关,导致这些组织对葡萄糖利用降低,而对胰岛素非敏感组织则主要表现为胰岛素通过 Ras/MAPK 信号通路促进这些组织细胞的增殖和分化。因此,在同一个体可存在选择性组织 IR 和胰岛素作用敏感的情况。

3.慢性轻度炎症是促进代谢综合征的重要因素

炎症反应在代谢综合征的发生过程中扮演了重要角色。迄今,已有大量对动物模型及人体研究发现,代谢综合征往往伴随炎症因子水平的升高。此类研究涉及的炎症因子包括 C 反应蛋白(CRP)、TNF-α、IL-6、IL-6、IL-8、PAI-1 以及细胞间粘附分子(ICAM)等。这些炎性因子主要来源于脂肪细胞、肝细胞和巨噬细胞。一般认为,营养物质的摄入过度可引起血中葡萄糖和游离脂肪酸浓度增高,后者可进一步诱导氧化应激和炎症反应。游离脂肪酸是导致炎症因子增加的主要物质。当血液中的游离脂肪酸增加时,可通过与 Toll 样受体和细胞因子受体结合,激活 NF-κB。活化的 NF-κB 随后进入核内,引起一系列炎症因子及其相关物质的基因转录和蛋白质的合成。炎症反应常以肥大的脂肪细胞释放细胞 TNF-α 和 IL-6 开始。体内的 IL-6 有三分之一来自脂肪细胞,TNF-α 主要来自活化的单核巨噬细胞,PAI-1 则来自血管内皮细胞、脂肪细胞和肝细胞。

(1)炎症因子促进胰岛素抵抗

许多炎症因子具有促进胰岛素抵抗的作用。如 TNF-α 可作用于胰岛素受体上的丝/苏氨酸位点,直接影响胰岛素信号转导;还可使胰岛素受体底物的丝氨酸磷酸化增强,减少胰岛素受体酪氨酸磷酸化,降低胰岛素敏感性。TNF-α 和 CRP 等还可抑制过氧化物酶体增殖物激活受体 7(PPAR7)基因的表达,促进胰岛素抵抗的发展。TNF-α 可以影响其他脂肪因子(如脂联素)的产生。TNF-α、IL-6 和 MCP-1 等还可进一步激活巨噬细胞使细胞因子分泌增加,形成恶性循环。

(2)炎症因子促进心血管疾病的发生

炎症反应在动脉硬化形成过程中起了重要的作用。各种炎症因子如 TNF-α、IL-6 引起血管内膜功能紊乱。如果内膜功能紊乱未能得到控制,则会进一步引发血管局部炎症反应。血管内膜通透性增加,白细胞、血小板、LDL 等在血管内膜粘附聚集并分泌大量粘附分子、细胞因子及生长因子等,诱导血管平滑肌细胞、单核细胞、巨噬细胞等迁移增生。氧化 LDL 被增生迁移的巨噬细胞和血管平滑肌细胞等吞噬,形成泡沫细胞,病变可进一步发展为动脉粥样硬化斑块。目前研究最多的与心血管疾病相关的炎症因子是 CRP。CRP 可抑制 eNOS 活性,降低一氧化氮的舒张血管功能,导致内皮功能紊乱;CRP 还具有在动脉硬化损伤处趋化单核细胞,诱导单核细胞产生组织因子,激活补体,使补体在斑块中聚集及诱导内皮细胞产生粘附分子等作用。

炎症因子如 TNF-α、IL-6 可以干扰胰岛素的信号传导通路造成胰岛素抵抗状态,从而继发高胰岛素血症。而后者可通过增加肾小管对水钠的重吸收、激活交感系统活性、刺激血管平滑肌增加和血管重构而导致高血压的发生。CRP 可直接与血管内皮细胞和平滑肌细胞相互作用促进血管炎症,导致血管收缩;CRP 还可上调血管紧张素受体并促进血管内皮表达 PAI-1,从而导致血压升高。

第二节　代谢综合征时机体功能与代谢变化

代谢综合征常在一些个体中长期存在而不引起人们重视,随着病情的发展,许多严重疾病可能出现,甚至严重威胁生命。

一、高血糖、高血脂、高尿酸为特征的代谢异常

在高能量饮食和少运动生活方式下,机体需通过依赖胰岛素过度分泌来保持正常血糖,久而久之会出现高胰岛素血症。而高胰岛素血症和长期的高游离脂肪酸可能会诱导胰岛素抵抗的发生,出现血糖增高。最终还会引起β细胞功能衰竭,血糖持续增高。

血脂紊乱的主要表现为:甘油三酯增高,HDL-C 水平下降,LDL-C 水平正常或仅轻度升高。其特点与家族性高血脂症、2 型糖尿病类似。血脂紊乱的机制除了与摄入高热量饮食有关外,主要与胰岛素抵抗有关。胰岛素抵抗可促进胰岛素分泌过多,从而抑制脂肪细胞释放游离脂肪酸的作用减弱,导致血脂增高。而游离脂肪酸进入肝脏和骨骼肌刺激肝糖原生成,抑制胰岛素刺激的糖原摄取,又加重高血糖。

高尿酸血症是代谢综合征的重要临床特征之一,常与肥胖、高血脂症及胰岛素抵抗等相伴,或互为因果,密切相关。高尿酸并被证实可能直接造成心血管疾病。高尿酸血症还可造成尿酸性肾病、肾结石、肾衰竭。高尿酸血症的发生与在过去几十年间富含果糖和嘌呤食物摄取的增加密切相关。

二、器官功能变化

1.心脏

代谢综合征是肥胖、高血压、脂代谢紊乱以及 2 型糖尿病等危险因素的聚集,这些危险因素的聚集使心脏结构和功能改变更为明显,其中以左室肥厚为最早期和最突出的表现。进行性的左室肥厚最后导致心力衰竭。研究发现,代谢综合征即使未合并高血压,左室重量也较单纯糖尿病明显增加,室间隔和左室后壁增厚,左房扩大,但左室内径变化不明显。代谢综合征合并高血压后左室结构受损更加明显,其室间隔厚度和左室后壁厚度增加更加明显,左室肥厚比糖尿病和高血压明显增加,并主要以向心性肥厚为主。代谢综合征引起心脏结构和功能改变的机制除了明确的血压增高引起的血流动力学因素外,还可能与胰岛素抵抗有关。胰岛素抵抗可对血流动力学产生负面影响,抵抗胰岛素的扩血管作用,影响外周和冠状动脉紧张性的调节;产生炎症反应,影响内皮功能。此外,心肌的糖脂和能量代谢在心脏功能的维持中起了重要的作用。所以心肌的代谢性重构也是代谢综合征导致心脏结构和功能改变的原因之一。

2.血管

血管内皮细胞功能紊乱为代谢综合征的早期病变,在心血管病的发生发展过程中起了

重要的作用。大量的研究表明，内皮功能障碍主要表现为内皮依赖性舒张功能受损，这不仅与高血压、糖尿病和血脂异常关系密切，还与肥胖有关。血管内皮细胞功能紊乱既是代谢综合征多重危险因素作用的结果，又是促进代谢综合征进一步发展的原因。代谢综合征各组分均能损伤血管内皮，但机制不同。高血压损伤血管内皮与血流剪切力和内皮的分泌功能改变有关。高血糖和高胰岛素血症则易导致血流高凝状态和抑制内皮 NO 生成。血脂紊乱则直接损害血管内皮，导致动脉粥样硬化。而肥胖则通过一些神经和体液因子影响内皮的结构和功能。随着代谢综合征的发展，其对血管的损伤不仅只是限于内膜，还可波及血管的中膜和外膜。

在代谢综合征的不同发病阶段，血管损伤的部位、形式和组合各有差异。如在代谢综合征的早中期，无或有靶器官损害，可能仅以大血管动脉粥样硬化和顺应性下降为主，或以小血管重塑和反应性增加为特征，或以微血管病变更显著。而至代谢综合征的晚期，合并多种相关临床并发症，则上述几种形式的血管损伤共存。

纤溶功能异常也是代谢综合征的主要病变之一，主要表现以 PAI-1 水平及活性异常升高为显著特征的纤溶功能损伤和血栓前状态的形成。其后果为形成易损血液，继而触发急性冠脉综合征、猝死和脑卒中。

3.肾脏

微量白蛋白尿是早期肾脏损伤的标志，不少病人还伴有血清肌酐轻度增高。目前认为代谢综合征的每个组分均可导致上述肾功能的改变，肥胖是最重要的始动环节，而多重组分聚集时则肾脏损害明显较重。研究表明轻度肾脏损害可使心血管事件危险性增加。这可能是由于：1）交感神经兴奋可引起肾脏内化学感受器和机械感受器激活，后者将激活的信号传递到海马使儿茶酚胺增加，导致患者发生心血管事件危险性增加。2）肾功能不全者水、钠潴留是引起肾性血压增高的主要原因，血压增高和水、钠潴留能促进心脏重构和血管内膜增生。3）肾功能损伤能激活肾素血管紧张素系统。醛固酮的生成增加不仅通过水、钠潴留增加心脏负荷，引起心脏重构，还可使细胞外基质增加引起心肌肥厚。Ang Ⅱ不仅有增加血压的作用，还能促进血管平滑肌细胞增生，在血管重塑中起作用。4）肾脏损伤时，氧化应激、微炎症状态和脂代谢异常加速动脉粥样硬化形成。

4.肝脏

近年来研究发现非酒精性脂肪肝易合并糖脂代谢紊乱，出现代谢综合征的临床表现。非酒精性脂肪肝的发病机制主要涉及肝细胞内甘油三酯堆积的单纯脂肪变，炎性细胞浸润的肝细胞变性坏死及肝纤维化几个过程，这些均与肝脏胰岛素抵抗有关，并与代谢综合征的成分肥胖、2 型糖尿病、高脂血症关系密切。

第三节　代谢综合征防治的病理生理学基础

代谢综合征的主要防治目标是改变其自然进程、阻止或延缓其向糖尿病、心血管疾病发展的步伐。

一、合理控制饮食

不良饮食是造成代谢综合征发病的重要危险因素之一。合理饮食方案包括合理摄入糖类、脂肪、蛋白质、膳食纤维、维生素和微量元素；以及养成良好的饮食习惯，以达到控制血糖、降低血脂和血压，维持标准体重的目的，从而有助于减轻胰岛素抵抗，提高胰岛素敏感性，预防和减少心血管疾病的发生。

二、适量运动

运动减少和静止的生活方式是导致代谢综合征发生最重要的环境因素之一。增加运动和锻炼能通过减少脂肪组织、改善脂类和糖类代谢、维持能量平衡等，有效地防治代谢综合征，减少心血管事件的发生。代谢综合征的运动疗法应强调适量运动，这包括以下四方面：1)适当的运动方式；2)适当的运动强度；3)适当的运动时间；4)适当的运动目的。

三、合理的药物治疗

如果非药物治疗效果欠佳，或代谢综合征出现了靶器官损伤和临床并发症，则必须积极地实行药物干预。代谢综合征的药物治疗涉及调脂、降糖及减肥等多个环节，其主要目标是防止心血管事件的发生，而治疗性生活方式的改变应贯穿于药物治疗的始终。

第四节　代谢综合征的实验动物模型

目前有许多单病实验动物模型，如肥胖、高血压、糖尿病的动物模型，但这些模型均在某一个方面变化明显，与临床代谢综合征的特征仍然有一定差距。

一、以肥胖为主的模型

1.遗传因素导致的肥胖模型

ob/ob 小鼠是由于肥胖基因(obesegene，obgene，ob)发生隐性突变而引起的。一般来说，ob/ob 小鼠同时存在着遗传背景异常和表型改变，其中 C57B/6J 系统异常是最常见的遗传背景。研究发现 ob/ob 小鼠脂肪组织中瘦素基因表达高出正常小鼠 20 倍，但由于其 *ob* 基因编码序列的第 105 个密码子发生突变，由 C 突变为 U，致使正常瘦素表达产物缺失，抑制进食的能力降低，能量调节紊乱而发生肥胖。ob 小鼠从 2～3 周起脂肪细胞体积增大，体脂肪量增加。到成熟期，纯合子个体的体重可为杂合子的 2～3 倍。雌雄纯合子均不孕，多食并有高血糖、高血脂、高胰岛素血症和胰岛素抵抗的表现。

WOKW 大鼠表型为肥胖，中度高血压、血脂异常、高胰岛素血症和糖耐量减低，以及蛋白尿，与人类代谢综合征极其相似，可用于人类糖尿病抵抗相关疾病的研究。

Zucker 肥胖大鼠为基因缺陷的纯合子个体(fa/fa)，出生 4～5 周后，即出现明显肥胖，11～12 周时具有高胰岛素血症、血脂紊乱、胰岛素抵抗、高糖皮质激素血症。Zucker 大鼠的瘦素受体基因外显子存在着变异，导致瘦素作用缺乏。

2.环境因素导致的肥胖模型

SD 大鼠用高脂高胆固醇饲料喂 2 个月后出现明显的体重增加、高脂血症、高胰岛素血症和胰岛素抵抗。在动物饲料中加入少量胆酸盐,可增加胆固醇的吸收。

二、以糖尿病为主的模型

1.遗传因素导致的糖尿病模型

OLETF(ostuka long-evans tokushima fatty)大鼠是一种自发性 2 型糖尿病大鼠。该模型具有多饮、多食、多尿及肥胖等特性,并缓慢地自然发生 2 型糖尿病。但雌性大鼠的糖尿病发病率低。发病大鼠随年龄的增大而出现显著的血脂紊乱。

KK 小鼠能自发出现明显肥胖、高血糖和高胰岛素血症,但它往往出现在 5 月龄后,或给予高热量的饲料后才发病。KkAy 小鼠则是在 KK 小鼠的基础上转入突变毛色基因(ay)而成的另一种 2 型糖尿病动物模型鼠。KkAy 小鼠比 KK 小鼠具有更强的肥胖、高血糖、高血脂和高胰岛素血症。其发病过程和人类 2 型糖尿病的表现极为相似,是一种较理想的 2 型糖尿病动物模型。如学者发现 KkAy 小鼠在 13 周时出现蛋白尿,提示可能是研究糖尿病肾脏早期改变较好的动物模型。

2.环境因素导致的糖尿病模型

链尿佐菌素(STZ)是一种药效强大的烷化剂,能干扰葡萄糖的转运,影响葡萄糖激酶的功能,诱导 DNA 双链的断裂。先以高糖高脂饲料喂养大鼠 1 个月,诱导出胰岛素抵抗,再给予低剂量 STZ,以逐步破坏胰岛,建立 2 型糖尿病模型。该模型造模时间短,具有中度高血糖、高血脂、高血压、胰岛素抵抗等特点,病理生理改变符合人类 2 型糖尿病。

四氧嘧啶致动物血糖升高主要是通过破坏胰岛细胞导致体内胰岛素分泌绝对不足。使用四氧嘧啶制备糖尿病模型是一种经济可靠的实验方法。但实验条件要求较为苛刻。选用月龄 2～3 个月雄性 wistar 大鼠,静脉注射大鼠四氧嘧啶,并每日饲喂高脂饲料,制备高血糖伴高血脂动物模型。

三、以高血压为主的模型

自发性高血压大鼠(spontaneouly hypertensive rat,SHR)及其亚系 SHRSP 是国际上公认的最接近人类原发性高血压的动物模型。将 SHR 在新生期给予 STZ 处理,到成年后可获得 2 型糖尿病合并原发性高血压模型,该模型已被公认可作为研究高血压为突出特征的代谢综合征的首选模型。

肥胖的自发性高血压大鼠(obese spontaneous hypertensive rat,SHROB)与瘦型 SHR 的区别在于,SHROB 具有严重的高胰岛素血症和中等程度的糖耐量减损,是高血压的遗传背景上叠加肥胖的表现。

(陈莹莹)

参考文献

[1]李桂源，吴伟康，欧阳静萍. 病理生理学(第2版). 北京：人民卫生出版社，2010

[2]祝之明. 代谢综合征病因探索和临床实践(第7版). 北京：人民军医出版社，2005

[3]Grundy S M，Hansen B，Smith S C，et a1. Clinical Management of Metabolic Syndrome. Circulation，2004，109：551-556

[4]张崇本，吴鹤龄. 人类单基因肥胖的遗传学基础. 遗传学报，2004，31(8)：864－869

第六章　心功能不全

随着治疗方法的改进和人类寿命的延长，急性心脏疾病死亡率已明显降低，但心力衰竭的发生率呈逐年上升的趋势，目前心力衰竭已成为全球高致死率的主要原因之一。心力衰竭(heart failure，简称心衰)是一种复杂的临床综合征，它是指在各种致病因素作用下，由于心肌收缩和/或舒张功能障碍，使心泵功能降低，导致心输出量绝对或相对减少，不能满足组织代谢需要的病理过程。心力衰竭这一概念往往容易和心肌衰竭、心功能不全混淆。心肌衰竭(myocardial failure)是指由于心肌本身的原因引起的心力衰竭。因此心力衰竭包含心肌衰竭，但并不是所有的心力衰竭都是由心肌本身的原因引起的。心功能不全(Cardiac insufficiency)指各种原因导致心脏泵血功能下降，心功能从完全代偿(无明显的临床症状)直至失代偿的整个过程。严格地说，心衰时患者已经出现了明显的症状和体征，应该属于心功能不全的失代偿阶段。两者在发病学本质上相同，但程度上有所区别，在临床实践中常把这两个概念等同起来。

第一节　心功能不全的病因、诱因和分类

一、心功能不全的病因

心功能不全是多种心血管疾病发展到终末期的共同结果，按照其始动环节的不同，心功能不全的病因大致可分为原发性心肌舒缩功能障碍、心脏负荷过重、心室充盈障碍和心律失常等类型。

1. 心肌舒缩功能障碍

心肌本身的结构和代谢受损可引起的原发性心肌舒缩功能障碍，心肌受损是引起心衰最常见的原因。这也就是我们前面所提到的心肌衰竭。由于心肌病变常是不可逆的，故由本类病因所导致的心衰一般预后较差。

心肌舒缩功能障碍临床上常见于：(1)心肌结构受损，如心肌梗死，心肌炎和心肌病时心肌细胞出现变性、坏死，组织纤维化等结构的改变，导致心肌舒缩功能下降；(2)心肌代谢障碍，如心肌缺血、缺氧等(冠心病)，严重的维生素 B_1 缺乏，糖尿病引起的心肌能量代谢障碍，久而久之亦合并结构异常，导致心肌泵血功能障碍。目前在发达国家，冠心病引起的心力衰竭已占力衰竭总数的 50%～70%。

2. 心脏负荷过度

心脏的前负荷是指心脏舒张期末期的容量，又称为容量负荷(volume load)。心脏的后负荷是指心脏在收缩时所承受的负荷，又称压力负荷(pressure load)。当前后负荷适度增加时，心脏可通过调节，以承受增加的工作负荷，从而维持相对正常的心输出量。但当心脏负荷长期过重时，心脏无法代偿而造成心肌泵血功能下降。心脏负荷过度分为压力负荷过度和容量负荷过度。

(1)压力负荷过度

左室压力负荷过度常见于高血压、主动脉流出道受阻(主动脉瓣狭窄、主动脉缩窄)；右室压力负荷过度常见于肺动脉高压、肺动脉狭窄、肺阻塞性疾病及肺栓塞等。双室压力负荷过度常见血液黏度增加时。目前除冠心病外，高血压也成为引起心衰的主要因素之一。

(2)容量负荷过度

左室容量负荷过度常见于主动脉瓣、二尖瓣关闭不全及由右向左或由左向右分流的先天性心脏病；右室容量负荷过重常见于房间隔缺损、肺动脉瓣或三尖瓣关闭不全等；双室容量负荷过度常见于严重贫血、甲状腺功能亢进、脚气性心脏病及动静脉瘘等。

3. 心室充盈障碍

由于外在机械性因素对心脏活动的限制，导致舒张期充盈障碍。常见于限制型心肌病和心包疾病(缩窄或填塞)。二尖瓣狭窄和三尖瓣狭窄可使心室充盈受限，导致心房衰竭。由于这类患者心肌本身的舒缩功能多无异常，这种心输出量下降没有真正的心肌损伤，有时并不把它列为心衰范畴。所以一旦外在机械障碍因素解除，心衰症状可获得完全或一定程度的缓解。只要鉴别清楚，是完全可以治好的。但鉴别诊断有时并不容易。

4. 心律失常

心律失常的常见原因包括严重心动过速或心动过缓、频发期前收缩，房颤或室颤等。它们既可作为心衰或死亡的直接原因，也可作为诱因诱发和加重心力衰竭。

二、心功能不全的病因

根据流行病学统计，临床上60%～90%的心衰的发生都是在心功能不全这一基本病因的基础上由某些因素诱发的。换句话说，上述的病因引起的心功能不全往往处于代偿阶段，患者无临床症状，在某些诱因的作用下，才发展为失代偿阶段(即心衰)。因此在治疗心衰尤其是难治性心衰时，诱因的寻找和处理不可忽视。

1. 感染

各种感染是心衰最常见诱因，如呼吸道感染、风湿热、心内膜感染、泌尿道感染等，其中呼吸道感染占首位，特别是肺部感染。

感染诱发心衰的主要机制有：(1)致病微生物及其产物对心肌的直接损伤作用；(2)发热时交感神经兴奋，使心肌代谢亢进，心肌耗氧量增加，心率增加，心脏舒张期缩短，心肌供血不足，从而诱发心衰；(3)合并呼吸道感染时，往往存在气管和支气管黏膜充血、水肿等，引起肺循环阻力增加，右心室负荷加重，同时通气和(或)换气障碍，肺通气/血流比值失调，导致缺氧和二氧化碳潴留，从而诱发心衰。

2.水、电解质紊乱和酸碱平衡失调

输血输液过多或过快，使血容量增加，心脏负荷增大，诱发心衰。电解质紊乱诱发心衰最常见于低血钾、低血镁和低血钙。酸碱平衡失调，如酸中毒是诱发心衰的常见诱因。洋地黄过量、利尿过度、心脏抑制药物和抗心律失常药物及糖皮质激素类药物引起水钠潴留等均可诱发心衰。

3.心律失常

最常见快速性心律失常，如室上性心动过速、心房颤动、心房扑动等均可诱发心衰和加重心衰。快速性心律失常时，由于心率加快会增加心肌耗氧量，舒张期缩短，冠脉有效灌注不足，加重心肌缺血，同时快速性心律失常常引起房、室收缩不协调，导致心输出量降低，从而诱发心衰。

4.妊娠和分娩

妊娠和分娩可诱发心衰。妊娠时往往血容量增加20%左右，容易出现贫血和加重心脏负荷；临产时子宫强烈收缩，导致静脉回流明显增加。因此，妊娠和分娩可加重心脏负荷和增加心肌耗氧量而诱发心衰，尤其孕产妇伴有出血或感染时更易诱发心衰。所以临床如发现女性患有心衰，医生都告诫不能妊娠，如果心衰患者已经怀孕，而且月份已大，不便作人流时，则应密切观察病情，及时施行剖腹产以终止妊娠。

5.其他

以下一些情况也可诱发心衰的发生，如：(1)劳力过度和情绪激动。机体强烈应激状态下，心率加快使心脏负荷增大，心肌耗能增加，但心肌供血减少。(2)气候变化。气候寒冷往往刺激血管收缩、感染等，容易诱发心衰。(3)贫血。贫血的病人心排血量往往增加，心脏负荷增加，血红蛋白的摄氧量减少，使心肌缺氧甚至坏死，引起贫血性心脏病。大量出血使血容量减少，回心血量和心排血量降低，并使心肌供血量减少和反射性心率增快，心肌耗氧量增加，从而导致心肌缺血缺氧。(4)肥胖。体重增加使心脏负荷增大，心外膜脂肪沉积，容易诱发心衰。

三、心功能不全的分类

心功能不全按心衰的发展速度、发生部位、舒缩特性、严重程度等有多种分类方式。

1.按心衰的发展速度分类

心功能不全按心衰发展速度分为急性和慢性心衰，临床上以慢性占多数。急性心衰常见于急性心肌梗死、严重心肌炎等，其中以急性左心衰竭(acute left-sided heart failure)较为常见。慢性心衰常见于高血压、心瓣膜病和肺动脉高压等晚期，其进程缓慢，病程长，常伴有心肌肥大等代偿反应。

2.按心衰的发生部位分类

心功能不全按心衰的发生部位可分左心衰竭、右心衰竭和全心衰竭。左心衰竭发生率较高，其常见原因有高血压、冠心病、主动脉瓣病变病人等。左心衰竭的特征是肺循环淤血、肺水肿，其原因是左心室泵血功能下降，继而左心房压力增加，血液由肺静脉回流到左心受阻。右心衰竭常见于左心衰所致肺动脉高压的病人以及慢性肺源性心脏病、原发或继发性肺动脉高压症、肺动脉瓣膜病。右心衰以体循环淤血、下肢甚至全身性水肿为主要表现。由于右心室泵血功能下降，继而右心房压力增加，血液由体静脉回流到右心受阻。全心衰竭常见于心肌炎、心肌病、严重贫血等，或长期左心衰使右心室负荷加重而出现右心衰竭，即全心衰竭。

3.按心输出量的高低分类

心功能不全按心输出量的高低分为低排血量型心衰和高排血量型心衰。低排血量型心衰的特征是有外周循环异常的临床表现，如全身血管收缩、发冷、苍白，四肢发绀，晚期每搏血量下降使脉压变小。它是绝大多数类型心脏病心衰的特征，常见于高血压、冠心病、心瓣膜性疾病引起的心衰。高排血量型心衰常继发于代谢增高或心脏前负荷增加的疾病，如甲状腺功能亢进、动静脉瘘、贫血和妊娠等疾病。病人通常四肢温暖和潮红、脉压增大或至少正常。

4.按收缩和舒张功能障碍分类

心功能不全按收缩和舒张功能障碍分收缩性心衰、舒张性心衰、收缩性和舒张性并存型心衰。收缩性心衰主要临床特点源于心排血量不足，收缩末期容量增大、射血分数降低和心脏扩大。绝大多数心衰有收缩性心衰。舒张性心衰是起因于非扩张性纤维组织代替了正常可扩张的心肌组织，使心室顺应性下降，因而心搏量降低，左室舒张末期压增高而发生心衰，而代表心脏收缩功能的射血分数正常。

5.按心功能不全的严重程度分类

1928年纽约心脏学会(New York Heart Association，NYHA)提出的按患者胜任体力活动的能力结合临床表现将心脏功能分为4级(见表6-1)，现此分类法被广泛采用。该分类方法简单易行，但其主要凭患者主诉，未考虑主观症状和客观检查的差距，因此有一定的局限性。

表6-1　NYHA功能分级法

心功能级别	心功能状态
Ⅰ级	在休息或轻体力活动情况下，可不出现心力衰竭的症状、体征
Ⅱ级	体力活动轻度受限制，一般体力活动时可出现乏力、气急、心悸等症状
Ⅲ级	体力活动明显受限制，轻体力活动即可出现乏力、气急、心悸等症状，休息后可好转
Ⅳ级	安静情况下即可出现心力衰竭的临床表现，完全丧失体力活动能力

2001 年美国心脏病学会(American College of Cardiology,ACC)与美国心脏病协会(American Heart Association,AHA)提出一种新的分类方法,即按心衰发展过程将心衰分为 4 级(见表 6-2)。该分类方法强调慢性心衰发展的演变和发展过程,体现了预防的重要性(积极预防原发病)。

表 6-2 NYHA 功能分级法

分级	条件	举例
A 级	心衰高危患者,但未发展到心脏结构改变,也无症状	冠心病、高血压、糖尿病等,经检查心脏结构无异常
B 级	已发展到心脏结构改变,但尚未引起症状	左室肥大或纤维病变、扩张或收缩能力降低、无症状瓣膜心脏病、既往发生过心梗等,但从无心衰症状
C 级	指过去或现在有心衰症状并伴有心脏结构损害	现存在因左室舒缩功能下降导致的呼吸困难或乏力,或既往出现过心衰症状治疗后消失
D 级	结构性心脏病晚期,虽经最大努力治疗,静息状态下仍有明显心衰症状,需特殊治疗	因心衰经常住院或不能安全出院者,需持续静滴正性肌力药缓解心衰症状或使用机械性循环辅助装置的患者,准备接受心脏移植的住院患者

第二节 心功能不全时机体的代偿适应反应

心肌受损或心脏负荷加重时,体内出现一系列的代偿活动,通过这些代偿活动可使心血管系统的功能维持于相对正常状态。若病因继续作用,则经过相当时间,在一定条件下代偿状态可以向失代偿状态转化而出现力心衰竭。以往认为神经—体液调节机制的代偿性激活是心功能不全时机体代偿的主要机制,但近年来认为心肌本身的代偿(尤其是心肌结构性的代偿反应)是慢性心功能不全时机体代偿的基本机制。

一、神经—体液调节机制激活

在神经—体液调节机制中最重要的是交感—肾上腺髓质系统和肾素—血管紧张素系统的激活。

1. 交感—肾上腺髓质系统兴奋性增高

虽然在心肌受损和心脏负荷过度的早期,即可引起心输出量下降,从而刺激压力感受性反射通路,使交感神经系统兴奋。但代偿机制一般在慢性心功能不全时才有机会发生。一般认为,慢性心功能障碍时交感神经系统兴奋性增高的机制涉及以下几方面:慢性心功能障碍时,往往使组织持续低灌注,后者可引起压力感受器改建,从而对牵张刺激敏感性下降,最终使交感神经系统兴奋;慢性心功能障碍时,同时还伴有容量感受器改建,对静脉淤血刺激敏感性下降,抑制交感神经系统兴奋的效应降低;组织低灌流产生的代谢产物 CO_2 和 H^+ 增多可兴奋化学感受器,使呼吸中枢兴奋性增高,可间接引起交感中枢兴奋性增高。

交感神经系统兴奋后,可对机体产生代偿作用,主要表现在以下 4 个方面。

(1)动用心力储备(utilization of cardiac reserve)

心脏具有较强的储备功能。心力贮备(cardiac reserve)是指心输出量随机体代谢需要而增长的能力。心力贮备可分为心率贮备、舒张期贮备和收缩期贮备。神经—体液机制调控着心力储备的动用。当交感神经系统兴奋后,首先通过释放去甲肾上腺素,激活心肌β受体,通过一系列细胞内信号转导机制,使心肌细胞的收缩能力增加,搏出量增加;同时去甲肾上腺素作用下还可使心肌细胞的舒张功能加强,促进心脏回心血量,从而增加前负荷,通过starling机制,使心搏出量增加。其次,去甲肾上腺素可使心率增加,后者在一定范围内可增加心输出量。此外,去甲肾上腺素还可收缩外周血管,使回心血量增加,以增加前负荷。所以,在当交感神经系统兴奋后通过收缩期储备、舒张期储备、心率储备增加心脏泵血。

1)动用舒张期贮备

当心脏功能损害时,由于心输出量下降,使回流到心室的血液不能充分排出心腔,于是心室舒张末期容积增加;慢性心衰时水钠潴留,回心血量增加,心室舒张末期容积增加;心肌受损时,激活神经—体液调节机制,引起容量血管收缩,增加回心血量,心室舒张末期容积增加。心室舒张末期容积增加导致心肌纤维初长度增加,粗细肌丝重叠较好,横桥数目较多,心肌收缩力增强,心输出量增加。这种代偿启动迅速,是心肌对急性血流动力学变化的一种重要代偿机制,可以防止心室舒张末期压力和容积发生过久和过度的改变,但代偿能力有限。

2)动用收缩期储备

交感兴奋时心肌中去甲肾上腺素增多,激活心肌细胞膜 β_1 受体,通过兴奋性G蛋白激活腺苷酸环化酶使cAMP增多。cAMP激活蛋白激酶A,使心肌细胞膜钙通道磷酸化引起钙通道开放速率和时间增加,钙内流增多使收缩能力增强。蛋白激酶A还可使抑制肌浆网钙泵功能的受磷蛋白磷酸化,从而降低其对肌浆网钙泵的抑制,加快肌浆网摄钙;使肌钙蛋白抑制亚单位磷酸化,引起钙结合亚单位与 Ca^{2+} 亲和力降低等效应,从而提高心肌舒张功能。

3)动用心率贮备

心肌中去甲肾上腺素浓度增高,加快窦房结自律细胞4期 Na^+ 内流,使自动除极速度加快,心率加快。在一定范围内,随着心率加快可使心输出量增加2～2.5倍。这是一种简便、快速、有效的代偿方式。几乎所有的心脏病病人都有心率增快,因而心率增快成为心脏疾病的一个重要体征。

(2)体循环脏器血流重分配

交感神经系统兴奋时,外周血管收缩,血液重新分配,确保心,脑等重要脏器供血,维持血压。

(3)交感神经系统持续兴奋可激活心肌改建(详见后述)

(4)肾血流减少,降低肾小球滤过率,刺激肾素—血管紧张素—醛固酮系统的兴奋

交感神经系统过度兴奋也会对心泵功能产生许多不利影响,如心率增加、收缩力增加均可增加心肌耗氧量,缩短舒张期,减少冠脉流量;交感神经系统过度兴奋会导致全身血管收缩,增加前后负荷;过多去甲肾上腺素可使心肌膜离子转运异常,诱发心律失常;激活肾素—血管紧张素—醛固酮系统,引起钠水潴留,增加心脏负荷,促进心肌改建,组织低灌流,引起骨骼肌疲劳。实践证明,合理运用β-受体阻滞剂,减轻慢性心功能障碍中持续交感神经系统

过度兴奋的不良影响，对心力衰竭的治疗显示出良好效应。

2.肾素—血管紧张素系统激活

肾素—血管紧张素系统（renin-angiotensin system，RAS）包括循环肾素—血管紧张素系统和心肌局部肾素—血管紧张素系统，可在心输出量减少时被激活。血管紧张素II的作用总的来说具有潴钠、缩血管、正性肌力和促进生长作用。

（1）循环 RAS 的激活机制

循环 RAS 的激活机制主要涉及以下 3 方面：肾血管收缩导致肾灌流量和灌注压降低，使肾入球小动脉受到的牵张刺激减弱，激活肾素分泌；去甲肾上腺素激活肾小球球旁细胞膜的 β1 受体，促进肾素释放；交感紧张性增高引起出球小动脉收缩程度超过入球小动脉，提高肾小球滤过分数使近曲小管重吸收增强，导致流经远曲小管致密斑的 Na^+ 负荷减少，激活肾素分泌。血浆肾素增多激活 RAS，使血浆 Ang Ⅱ和醛固酮水平增高。

（2）心肌局部 RAS 的激活

20 世纪 80 年代以来的研究证实，心肌等组织具有表达 RAS 全部组分的能力，生成的 Ang Ⅱ在组织局部发挥作用。人心肌的胃促胰酶（chymase）可替代血管紧张素转换酶（angiotension converting enzyme，ACE），将 Ang Ⅰ水解为 Ang Ⅱ。心肌局部 RAS 在参与心肌肥大和心衰中，较循环 RAS 更为重要。心肌局部 Ang Ⅱ可促进心交感释放去甲肾上腺素，在提高心肌舒缩功能同时增大心肌耗氧量；引起冠状血管收缩，促进血管壁增生及纤维化；促进心肌细胞肥大、心肌间质纤维化，激活心肌改建。心肌局部 RAS 在促进心肌改建中的作用较循环 RAS 更为重要。

3.其他体液因素在心功能障碍时的变化

在心衰发生过程中，还有多种体液因子的高表达。就功能而言，这些活性物质可分为两大类。一类为促使血管收缩、促水钠潴留、促生长的血管活性物质，如去甲肾上腺素、Ang Ⅱ、内皮素等，这些因子由于降低心输出量，因此往往对心功能有害。另一类为扩血管、促钠水排出、抑生长的血管活性物质，如心房钠尿肽、前列腺素 E_2、一氧化氮等。心肌中这两类活性物质的相对平衡状态，调控着心功能代偿与失代偿状态的转换。心衰是否进展及进展的快慢，与上述两类物质的平衡有关。

二、心脏本身的代偿反应

心脏本身的代偿反应包括心率加快、心脏紧张源性扩张、心肌收缩性增强和心室重构。其中心率加快、心脏紧张源性扩张和心肌收缩性增强属于功能性调整，可短时间内被调动起来；而心室重构是伴有明显形态变化的综合性代偿，是心脏在长期负荷过度时的主要代偿方式。下面我们就重点介绍心室重构。

心室重构（ventricular remodeling）是指在持续负荷过重及神经、体液过度激活状态下，心肌组织在结构、功能、数量及基因表达等方面所发生的适应性变化。这些结构变化的目的是为了保持有效的心功能，但长时间后则是有害的，最终导致心力衰竭。心室重构的机制是近年来研究的热点问题，目前还不十分清楚。阐明心室重构的机制，有利于心衰的防治甚至逆转。目前认为，心衰发生过程中，机械性刺激（负荷过度）及化学性刺激（神经体液因子）作用于相应的受体或压力感受器，引起蛋白激酶活化，蛋白激酶通过磷酸化而激活其他转录因子而导致原癌基因（如 *c-myc*、*c-fos*）、生长因子及胶原、胶原酶等表达增加，心肌细胞蛋白的合成增加，从而导致心室重构。

心脏由心肌细胞、非心肌细胞（包括成纤维细胞、血管平滑肌细胞、内皮细胞等）以及细胞外基质组成。心室重构表现为既有量的变化（即心肌肥大），又有质的变化（即细胞表型的改变）；既发生在心肌细胞，又发生在非心肌细胞和细胞外基质；既有代偿作用，又产生不利影响。其基本病理改变可发生在多个水平，十分复杂。

1. 心肌肥大

心肌肥大（myocardial hypertrophy）是指在细胞水平，心肌细胞体积的增大（不强调数量的增加）。根据造成心肌肥大原因不同和肥大心肌排列的方式不同，将心肌肥大分为 2 种。(1)向心性肥大（concentric hypertrophy），指长期压力超负荷使收缩期心室壁应力增大，引起增生的心肌肌节以并联排列为主。向心性肥大的特征是心室壁显著增厚，而心腔容积正常甚至缩小，使室壁厚度与心腔半径之比增大，常见于高血压性心脏病及主动脉瓣狭窄等疾病。(2)离心性肥大（eccentric hypertrophy），指长期容量负荷增大使舒张期心室壁应力增大，引起增生的心肌肌节以串联排列为主。离心性肥大的特征是心腔容积显著增大与室壁轻度厚度并存、室壁厚度与心腔半径之比基本保持正常，常见于二尖瓣或主动脉瓣关闭不全等疾病。

2. 心肌细胞表型（myocyte phenotype）改变

在心室重构时，心肌细胞合成的蛋白质的种类也发生变化。特别是一些在胚胎期表达但成年后静止的基因又重新表达，如心房钠尿肽基因、β-肌球蛋白重链（β-myosin heavy chain，β-MHC ）、合成胎儿型蛋白质增加，使改建心肌的结构、功能改变。此外，还有一些蛋白同工型的转变，如低活性的同工型表达增多，引起新生蛋白质活性降低，转型后的心肌细胞可以通过分泌细胞因子和局部激素的变化，进一步促进细胞生长和增殖。再次，心肌组织各种细胞的不同基因表达活性不均匀，使心肌各组织成分和细胞亚结构发生不均衡生长，因此，肥大心肌往往具有不平衡性生长的特性。

3. 非心肌细胞和细胞外基质的改变

心脏并不是一个单纯的肌性器官。除心肌细胞外，心肌内血管和细胞外间质也是心壁结构重要的组成部分。心脏的非心肌细胞包括成纤维母细胞、血管平滑肌细胞、内皮细胞。在循环和局部 RAS、去甲肾上腺素、细胞因子、机械牵张等作用下，使非心肌细胞增殖，尤其是成纤维细胞增殖。成纤维细胞增殖可引起细胞外基质的改变。

心肌细胞与非心肌细胞通过细胞外基质相互连接。胶原是细胞外基质中的框架结构，在心脏中可由成纤维细胞合成并分泌到细胞外。心肌组织中主要是Ⅰ型胶原和Ⅲ型胶原。Ⅰ型胶原占三分之二，抗张强度大，伸展及回弹性小，主要聚合粗纤维；Ⅲ型胶原占三分之一，抗张强度小，具有较大的伸展和回弹性，主要聚合细纤维。在心室重构早期，Ⅲ型胶原常明显增多，这对心力衰竭尤其是心肌肥大早期的代偿具有重要意义。心室重构后期，常以Ⅰ型胶原为主，由于它的伸展性和回缩性较小，所以，它的增多使心肌的僵硬度增加而影响心室的舒张功能。不适当的非心肌细胞和基质的重塑可降低心室壁的顺应性而使僵硬程度增加,影响心脏舒张功能;冠状动脉周围的纤维增生和管壁增厚,冠状循环的供血量减少;影响心肌间的信息传导,促进细胞凋亡。

心室重构可发生代偿作用,主要表现在:(1)心脏泵血功能加强。心肌肥大时由于心肌总量增加,使心肌收缩蛋白总量增多,在心肌舒缩能力保持正常或仅有轻度降低的情况下,使心肌总体舒缩功能提高,增加心排出量和射血速度,导致心功能曲线向左上移位。(2)心肌耗氧量减少。室壁应力是除心率外决定心肌耗氧量的另一因素,依据 Laplace 定律 $S=Pr/2h$,这里 P 为心室内压;r 为心腔半径;h 为心壁厚度。向心性肥大室内压(P)增加,室壁厚度(h)的增加可降低室壁应力(S)。离心性肥大心腔半径(r)增加,室壁厚度(h)的增加可降低室壁应力(S)。降低室壁张力会减少心肌的耗氧量。(3)由于 α-MHC 向 β-MHC 转化,导致心肌的能量利用率提高。

但过度心室重构也会带来不利的影响。心室重构过程中心肌组织基因表达发生改变。改建心肌的生长与正常心肌存在相当大差异,属病理性生长。当心肌体积的增长超过神经、血管和细胞器的生长速度,导致心肌交感神经末梢分布密度相对下降,毛细血管分布密度相对下降,线粒体分布密度相对下降。达到一定程度后,心肌肥大从代偿向失代偿发展,心肌舒缩功能下降,心功能曲线向右下移位,心肌顺应性下降(僵硬度升高)。

第三节　心力衰竭的发生机制

心衰的发生发展病程复杂,机制尚未完全阐明。要了解心衰是怎样发生的,首先应知道正常心肌是怎样收缩和舒张的。近年来,心肌收缩和舒张的机制已经研究得比较深入,从心肌舒缩的分子机理来看,心肌要进行正常的舒缩活动,必须具备三个条件:收缩蛋白与调节蛋白性能正常;能量代谢正常(ATP 的产生与利用);Ca^{2+} 转运正常(Ca^{2+} 在电信号与机械运动中起偶联作用)。目前的研究认为,心衰发生的机制主要涉及以下 6 个方面:心肌收缩成分减少和排列改变,心肌能量代谢障碍;心肌兴奋—收缩偶联障碍;心肌纤维化和顺应性下降;心室舒张负荷减少与舒张被动阻力增加;以及心室各部舒缩活动不协调性。

一、心肌收缩成分减少和排列改变

心肌损伤和心室重构中造成的收缩成分绝对及相对减少,心肌空间结构改变等都将影响心肌收缩能力,而且这些变化不断发展。当心室肌收缩能力不足以克服负荷增加所增大的室壁应力时,心室发生扩张,心腔扩大而心壁变薄。结果不仅因明显增大室壁应力而增加耗氧量,也增大心室前负荷,同时造成房室瓣功能性闭锁不全,加重心脏功能障碍。

1. 心肌细胞坏死和凋亡

多种心肌损伤因素(如心肌梗死、心肌炎及心肌病等)均可导致心肌细胞变性、萎缩,严重的因为心肌细胞死亡而使有效收缩的心肌细胞数量减少。心肌死亡可分为坏死和凋亡。在临床上心肌细胞坏死的最常见原因是急性心肌梗死。一般而言,当梗死面积达左心室面积的 20%时便可发生急性心衰,当梗死面积达左心室面积的 40%时便可发生心源性休克。

研究发现，在心肌缺血的中心以细胞坏死为主，而在缺血边缘区以凋亡为主。

2.肥大心肌收缩成分相对减少

在细胞水平，肥大心肌的早期，细胞内线粒体数目增加，体积增大，肌原纤维增多，组织结构基本正常。但当心肌过度肥大后，伴有胚胎基因再表达，以及低活性的蛋白同工型表达增加，发生病理性心肌肥大；同时细胞外基质中胶原增加，使间质与心肌比列增加，发生纤维化。因此，总的表现为心肌总量虽然增多，但收缩成分相对减少。

3.心肌排列改变

心衰时常可见肌原纤维排列紊乱，其原因与增大的细胞核对周围肌原纤维的挤压；间质蛋白酶激活造成胶原降解加快；心肌细胞中肌原纤维生长远超出线粒体生长，使心肌细胞能量供应障碍等有关。在增加的负荷机械力作用下，引起心肌细胞或肌束互相滑脱移位，使心肌的立体空间结构改变，心室容积扩大而室壁厚度减少，最终引起心肌耗氧量增加，房室瓣相对闭锁不全。

二、心肌能量代谢障碍

心脏处于不断运动之中，耗能很多，主要靠有氧氧化供能。肌能量代谢过程可分为生成、储存和利用 3 个主要环节。各种原因所致的心肌能量代谢障碍，是导致心功能障碍的重要机制。心肌中能量代谢障碍主要发生在生成和利用两个环节。

1.心肌细胞能量生成障碍

由于心脏活动所需要的能量几乎完全依靠有氧代谢来提供，即使在静息状态下，心肌也差不多最大限度地从动脉血中摄取氧。当血液流经心肌后，其中约 70% 的氧被心肌摄取。当氧需求增加时，心肌不能从冠脉中摄取更多比例的氧，因此只有通过增加冠脉血流来解决。因此，以下情况均可导致心肌能量生成障碍：(1)冠心病引起的心肌缺血是造成心肌能量生成不足的最常见原因。此外，休克和严重贫血时，也可以减少心肌的供血，引起心肌细胞能量生成障碍。(2)当维生素 B 严重缺乏时，会造成线粒体中脱氢氧化酶活性降低。(3)严重心肌缺氧时造成线粒体损伤。心肌肥大时，毛细血管数量增加相对不足，也可导致肥大心肌细胞产能不足。过度肥大的心肌细胞内线粒体含量相对不足，而且肥大的心肌细胞内线粒体氧化磷酸化水平降低。

2.心肌细胞能量转化储存障碍

磷酸肌酸是心肌细胞的化学能贮存库，它虽不能在水解时释放能量为生命活动所需。它在能量的释放、转移和利用之间起着缓冲作用，其作用使细胞内 ATP 的含量能够保持相对的稳定。肌酸磷酸激酶(creatine phosphate kinase，CPK)是催化肌酸与三磷酸腺苷生成磷酸肌酸与二磷酸腺苷之间可逆反应的一种氧化酶。在心室重构过程中，CPK 同工酶谱发生变化，高活性的成人型(MM 型)CPK 减少，而低活性的胎儿型(MB 型)CPK 增加，使肥大心肌的能量转化储存障碍。

3. 心肌细胞能量利用障碍

在心力衰竭发生过程中，肌球蛋白头端的 ATP 酶活性降低。衰竭心肌中肌球蛋白轻链同工型发生显著变化，低活性的胎儿/心房同工型增多，而高活性的心室同工型减少。酸中毒抑制肌球蛋白 ATP 酶活性是造成心肌收缩蛋白功能降低的另一重要原因，在心肌缺血导致心功能降低中起着不可忽视的作用。

三、兴奋—收缩耦联障碍

心肌细胞凋亡、能量缺乏、细胞骨架异常排列等许多因素都可导致心肌兴奋—收缩耦联障碍，但最主要的原因是心肌细胞钙转运异常。

1. 胞外钙内流障碍

研究发现，心衰的心肌细胞细胞膜上电压依赖性钙通道受抑制，钙内流减少，收缩力下降。同时由于心肌细胞膜受损，钙泵功能下降以及钠钙交换减少，导致钙超载，舒张障碍。正常情况下，去甲肾上腺素信号通路中的多个环节均可刺激细胞外钙内流（直接刺激因素是 cAMP），引起心肌收缩增强。在心衰时下面 3 个因素可使细胞外钙内流减少，心肌收缩力下降：(1)心肌组织中去甲肾上腺素释放减少。慢性心脏功能降低引起交感神经系统持续兴奋性增高，致使心交感神经末梢储存的 NE 耗竭；肥大心肌酪氨酸羟化酶活性降低使去甲肾上腺素合成减少；心室重构使肥大心肌中交感神经纤维数量相对减少，都造成重构心肌对交感神经系统兴奋调节的反应性降低。(2)心肌 β 肾上腺素受体减敏。体内儿茶酚胺持续高水平，引起 β 受体对激动剂敏感性降低，称为 β 受体减敏。减敏的机制之一是 β_1 受体 mRNA 表达降低，导致 β 受体减少，即受体密度下调。另一减敏的机制是 β_2 受体分子中蛋白激酶的磷酸化位点磷酸化，使 β_2 受体与 Gs 蛋白脱偶联。减敏对减轻持续高浓度儿茶酚胺对心肌的毒性具有保护意义，但却使心泵功能的代偿调节效应降低。(3)心肌 G 蛋白功能障碍。去甲肾上腺素与 β 受体结合后，通过胞内的 G 蛋白偶联，再激活腺苷酸环化酶。心力衰竭心肌中发现 Gi 蛋白水平明显上调。无论是 Gs 减少或 Gi 增多，都使 Gs / Gi 比值降低，使腺苷酸环化酶活性降低，cAMP 生成减少，导致 β 受体激活引起的细胞内信息传递过程障碍。

2. 肌浆网钙转运障碍

肌浆网上多种钙转运蛋白通过摄取、贮存和释放三个环节，维持胞浆内钙离子的动态平衡。心衰时，往往肌浆网 Ca^{2+}-ATP 酶和它的调节蛋白受磷蛋白表达都下降，使肌浆网摄取和贮存钙减少，供心肌收缩的钙不足，抑制心肌的收缩性。此外，心衰的心肌肌浆网钙释放蛋白 RyR 含量和活性降低，加上舒张期肌浆网钙泄漏，削弱了钙内流诱发的内钙释放，从而心肌收缩性减弱。

3. 肌钙蛋白功能障碍

许多原因可影响肌钙蛋白与钙离子的结合，最终引起收缩力下降，如肌钙蛋白的表型发生改变。在心力衰竭发生过程中，肌钙蛋白中的向肌球蛋白亚单位（TnT）的胎儿同工型

(TnT_4)增多;肌钙蛋白抑制亚单位(TnI)磷酸化减弱。又如心肌缺血时,引起酸中毒,H^+可与 Ca^{2+} 竞争性地与肌钙蛋白结合,引起收缩力下降。

四、心肌纤维化和顺应性下降

心肌顺应性(myocardial compliance)也称为心肌伸展性,是指心肌顺随应力而改变长度的特性。心肌顺应性以心室单位压力改变(ΔP)所引起的心室容积改变量(ΔV)来表示。心肌顺应性的大小常用舒张末期压力-容积关系(P-V 曲线)来表示。压力与容积是一种正变关系。顺应性降低(僵硬度增高)时,P-V 曲线向左上移位。顺应性与僵硬度互为倒数。

心肌顺应性取决于心肌自身结构所决定的被动伸展性能和心室壁厚度。心衰时与心肌纤维化(如Ⅰ/Ⅲ 胶原比增加)和心壁增厚两个因素有关。心肌顺应性降低将会导致心室血液充盈减少;冠脉灌流减少以及舒张末期压增高。其中左心舒张末期压增高将导致肺淤血、肺水肿;右心舒张末期压增高引起全身淤血、水肿。

五、心肌舒张负荷减小与舒张被动阻力增大

心肌舒张负荷比较抽象,可理解为心肌舒张的"动能"。它与心室血液充盈量及速度、冠脉灌流的好坏有关。

1.心室充盈量不足

心室充盈过程为心肌被动舒张提供扩张负荷。充盈量减小使心室被动充盈负荷降低,导致被动充盈障碍。

2.冠状动脉灌流不足

冠脉血液灌流时可产生弹开效应,带动心肌舒张,心衰时冠脉灌流下降,导致心室舒张功能下降。

六、心室壁舒缩协调障碍

心脏是一球型器官,正常时心脏各部分舒缩活动十分同步协调,收缩时合力指向流出道。冠状动脉粥样硬化使部分心壁缺血,收缩性能减弱;心肌梗死区丧失收缩功能;心壁梗死区伸展、变薄,甚至形成室壁瘤,使这部分心壁抗张能力降低;传导阻滞造成心室壁各部位心肌舒缩不同步等病理改变,都造成心室壁舒缩在时间上或空间上不协调,致使心室喷射向量的合力降低或/和方向偏移,导致每搏量减少。最严重的心室壁舒缩不协调是心室纤颤,使心脏射血严重减少甚至停止,成为心性猝死的重要原因。

第四节　心功能不全时临床表现的病理生理基础

心力衰竭所引起的一系列复杂的临床症状,是有心脏泵血功能障碍和神经一体液调节机制过度激活共同引起的,患者常表现为心输出量减少和静脉淤血等多种症状。

一、心输出量减少

1.心脏泵血功能降低

心衰时,心脏泵血功能降低,同时射血后心室残余血量增加,反映心脏收缩性能和舒张性能均有所下降。

(1)心输出量和心指数下降

心输出量(cardiac output,CO)是反映心泵功能的综合指标,正常人 CO 为 3.5~5.5 L/min,心衰时 CO<3.5 L/min。心输出量在不同身高、体重的病人之间不好比较,因此常采用心指数(cardiac index,CI)。CI 是心输出量经单位体表面积标准化后的心脏泵血功能指标,可比性较好。正常人 CI 为 2.5~3.5 L/min/m^2,心衰时 CI < 2.2 L/min/m^2。

(2)收缩或/和舒张功能指标下降

射血分数(ejection fraction,EF)和 V_{max} 下降。射血分数是每搏输出量占左心室舒张末期容积的百分比,是评价左心室射血效率的指标,能较好地反映心肌收缩力的变化。正常左室 EF=60%±9%。V_{max} 指负荷为 0 时心肌最大收缩速度,因为 V_{max} 不受前后负荷的影响,因此是反映心肌收缩性的最佳指标。心衰时 V_{max} 可小于 0.3。

心室收缩最大速率($+dp/dt_{max}$)和心室舒张最大速率($-dp/dt_{max}$)下降。$+dp/dt_{max}$ 是指心室等容收缩期室内压上升的最大速率,反映心肌收缩性。$-dp/dt_{max}$ 是指心室等容舒张期室内压下降的最大速率,反映心肌舒张功能及顺应性下降。

(3)心室充盈压和心室舒张末容积增加

正常左室舒张末压(left ventricular end diastolic pressure,LVEDP) 小于 12 mmHg。在动物实验时,LVEDP 测定比较方便。但在临床上,LVEDP 测定较为困难,常采用肺毛细血管楔压(pulmonary capillary wedge pressure,PCWP)代替 。正常时 PCWP 平均为 7mmHg。心衰时 PCWP 增加,当 PCWP>30mmHg 时,可发生肺水肿。而临床上常用中心静脉压(central venous pressure,CVP)替代右室舒张末压(right ventricular end diastolic pressure,RVEDP)。CVP 正常值为 6~12 cmH_2O,右心衰时,CVP 增高,但心源性休克时反而下降。

(4)心率加快

由于交感神经系统兴奋,患者在心力衰竭早期即有明显的心率增快。随心搏出量的进行性降低,心输出量的维持更加依赖心率增快。因此,心悸是心衰患者最早和最明显的症状。

2.血压变化

急性心衰时,动脉血压明显下降,甚至发生心源性休克。而慢性心衰的患者早期动脉血压并无明显下降,这可能是由于交感神经系统兴奋,导致血容量代偿性增加所致。这些病人往往处于晚期失代偿时,动脉血压才看到明显下降。

3.脏器血流重分配

心输出量减少引起的神经—体液调节系统的激活,表现为血浆儿茶酚胺、Ang Ⅱ 和醛固酮含量增高,使体循环阻力血管广泛收缩,而心脑小动脉并无明显变化,导致体循环脏器血流重分配。一般情况下,当心力衰竭较轻时,心脑血流量可维持在正常水平,而皮肤、骨骼肌、肾脏以及内脏血流量明显减少。当心力衰竭发展到严重的阶段时,心脑血流量也可减少。器官血流量重新分配是心力衰竭患者体力活动能力下降的主要机制。

4.外周血管和组织的适应性改变

慢性心输出量减少可引起外周血管和组织产生一系列适应性变化。心衰时由于存在脏器血流重分配的情况,使大多数组织器官低灌注,持续缺氧进而使红细胞中2、3-DPG增多以及组织中代谢产物及氢离子增多,使氧离曲线右移,提高O_2向组织的扩散量。组织灌流减少还可使毛细血管中血流速度减慢,增加动脉血中的营养成分向组织弥散的时间。慢性缺氧还可使组织细胞线粒体数目增多,呼吸链Cyt氧化酶增多。但以上这些代偿变化不足以完全弥补心功能障碍所致低灌注对组织的影响。

二、静脉淤血

慢性心力衰竭时常以静脉淤血为主要表现。其机制主要与以下两方面有关:(1)循环血量增加。慢性心力衰竭时,交感神经系统兴奋性增高及肾脏内RAS激活,导致的肾小球滤过率下降及肾小管重吸收钠、水增多。钠水潴留加上慢性缺氧引起的促红细胞增生,导致循环血量增加;(2)心排出量减少。心排出量减少导致LVEDP增高,从而使静脉回流受阻而发生静脉系统淤血。而循环血量的增加所导致的前负荷增大不仅不能使每搏量相应增加,反而使充盈压进行性增高,进一步促进静脉淤血的发生。

根据淤血的部位,静脉淤血可分为体循环淤血和肺循环淤血。

1.体循环淤血

体循环淤血常见于右心衰和全心衰竭的患者,主要表现为体循环静脉系统的过度充盈、静脉压增高、水肿和内脏淤血等。

(1)颈静脉怒张

这是右心衰竭的一个较明显征象。其出现常较皮下水肿或肝肿大为早,同时可见舌下、手臂等浅表静脉异常充盈,压迫充血肿大的肝脏时,颈静脉怒张更加明显,此称肝—颈静脉回流征阳性。

(2)水肿

右心衰竭早期,由于体内先有钠、水潴留,故在水肿出现前先有体重的增加,体液潴留达5千克以上时才出现水肿。心衰性水肿多先见于下肢,呈凹陷性水肿,重症者可波及全身,下肢水肿多于傍晚出现或加重,休息一夜后可减轻或消失,常伴有夜间尿量的增加。

(3)肝脏肿大

常见肝脏充血肿大并有压痛。急性右心衰竭肝脏急性淤血肿大者,上腹胀痛急剧,可被误诊为急腹症。长期慢性肝淤血缺氧,可引起肝细胞变性、坏死、最终发展为心源性肝硬化,肝功能呈现不正常或出现黄疸。

(4)胃肠道功能改变

上腹部胀满是右心衰竭较早的症状。常伴有食欲不振、恶心、呕吐及上腹部胀痛,此多由于肝、脾及胃肠道充血所引起。

(5)发绀

右心衰竭者多有不同程度的发绀，最早见于指端、口唇和耳郭，较左心衰竭者为明显。其原因除血液中血红蛋白在肺部氧合不全外，常因血流缓慢，组织从毛细血管中摄取较多的氧而使血液中还原血红蛋白增加有关(周围型紫绀)。严重贫血者紫绀可不明显。

(6)心脏体征

这主要为原有心脏病表现，由于右心衰竭常继发于左心衰竭，因而左、右心均可扩大。右心室扩大引起三尖瓣关闭不全时，在三尖瓣听诊可听到吹风样收缩期杂音。由左心衰竭引起的肺淤血症状和肺动脉瓣区第二心音亢进，可因右心衰竭的出现而减轻。

2.肺循环淤血

肺循环淤血主要见于左心衰时。当左心排出量减少时，肺毛细血管楔压升高，出现肺循环淤血。当肺淤血严重时，可出现肺水肿。肺淤血和肺水肿的共同临床表现为呼吸困难。

(1)呼吸困难

呼吸困难是左心衰竭的最早和最常见的症状。根据肺淤血和肺水肿的严重程度不同，呼吸困难可有不同的表现形式。轻者仅于较重的体力劳动时发生呼吸困难，休息后很快消失，故称为劳力性呼吸困难。这是由于劳动促使回心血量增加，在右心功能正常时，更促使肺瘀血加重的缘故。随病情的进展，轻度体力活动即感呼吸困难，严重者休息时也感呼吸困难，以致被迫采取半卧位或坐位，称为端坐呼吸(迫坐呼吸)。因坐位可使血液受重力影响，多积聚在低垂部位如下肢与腹部，回心血量较平卧时减少，肺淤血减轻，同时坐位时横膈下降，肺活量增加，使呼吸困难减轻。阵发性夜间呼吸困难是左心衰竭的一种表现，病人常在熟睡中憋醒，有窒息感，被迫坐起，咳嗽频繁，出现严重的呼吸困难。轻者坐起后数分钟，症状即告消失，重者发作时可出现紫绀、冷汗、肺部可听到哮鸣音，称心脏性哮喘。严重时可发展成肺水肿，咯大量泡沫状血痰，两肺布满湿啰音，血压可下降，甚至休克。

(2)咳嗽和咯血

这是左心衰竭的常见症状。由于肺泡和支气管黏膜淤血所引起，多与呼吸困难并存，咯血色泡沫样或血样痰。

(3)其他

其他可有疲乏无力、失眠、心悸等。严重脑缺氧时可出现陈—斯氏呼吸，嗜睡、眩晕、意识丧失、抽搐等。

(4)体征

除原有心脏病体征外，心尖区可有舒张期奔马律，肺动脉瓣听诊区第二心音亢进，两肺底部可听到散在湿性啰音，重症者两肺满布湿啰音并伴有哮鸣音，常出现交替脉。

第五节　心功能不全防治的病理生理基础

心衰的预后普遍比较差，诊断心衰后 5 年生存率仅为 50%，但最近的研究表明，经过一定的干预后患者的生存时间能够大大延长。慢性心力衰竭的治疗有以下几个目标：找出并纠正导致心衰的潜在原因,对于原来处于代偿期的患者要除去引起急性发作的诱因,改善心脏泵血功能,调节神经内分泌机制及限制心室重构,提高生存率。

一、防治原发病和消除诱因

应采取积极有效地措施防治原发性疾病(如高血压、甲亢、风心病、冠心病、肺心病等)。此外,控制感染,避免过度紧张和劳累,纠正水、电解质与酸碱失衡等都是消除诱因的重要环节。

二、改善心脏泵血功能

改善心脏泵血和重要器官的灌注可以用扩血管药物和正性肌力药物。治疗肺循环和体循环淤血的最有效方法是限盐和利尿药的使用。

对于收缩性心力衰竭患者,可以使用正性肌力药物来提高心肌收缩力。临床上常使用洋地黄类药物,β-肾上腺素受体激动剂和磷酸二酯酶抑制剂,这些药虽然可暂时改善患者症状,但不增加生存率。治疗舒张性心力衰竭目前尚无明确治疗方案。

静脉扩张药(如硝酸甘油)可以扩大静脉容量,减少静脉回心血量,从而降低左心室的前负荷。单纯小动脉扩张药(如肼屈嗪)降低体循环血管阻力和左心室后负荷,后者继而改善心室纤维的收缩。有些药物可同时扩张静脉和小动脉,这类药中最为重要的是血管紧张素转化酶抑制药。应用血管扩张药尤其是血管紧张素转化酶抑制药治疗心衰是过去半个世纪心血管领域最重要的进展之一。许多实验证明服用血管紧张素转化酶抑制药不仅可以减轻心衰症状,增加活动耐量,降低住院率,更重要的事还可以提高心衰患者的生存率。

利尿药可以促进水和钠经肾脏排泄,减少血管内容量及静脉回心血量,降低左心前负荷,使心室舒张压降低,从而消除肺淤血。恰当地使用利尿药不会降低心输出量。但如果过量使用利尿药,则使左室充盈压降低到一定限度,反而造成心输出量的减低。因此,利尿药必须在出现肺淤血或下肢水肿时才可应用。

三、调节神经内分泌机制及限制心室重构

通过纠正神经内分泌系统失衡,限制心室重构,以减缓左室功能不全的进展。以前人们认为β-肾上腺素受体阻断药不能用于收缩功能障碍的缓解。但最近的研究表明β-肾上腺素受体阻断药对心衰患者有很重要的益处,包括增加心输出量,防止血流动力学的恶化,提高生存率。其作用机制可能通过抑制β-肾上腺素受体活性,防治交感神经对衰竭心肌的恶性应激有关。β-肾上腺素受体阻断药一般应用于LVEF低于40%,有明显心衰的患者。血管紧张素转化酶抑制药主要通过抑制循环和心脏局部的RAS,延缓心室重构。对于不能耐受血管紧张素转化酶抑制药的患者,可用AngⅡ受体阻滞剂替代。

四、其他治疗

心肌能量药物如能量合剂、葡萄糖、氯化钾、肌苷等可能具有改善心肌代谢的作用。置入性心律转复除颤器可预防伴心力衰竭的室颤及影响血流动力学的室速的心源性猝死。对难治性严重的心衰可考虑施行心脏移植术或人工心脏。

(沈岳良)

参考文献

[1]李桂源，吴伟康，欧阳静萍．病理生理学(第2版)．北京：人民卫生出版社，2010

[2]金惠铭，王建枝．病理生理学(第7版)．北京：人民卫生出版社，2008

[3]Hannon R A，Pooler C，Porth C M，et al. Porth Pathophysiology：Concepts of Altered Health States. Canada：Wolters Kluwer /Lippincott Williams & Wilkins，2010

[4]Lilly L S. Pathophysiology of Heart Disease：A Collaborative Project of Medical Students and Faculty(4th ed). Wolters Kluwer /Lippincott Williams & Wilkins，2007

第七章　肝脏功能障碍

第一节　概　述

肝脏是人体重要的器官之一，它参与糖、蛋白质、脂肪、维生素和激素等物质的代谢，合成和清除大多数的凝血因子，生成和分泌胆汁，肝脏同时具有解毒和生物转化功能，因此，各种致肝损伤因素使肝脏细胞发生严重损害，使其代谢、分泌、合成、解毒与免疫功能发生严重障碍，机体往往出现黄疸、出血、高氨血症、低蛋白血症、继发性感染、肾功能障碍、精神神经症状等一系列临床综合征，称为肝功能不全(hepatic insufficiency)。

肝功能衰竭(hepatic failure)一般指肝功能不全的晚期阶段，其主要临床表现是出现中枢神经系统功能紊乱(肝性脑病)和肾衰竭(肝肾综合征)。

一、肝脏疾病的常见病因及机制

1. 生物性因素

病毒性肝炎是引起肝损害的主要因素之一，目前已发现 7 种病毒可导致病毒性肝炎，分别为甲、乙、丙、丁、戊、己、庚型肝炎病毒，其中乙型肝炎的发病率最高，危害最大。病毒性肝炎的发病与感染病毒的量、毒力以及途径有关。除肝炎病毒外，某些细菌、阿米巴滋养体可引起肝脓肿，某些寄生虫如血吸虫等也可引起肝损伤。

2. 理化性因素

有些工业毒物可导致肝损害，如 CCL_4 常在动物实验中被用于复制肝损害的模型。有至少 200 余种药物可引起程度不同的肝损害。进入体内的药物，一般均经肝代谢或解毒，因此，药物本身或其代谢产物可损害肝细胞。如果此防御功能失效，有毒产物也可与蛋白质等结合最终导致细胞受损、死亡。酒精本身及其衍生物均能导致肝脏损伤，已成为继乙肝病毒之后的第二大致病原因。

3. 遗传性因素

某些遗传性代谢缺陷及分子病可以累及肝脏造成肝炎、脂肪肝、肝硬化等。如肝豆状核变形时，过量的铜在肝脏沉积可致肝硬化。原发性血色病时，含铁血黄素在肝内沉积也可导致肝损害。

4.免疫性因素

如原发性胆汁性肝硬化、慢活肝炎等，主要是激活了T淋巴细胞介导的细胞免疫导致。

5.营养性因素

单纯营养缺乏不能导致肝病的发生，但可促进肝病的发生、发展。如饥饿时，肝糖原、谷胱甘肽等的减少，可降低肝脏解毒功能或增强毒物对肝脏伤害。而随食物摄入的黄曲霉素、亚硝酸盐和毒蕈等，也可促进肝病的发生。

二、肝功能不全时的代谢变化

1.代谢障碍

肝脏是物质和能量代谢的中心，当肝功能不全，特别是肝功能衰竭时，可出现多种代谢紊乱。

(1)糖代谢障碍

肝脏是合成和储存糖原、氧化葡萄糖和产生能量的场所，肝糖原在维持血糖稳定中起重要作用。肝细胞功能障碍主要可导致空腹时低血糖。低血糖的发生机制主要有：1)严重的肝细胞损害使糖原合成、储存能力降低，糖原储备显著减少。2)肝细胞内质网中葡萄糖-6磷酸酶破坏，致糖原分解能力降低。3)肝功能障碍时胰岛素灭活功能减低，出现高胰岛素血症(hyperinsulinemia)。

有些肝功能障碍患者可出现糖耐量降低，当摄入葡萄糖后出现高血糖(hyperglycemia)。这可能是肝灭活功能降低，血中来自胰岛α细胞的胰高血糖素比胰岛素更多的缘故。

(2)蛋白质代谢障碍

肝脏是人体蛋白质合成和分解的主要器官，它是血浆蛋白质(包括血浆白蛋白、凝血因子以及多种酶类)的重要来源。在肝硬变发生时，由于有效肝细胞总数减少和肝细胞代谢障碍，白蛋白合成明显减少，以致出现低蛋白血症，是肝性腹水发病的机制之一。由于纤维蛋白原和几乎全部的凝血因子是在肝脏内合成的，严重肝病时病人易发生出血。此外，肝脏受损时，某些氨基酸在肝内的分解代谢障碍，导致其在血浆中的含量升高，出现血浆氨基酸失衡，如芳香族氨基酸明显升高。(见肝性脑病)

(3)脂类代谢障碍

肝脏在脂类的合成、转运和利用方面起着重要作用。肝脏能将肠道吸收或脂库中动员的脂肪酸，通过β-氧化作用产生乙酰辅酶A及能量、或合成甘油三酯和脂蛋白。当肝功能障碍时，肝细胞对脂肪酸的氧化减少，脂蛋白合成减少，使脂肪酸在肝内大量积聚而导致脂肪肝。

(4)能量代谢障碍

肝细胞受损时，乙酰乙酸/β-羟丁酸比值(AKBR)降低，AKBR降低反映肝脏能量生成障碍。能量生成障碍又使肝细胞代谢、分泌、合成和解毒等功能不能维持。

2.胆汁分泌和排泄障碍

胆红素的摄取、运载、酯化、排泄以及胆汁酸的摄入、运载及排泄均由肝细胞完成。当肝功能受损时，肝脏对胆红素的摄取、运载、酯化、排泄等任一环节功能障碍均可能导致高胆红素血症(hyperbilirubinemia)或黄疸(jaundice 或 icterus)，病人表现为皮肤、巩膜、黏膜等的黄染。当肝细胞受损，影响胆汁酸的摄入、运载及排泄时，会发生肝内胆汁淤积(introhepatic cholestasis)。

3. 生物转化功能障碍

对于体内各种生物活性物质、代谢终末产物，特别是来自肠道的毒性分解产物(如氨、胺类等)，以及由外界进入体内的各种异物(药物、毒物等)，机体或将它们直接排出体外，或先经生物转化作用将其转变成水溶性物质再排出。肝衰竭时，毒物、药物及各种生物活性物质的生物转化效率降低。

(1)药物代谢障碍

很多药物可损害肝细胞，同时损害的肝细胞也降低了对药物的代谢能力，改变药物在体内的代谢过程，延长多种药物的生物半衰期，导致药物蓄积，因而增强某些药物，尤其是镇静药、催眠药等的毒性作用，而易发生药物中毒。

(2)毒物解毒障碍

肝细胞损害，其解毒功能障碍，从肠道吸收的蛋白质代谢终末产物(如氨、胺类等毒性物质)不能通过肝脏进行生物氧化作用，因而在体内蓄积引起中枢神经系统发生严重功能障碍，以至发生肝性脑病。

(3)激素代谢障碍

雌激素、醛固酮、抗利尿激素、胰岛素、胰高血糖素等多种激素在肝脏内灭活，肝功能障碍时灭活功能减弱导致这些激素在体内增多。1)雌激素增多，引起女性卵巢功能紊乱、月经失调，男性则出现乳房发育、睾丸萎缩和不育，还可出现蜘蛛痣、肝掌。2)醛固酮增多。由于醛固酮增多，使肾小管排钾增多而导致低血钾症。低钾血症可引起代谢性碱中毒，这两者又参与肝性脑病的发生。醛固酮增多还可引起钠水潴留，是肝性水肿的发生原因之一。3)抗利尿激素增多。抗利尿激素使肾小管对水的回吸收增多，造成水潴留，使血液稀释而出现低血钠症。4)胰岛素增高。胰岛素除可使血糖降低外，还使血浆支链氨基酸分解，造成血浆氨基酸平衡失调。

4. 肝 Kupffer 细胞功能障碍

肝脏由肝实质细胞(肝细胞)和非实质细胞组成，非实质细胞包括肝巨嗜细胞(Kupffer 细胞)、肝星形细胞(贮脂细胞)、窦内皮细胞(SEC)、肝脏相关淋巴细胞(pit 细胞)等。肝细胞的损害可导致肝功能障碍，非实质细胞异常在肝功能障碍的发生、发展中也具有重要意义，特别是 Kupffer 细胞。Kupffer 细胞具有很强的吞噬能力，能吞噬血中的细菌、内毒素等许多物质，纤维连接蛋白可以加强其吞噬功能。Kupffer 细胞可以产生超氧阴离子杀灭细菌，产生干扰素，合成补体及其他细胞毒性物质，因此 Kupffer 细胞是抵御细菌和病毒感染的主要屏障。

(1)继发感染和菌血症

急、慢性严重肝细胞损伤(如爆发性肝炎、重度慢性肝炎、酒精性肝病等)时，补体严重不足或缺乏，造成吞噬细胞对细菌的调理吞噬作用有缺陷。纤维连接蛋白严重减少，使

Kupffer 细胞和嗜中性粒细胞(主要对金黄色葡萄球菌)的吞噬功能严重受损或下降,患者极易并发菌血症、细菌性心内膜炎、尿路感染及自发性细菌性腹膜炎等细菌感染。

(2)肠源性内毒素血症

肠道革兰阴性细菌释放内毒素,在肝功能正常的情况下,内毒素小量间歇地进入门静脉,或漏入淋巴并转漏至腹腔,在进入肝脏后迅速被 Kupffer 细胞吞噬而被清除,故不能进入体循环。在严重肝病情况下往往出现肠源性内毒素血症(intestinal endotoxemia)。其原因与下列因素有关:1)严重肝病、肝硬化时,由于大量侧支循环建立,内毒素便可绕过肝脏进入体循环,不能被 Kupffer 细胞清除;2)Kupffer 细胞功能抑制,如伴有淤积性黄疸的肝病患者,肝内淤积的胆汁酸和结合胆红素可抑制 Kupffer 细胞功能,使内毒素血症得以发生;3)内毒素从结肠漏出过多,结肠壁发生水肿时漏入腹腔的内毒素增多;4)内毒素吸收过多,严重肝病时肠黏膜屏障可能受损,有利于内毒素吸收入血。

第二节 肝性脑病

一、肝性脑病的概念、分型、临床表现及分期

1. 肝性脑病的概念

肝性脑病(hepatic encephalopathy,HE)是由急、慢性肝功能衰竭或各种门—体分流(portosystemic venous shunting)引起的、以代谢紊乱为基础的、并排除了其他已知脑病的中枢神经系统功能失调综合征。该综合征具有潜在的可逆性。临床上可以表现为程度和范围较广的精神异常,从只有用智力测验或电生理检测方法才能检测到的轻微异常,到人格改变、行为异常、智力减退,甚至发生不同程度的意识障碍。过去所称的肝性昏迷(hepatic coma),在现在看来只是 HE 中程度严重的一期,并不能代表 HE 的全部。

2. 肝性脑病的临床分型

根据 HE 病因不同可分为下列 3 种类型:

A 型,即急性肝衰竭(acute liver failure)相关的 HE,常于起病 2 周内出现脑病症状。亚急性肝功能衰竭时,HE 出现于 2~12 周,可有诱因。

B 型,即门—体旁路性(portal systemic bypass)HE,患者存在明显的门—体分流,但无肝脏本身的疾病,肝组织学正常。临床表现和肝硬化伴 HE 者相似。这种门—体分流可以是自发的或由于外科或介入手术造成。如先天性血管畸形、肝内或肝外水平门静脉的部分阻塞(包括外伤、类癌、骨髓增殖性疾病引起的高凝状态所致的门静脉及其分支栓塞或血栓形成),以及淋巴瘤、转移性肿瘤、胆管细胞癌压迫产生的门静脉高压,而引起门—体分流。

C 型,即慢性肝病、肝硬化基础上发生的 HE,常常伴有门脉高压和(或)门—体分流,是 HE 中最为常见的类型。其中肝功能衰竭是脑病发生的主要因素,而门—体分流居于次要地位。根据 HE 临床症状的轻重又可将 C 型 HE 分为轻微 HE(minimal HE,MHE)及有临床症状的 HE(symptomatic HE,SHE)(见表 7-1)。

表 7-1 C 型肝性脑病的亚型

MHE	无临床及常规生化检测的异常，仅用神经心理学或神经生理学检测方法才能检测到智力、神经、精神等方面的轻微异常	
SHE	主要表现在认知、精神和运动的障碍。又可分为发作性和持续性两类。	
发作性 HE	有诱因的 HE	常常在进食大量高蛋白食物、上消化道出血、感染、放腹水、大量排钾利尿剂应用后发生
	自发性 HE	无明确诱因即可发生
	复发性 HE	1 年内有 2 次或以上 HE 发作
持续性 HE	轻型 HE	相当于 West-Haven 1 级
	重型 HE	相当于 West-Haven 2～3 级
	治疗依赖性 HE	经药物治疗症状可迅速缓解，但停药后很快加重

在我国，大多数 HE 为 C 型，即在慢性肝病、肝硬化基础上发生的，常常伴门脉高压和门—体分流；而 A 型及 B 型相对较少。

3. 肝性脑病的临床表现及分期

HE 的临床表现因基础疾病的性质、肝细胞损伤的程度、快慢及诱因的不同很不一致，且和其他代谢性脑病相比并无特异性。早期表现为 MHE，常无明确的临床症状，只有通过神经心理及智能测试才能检测出。如患者可出现欣快感或沉默少言、淡漠、注意力不集中、易激惹、烦躁。进一步可发展为有症状型 HE。如 A 型 HE 发生在急性肝功能衰竭基础上，常在起病数日内由轻度的意识错乱迅速陷入深昏迷，甚至死亡，并伴有急性肝功能衰竭的表现，如黄疸、出血、凝血酶原活动度降低等。C 型 HE 以慢性反复发作的性格、行为改变、甚至木僵、昏迷为特征，常伴有肌张力增高、腱反射亢进、扑翼征、踝阵挛阳性，或巴宾斯基征阳性等神经系统异常。多数患者在初期为复发型，随后症状转为持续型。常有高蛋白饮食等诱因，亦可以是自发的或因停用 HE 治疗药物后发生。C 型 HE 患者除脑病表现外，还常伴有慢性肝损伤、肝硬化等表现。

根据患者意识障碍程度、神经系统表现及脑电图改变，参照我国实用内科学，可将 HE 分为 0～4 期，但各期可重叠或相互转化（见表 7-2）。

表 7-2 肝性脑病临床分期

分期	认知功能障碍及性格、行为异常的程度	神经系统体征	脑电图改变
0 期（轻微型 HE）	无行为、性格的异常，只在心理测试或智力测试时有轻微异常	无	正常 α 波节律
1 期（前驱期）	轻度性格改变或行为异常，如欣快激动或沮丧少语。衣冠不整或随地便溺、应答尚准确但吐字不清且缓慢、注意力不集中或睡眠时间倒错（昼睡夜醒）	可测到扑翼样震颤	不规则的本底活动（α 和 θ 节律）

续表

分期	认知功能障碍及性格、行为异常的程度	神经系统体征	脑电图改变
2 期（昏迷前期）	睡眠障碍和精神错乱为主、反应迟钝、定向障碍、计算力及理解力均减退、言语不清、书写障碍、行为反常、睡眠时间倒错明显、甚至出现幻觉、恐惧、狂躁。可有不随意运动或运动失调。	腱反射亢进、肌张力增高、踝阵挛阳性、巴氏征阳性、扑翼征明显阳性	持续的 θ 波，偶有 δ 波
3 期（昏睡期）	以昏睡和精神错乱为主，但能唤醒，醒时尚能应答，但常有神志不清或有幻觉。	仍可引出扑翼征阳性、踝阵挛阳性、腱反射亢进、四肢肌张力增高锥体征阳性	普通的 θ 波，一过性的含有棘波和慢波的多相综合波
4 期（昏迷期）	神志完全丧失，不能被唤醒。浅昏迷时对疼痛刺激有反应；深昏迷时对各种无反应。	浅昏迷时腱反射和肌张力仍亢进、踝阵挛阳性、由于不合作扑翼征无法检查、深昏迷时各种反射消失	持续的 δ 波，大量的含棘波和慢波的综合波

亦可参考国外广泛使用的 West-Haven 半定量分级表（见表 7-3）对患者的神经精神状态进行分析、Glasgow 昏迷分级表（见表 7-4）对患者意识障碍程度进行分析，用简易 HE 严重程度评分表进行分析（clinical hepatic encephalopathy staging scale，CHESS）（见表 7-5）。但最近 Hassanein 等推出的 HESA（hepatic encephalopathy scoring algorithm）（见表 7-6）评分法在反应精神状态方面可能更客观、准确，更具有可操作性。

表 7-3 West-Haven 半定量分级表

脑病分级	症状
1 级	轻度的认知障碍 欣快或抑郁 注意时间缩短 加法计算能力下降
2 级	昏睡或淡漠 定时或定位能力的轻度受损 轻微的人格改变 不适宜的表现 减法能力下降
3 级	昏睡或半昏迷，但能被唤醒 明显的定位异常
4 级	昏迷（对语言和痛刺激无反应）

表 7-4　Glasgow 昏迷分级表

检查项目	表现	分数
眼球运动	有自主反应	4
	呼喊有反应	3
	对痛刺激有反应	2
	没有反应	1
运动的反应	按命令运动	6
	能对疼痛刺激作出定位反应	5
	屈曲回避动作	4
	疼痛刺激下去皮层屈曲运动	3
	疼痛刺激下去大脑强直伸直运动	2
	无运动反应	1
语言反应	清楚	5
	浑浊	4
	不确切	3
	不理解	2
	无反应	1

表 7-5　简易肝性脑病严重程度评估方法(CHESS)

根据 9 项指标将肝性脑病评为 0(正常精神状态)至 9(深昏迷)分。

简易肝性脑病严重程度的评估方法(0 和 1 是分数)

1. 现在是几月份?

0. 对。　1. 错,或患者不讲话。

2. 今天是星期几?

0. 对。　1. 错,或患者不讲话。

3. 请您从 10 数到 1,中间不要停。

0. 完成无误。　1. 出错,或患者不讲话。

4. 请抬起您的胳膊?

0. 完成无误。　1. 出错。

5. 根据问题 1～4,你能理解患者的讲话吗?

0. 理解。　1. 不理解,或患者不讲话。

6. 患者是清醒的吗?

0. 是。　1. 不,他是睡着的或很快就睡着了。

7. 患者是睡着的? 很难叫醒他吗?

0. 不是。　1. 是。

8. 他能讲话吗?

0. 是。　1. 患者不讲话。

9. 他讲的话是正确的? 换句话说,你能听懂患者的讲话,并且他讲话不是结结巴巴的?

0. 是。　1. 不是,患者不讲话或讲话不正确。

表 7-6 肝性脑病评分法(HESA)

<table>
<tr><td rowspan="3">4 级</td><td>● 试图叫醒患者,但是患者不能睁开眼睛</td></tr>
<tr><td>● 患者对简单的命令没有反应,无运动反应</td></tr>
<tr><td>● 患者对声音刺激无反应</td></tr>
<tr><td colspan="2">以上三项都满足,为肝性脑病 4 级,否则继续检查</td></tr>
<tr><td rowspan="6">3 级</td><td>● 嗜睡:测试期间患者很难保持清醒,再次叫醒亦困难</td></tr>
<tr><td>● 精神错乱:患者定向力丧失或不能参加检查</td></tr>
<tr><td>● 患者不能正确表述所在地点</td></tr>
<tr><td>● 有奇怪的行为和/或不恰当的发怒</td></tr>
<tr><td>● 阵挛/强直/眼球震颤/巴宾斯基征</td></tr>
<tr><td>□ 智力测试:①从 20 倒数到 1;②背英文字母表;③从 1 开始,每次加 3,一直数每项都对为 2 分,总分为 6 分;得分为 0 分,为精神错乱;可判断为 3 级肝性脑病;得分小于 4 为反应迟钝</td></tr>
<tr><td colspan="2">三项以上满足,为 3 级肝性脑病</td></tr>
<tr><td rowspan="9">2 级</td><td>● 昏睡:患者非常困倦,但是在评估期间能够保持醒着</td></tr>
<tr><td>● 丧失时间定向力:患者不能准确说出日期、时间</td></tr>
<tr><td>● 发音含糊:患者发音含糊,不能被人理解</td></tr>
<tr><td>● 腱反射亢进</td></tr>
<tr><td>● 行为失常:检测期间有不恰当的行为</td></tr>
<tr><td>□ 反应力迟钝:智力测试的 4 分以下</td></tr>
<tr><td>□ 近期记忆力下降</td></tr>
<tr><td>□ 焦虑</td></tr>
<tr><td>□ 简单计算能力下降</td></tr>
<tr><td colspan="2">得到 2 个或 2 个以上●,同时得到 3 个或 3 个以上□,就可以诊断为 2 级肝性脑病。否则继续检测</td></tr>
<tr><td rowspan="6">1 级</td><td>● 睡眠时间倒错,睡眠太多或太少,需要药物来帮助睡眠</td></tr>
<tr><td>● 扑翼征阳性</td></tr>
<tr><td>□ 复杂计算障碍:3×3= ;2×2= ;4×5= 。只要乘法或除法中有一项是错误的,就是计算能力减退。</td></tr>
<tr><td>□ 注意时间缩短</td></tr>
<tr><td>□ 构建能力下降</td></tr>
<tr><td>□ 欣快沮丧</td></tr>
<tr><td colspan="2">4 项以上符合为 1 级肝性脑病</td></tr>
</table>

二、肝性脑病的发病机制

HE 发病机制迄今尚未完全阐明,目前已提出多种学说。其发生的疾病基础是急性、慢性肝功能衰竭和(或)门一体分流,致肠道吸收的毒性物质不能由(或不经过)肝脏解毒、清除,直接进入体循环,透过血脑屏障到达脑组织而引起中枢神经系统功能紊乱,是多种因素综合作用的结果。其中高血氨是公认的最关键的因素之一,特别是在慢性肝病、肝硬化(和/或有门一体分流)相关的 HE。各种原因所致氨生成增多及清除减少均可引起血氨升高。氨对中枢系统的毒性作用主要是干扰脑能量代谢,其次还可影响中枢兴奋性神经递质如谷氨酸及抑制性神经递质谷氨酰胺、γ-氨基丁酸(gama-aminobutyric acid,GABA)的平衡而产生中枢抑制效应。其他尚有假性神经递质学说,如当鳟胺与苯乙醇胺取代了正常神经递质时,则神经传导发生障碍。GABA受体复合物的作用、支链氨基酸与芳香族氨基酸比例失衡、脑细胞水肿、星形细胞功能失调、硫醇、短链脂肪酸毒性、锰沉积等也参与其发生。

1.氨中毒学说(Ammonia intoxication hypothesis)

肝硬化患者或有门一体分流的病人,在高蛋白饮食或口服较多含氮物质后血氨水平升高,并可出现肝性脑病的各种临床表现。而限制蛋白摄入可缓解病情。临床上,肝性脑病发作时,多数患者血液及脑脊液中氨水平升高至正常的2～3倍,约占80%。这表明肝性脑病的发生与血氨升高密切相关。

正常情况下,血氨浓度稳定,一般不超过59μmol/L。氨生成过多或清除不足均可致血氨水平升高,增高的氨通过血脑屏障进入脑组织,干扰脑细胞的功能和代谢,引起脑功能障碍。

(1)血氨升高的原因

血氨升高主要是由于氨生成过多或清除不足所致,其中肝脏清除血氨功能发生障碍是血氨明显升高的重要原因。

1)血氨清除不足

正常人每天肠内产生的氨约为4g,氨经门静脉入肝后,主要通过鸟氨酸循环生成尿素而被解毒,合成的尿素再由肾排出体外,这是机体清除氨的主要代谢途径,每生成1克分子尿素能清除2克分子的氨,消耗3克分子的ATP(见图7-1)。

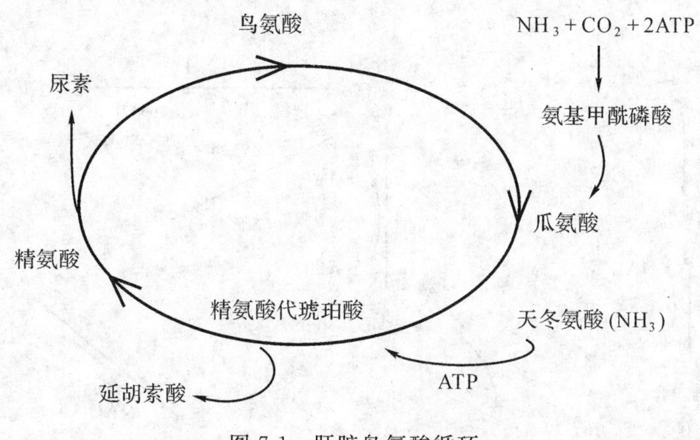

图7-1　肝脏鸟氨酸循环

①肝功能严重障碍时,肝内各种酶系统严重受损,ATP供应不足,使鸟氨酸循环发生障碍,尿素合成减少,氨清除不足而血氨升高。

②肝硬变时门一体静脉吻合支建立,使一部分自肠道吸收的氨,绕过肝脏而直接进入体循环,造成血氨进一步升高。

2)血氨产生增多

①肝脏功能严重障碍时,由于门静脉血流受阻、门脉高压,致使肠道黏膜淤血、水肿,或由于胆汁分泌减少,食物消化、吸收和排空发生障碍,细菌大量繁殖,蛋白质消化后的产物氨基酸被肠道细菌产生的氨基酸氧化酶分解,氨生成增多,这是血氨升高的主要来源;

②肝硬化患者常发生上消化道出血，致使血液蛋白质在肠道内细菌作用下产氨增多；

③正常时部分血液中尿素（约15%～30%）会弥散至肠道，这称为尿素的肠－肝循环。肝硬变晚期可因合并肾功能障碍而发生氮质血症，使弥散至肠道的尿素大增，经肠内细菌尿素酶作用，产氨增加；

④肝性脑病患者因精神神经症状而致肌肉活动增加，肌肉中腺苷酸分解加强，产氨增多。

除产氨增多外，肠道中氨的吸收增加也可升高血氨水平。当肠道pH较低时，NH_3与H^+结合成不被吸收的NH^{4+}而随粪便排出体外。实验证明，当结肠内环境pH降至5.0时，不但不从肠腔吸收氨，反而可向肠道内排氨，此情况称为酸透析。反之，当肠道处于碱性环境时，肠道吸收氨增多，从而促进血氨浓度增高。严重肝病患者常伴有呼吸性碱中毒或低钾性碱中毒，尿液PH偏高，氨以NH_4^+的形式自尿中排出减少，而向血中弥散增加。

（2）血氨升高对脑的毒性作用

1）干扰脑能量代谢

①进入脑内的氨主要和α-酮戊二酸结合成谷氨酸，进而氨又与谷氨酸结合生成谷氨酰胺。此过程可引起以下后果：大量消耗还原型辅酶Ⅰ（NADH），影响细胞呼吸链中氢的传递，导致ATP生成减少；α-酮戊二酸是三羧酸循环的中间代谢产物，当大量被消耗时，脑内三羧酸循环发生障碍，ATP生成减少。同时，氨与谷氨酸结合成谷氨酰胺时又大量消耗ATP。

②氨可抑制丙酮酸脱羧酶的活性，阻碍丙酮酸的氧化脱羧过程，使乙酰辅酶A的生成减少，从而干扰三羧酸循环的进行，使能量产生减少，同时乙酰胆碱的合成也减少。（见图7-2）

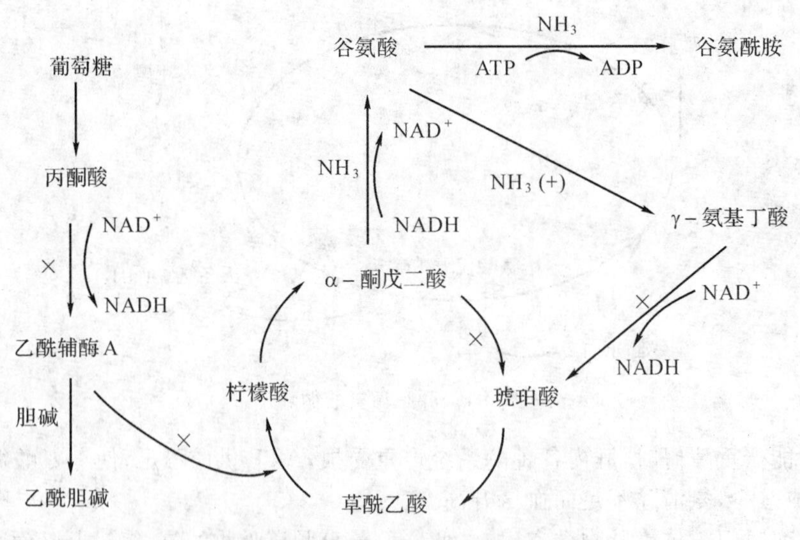

图7-2 氨对脑组织代谢的影响

2）改变脑内兴奋性与抑制性神经递质的平衡

血氨升高导致兴奋性递质减少、抑制性递质增加，干扰了神经递质间的平衡，因而造成中枢神经系统的功能紊乱。

①脑内兴奋性神经递质减少。氨与脑内兴奋性神经递质谷氨酸结合，形成谷氨酰胺，使

谷氨酸减少。氨干扰三羧酸循环的进行，使乙酰胆碱的合成减少，乙酰胆碱为中枢兴奋性神经递质。

② 脑内抑制性神经递质增多。γ-氨基丁酸（γ-amino butyric，GABA）是最主要的抑制性神经递质。血氨升高时一方面增强谷氨酸脱羧酶活性，增加 GABA 的生成；同时氨通过降低 γ-氨基丁酸转氨酶的活性，抑制 GABA 的分解代谢，导致脑组织中 GABA 蓄积，加深神经中枢抑制。此外，氨与谷氨酸结合，生成抑制性谷氨酰胺。

3）氨对神经细胞膜的抑制作用

氨通过干扰神经细胞膜上 Na^+-K^+-ATP 酶的活性，进而影响到复极后细胞膜对离子的转运，使电位变化和兴奋性难以维持。有人报道氨和 K^+ 有竞争作用，因而影响到 Na^+、K^+ 在神经细胞膜内外的分布，并影响到正常静息电位和动作电位的产生，使神经的兴奋和传导过程受到干扰。

氨中毒学说并不能全面解释肝性脑病的发病机制，因为临床发现有些肝昏迷患者的血氨水平正常，一些肝硬化患者血氨很高但不发生昏迷等，由此说明还存在其他因素的参与。

2. 假性神经递质学说（false neurotransmitter hypothesis）

Parkes 于 1970 年首先以左旋多巴治疗肝性昏迷获得成功，其后 Fischer 等对肝性昏迷的发生提出了假性神经递质学说。假性神经递质学说认为，肝性脑病的发生是由于假性神经递质在脑干网状结构的神经突触部位堆积，使神经突触部位的冲动传递障碍，从而导致神经系统的功能失常，出现意识障碍和昏迷。

脑干网状结构中的上行激动系统对于维持大脑皮质的兴奋性和觉醒具有极其重要的作用。当这一系统活动减弱时，大脑皮质就从兴奋转入抑制，进入睡眠。上行激动系统在网状结构中多次更换神经元，所通过的突触特别多，作为神经突触间传递信息的神经递质具有十分重要的作用。脑干网状结构中的神经递质种类较多，其中只要有去甲肾上腺素和多巴胺。

（1）假性神经递质的生成

正常时，食物蛋白质在肠道分解后，其中的芳香族氨基酸（如苯丙氨酸和酪氨酸）经肠道中细菌脱羧酶的作用可生成苯乙胺和酪胺，然后经门静脉入肝，在肝脏内经单胺氧化酶作用被分解清除。肝功能严重障碍时，经血进入脑组织的苯乙胺、酪胺等增多，并在脑内代谢生成苯乙醇胺和羟苯乙醇胺，竞争性抑制正常神经递质，使中枢神经系统功能障碍，从而产生一系列精神神经症状。

肝功能障碍时，尤其是伴有门脉高压时，由于胃肠道淤血，消化或吸收不良，肠内蛋白质类食物在肠道下端经细菌作用产胺增加；再加上肝解毒功能降低，不能将这些胺类分解破坏，或者由于门—体静脉分流的形成，使得苯乙胺和酪胺绕过肝脏直接进入体循环。苯乙胺与酪胺由血液进入脑组织，再经脑细胞内非特异性 β 乙羟化酶作用生成苯乙醇胺和羟苯乙醇胺，这些生物胺的化学结构与去甲肾上腺素和多巴胺等正常神经递质结构相似，但其生理效应远较正常神经递质为弱，故称为假性神经递质（false neurotransmitter）。（见图 7-3）

（2）假性神经递质对中枢功能的影响

脑干网状结构中的去甲肾上腺素能神经元，其上行纤维投射到整个大脑皮层，使大脑保持觉醒状态，如果被假性神经递质替代，机体不能保持觉醒状态，从而出现神志异常，甚至发生昏迷。中脑黑质中的多巴胺能神经元，其神经纤维投射到纹状体，参与维持机体的协调运

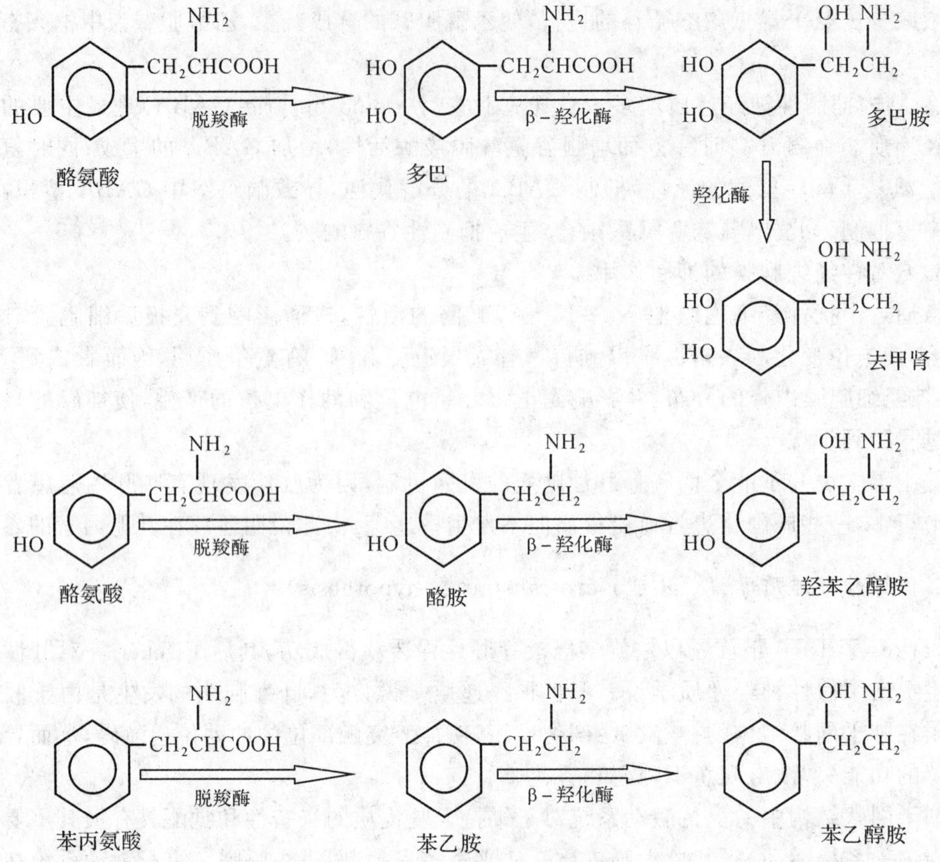

酪氨酸 →(脱羧酶) 多巴 →(β-羟化酶) 多巴胺 →(羟化酶) 去甲肾

酪氨酸 →(脱羧酶) 酪胺 →(β-羟化酶) 羟苯乙醇胺

苯丙氨酸 →(脱羧酶) 苯乙胺 →(β-羟化酶) 苯乙醇胺

图 7-3 正常及假性神经递质

动，当它被假性神经递质取代时，就会出现扑翼样震颤。

3. 血浆氨基酸失衡学说(abnormal plasma amino acid)

研究发现，肝性脑病患者血中氨基酸含量有明显的改变，表现为支链氨基酸(branched chain aminoacid，BCAA)如亮氨酸、异亮氨酸、缬氨酸减少，而芳香族氨基酸(aromatic aminoacid，AAA)如苯丙氨酸、酪氨酸、色氨酸增多，血浆 BCAA 与 AAA 的比值降低。

(1)血浆氨基酸失衡

1)血中支链氨基酸减少

这主要与血胰岛素增多有关。支链氨基酸的代谢主要在骨骼肌中进行，胰岛素能促进肌肉组织摄取、利用支链氨基酸。当肝功能障碍时，肝脏对胰岛素的灭活明显减弱，导致血浆中胰岛素的含量升高，从而增加了肌肉组织对支链氨基酸的摄取和利用，血中支链氨基酸减少。

2)血中芳香族氨基酸增加

①肝功能障碍时芳香族氨基酸在肝内的降解能力减弱；②肝功能障碍时，胰岛素/胰高血糖素在血中均有增加，但以胰高血糖素增高更为显著。胰高血糖素具有增强组织蛋白分解代谢的作用，致使大量芳香族氨基酸由肝脏和肌肉释放入血。

(2)血浆氨基酸失衡对中枢的影响

支链氨基酸和芳香族氨基酸在生理 pH 情况下呈电中性，由同一载体转运通过血脑屏障。在肝功能严重障碍时，血浆中高浓度的芳香族氨基酸将抑制脑细胞对支链氨基酸的摄取，本身则大量进入脑细胞。脑内芳香族氨基酸增多时，或通过抑制酪氨酸羟化酶，或通过抑制多巴脱羧酶使多巴胺和去甲肾上腺素合成减少，同时在脱羧酶作用下，分别生成酪胺和苯乙胺，并经羟化酶作用，最终生成假性神经递质。

色氨酸在脑内可先羟化形成 5-羟色氨酸，再通过脱羧酶生成 5-羟色胺。5-羟色胺是一种抑制性神经递质，当其在脑内浓度增高时，可引起中枢抑制，促进肝性脑病的发生。

血浆氨基酸失衡学说实际上是假性神经递质学说的补充和发展，但也都存在一定的片面性，许多动物实验和临床资料并不完全支持这两种假说，如临床上发现血浆 BCAA 与 AAA 的比值变化和肝性脑病程度并不一定有平行关系；采用静脉或口服 BCAA 治疗对改善与逆转肝性脑病不一定有效；另外，食入或输注大量色氨酸未引起昏迷，因此，这一学说也不能完整地阐明肝性脑病的发病机理。尽管如此，这一学说仍然是 BCAA 继续口服或静脉治疗肝性脑病的理论基础。

4. GABA 学说

1980 年 Schafer 等首先在家兔实验性肝昏迷中发现血 GABA 水平升高。在发生肝性昏迷的动物和患者均发现 GABA 受体数量增多。目前认为，GABA 与肝性脑病的发生有密切关系。

抑制性神经递质 GABA 是谷氨酸在肠道内经细菌分解后的产物。正常时被吸收后在肝内进行代谢。当肝功能障碍或门—体分流形成时，GABA 被肝脏分解减少或绕过肝脏进入体循环，使血中浓度升高。GABA 能透过血脑屏障进入脑内，它与神经突触后膜上的相应受体相结合，突触后膜对 Cl^- 通透性增强，Cl^- 进入神经细胞内增多，使神经细胞膜的静息电位呈超极化状态，而产生突触后抑制效应，对肝性脑病时的中枢抑制有重要作用。

5. 其他神经毒质的作用

目前发现，肝性脑病时血中短链脂肪酸(来自食物)、硫醇(来自蛋氨酸)浓度均升高，氨、短链脂肪酸和硫醇三者协同发挥毒性作用。肝功能严重障碍时的低血糖、低血钾、碱中毒、脑水肿等在肝性脑病的发病中也都有一定作用。

三、肝性脑病的常见诱因

A 型 HE 因急性肝功能衰竭引起大量肝细胞破坏，残存肝细胞不能有效清除毒物而导致中枢神经系统功能紊乱。相当于内源性 HE，又称非氨性脑病，常常无明确诱因。单纯 B 型 HE 在我国少见。慢性肝功能衰竭或伴有门体分流的患者，肝脏尚能处理有限的代谢毒物，一旦这些毒物产生增多，超过肝脏的代偿能力，即发生 C 型 HE。C 型 HE 的发生在很大程度上与下列诱因有关。

1. 消化道大出血

食管下端和胃底部静脉曲张发生上消化道出血。大量血液积聚在消化道内(每 100ml

血相当于食入15～20g蛋白),可使肠道产氨增加,同时由于血液中缺乏异亮氨酸,当积血消化吸收后,血中亮氨酸、缬氨酸增加,刺激支链氨基酸脱氢酶活性增加,使血中支链氨基酸分解增加,加重了支链氨基酸/芳香族氨基酸比例的失衡。失血后血容量不足,脑缺血、缺氧,还可增加中枢神经系统对氨及其他毒性物质的敏感性。

2.电解质紊乱

低血钠能影响细胞内外渗透压而导致脑水肿,诱发HE;低血钾常合并代谢性碱中毒,大量利尿或放腹水亦可引起碱中毒,体液中H^+减少,NH_4^+容易变成NH_3,而易被肠道吸收或通过血脑屏障诱发HE。

3.感染

感染,如自发性腹膜炎、肺炎、尿路感染、菌血症等,可增加组织分解,代谢产氨增多;同时可继发内毒素血症,加重肝损伤,增加血脑屏障的通透性,促发HE。

4.氮质血症

各种原因所造成的血容量不足,厌食、腹泻或限制液体用量、应用大量利尿剂或大量放腹水,均可诱发肾前性氮质血症;肝肾综合征或其他原因可致的肾性氮质血症,均可导致血氨升高。

5.高蛋白饮食

慢性肝功能衰竭或伴有门—体分流的患者对蛋白质食物的耐受性较差,尤其是动物蛋白,进食过多,蛋白在肠道被细菌分解,产生大量氨及芳香族氯汞苯酸而诱发HE。口服铵盐、尿素、蛋氨酸等使含氮物质吸收增加,也可使血氨升高而诱发HE。

6.镇静剂等

镇静、麻醉等药物(如巴比妥类与吗啡),都可增加肝脏负担,加重肝损伤,可诱发肝性脑病;还可直接与脑内GABA－苯二氮卓受体结合,对大脑产生抑制作用。

7.便秘

使肠道来源的氨及其他毒性物质与肠黏膜的接触时间延长,吸收增加。

8.低血糖

低血糖可使脑内脱氨作用降低。

四、肝性脑病的防治原则

HE是多种因素综合作用引起的复杂代谢紊乱,应从多个环节采取综合性的措施进行治疗。并根据临床类型、不同诱因及疾病的严重程度设计不同的治疗方案。早期识别、及时治疗是改善HE预后的关键,因此在确定MHE存在时就要积极治疗。

1. 消除诱因

(1)严格限制蛋白质摄入量,在限制蛋白质的同时可增加葡萄糖和维生素等营养物质;

(2)严禁患者吃粗糙食物,防止食管下端静脉破裂出血;积极止血、纠正贫血、清除肠道积血;

(3)积极控制感染、纠正水电解质紊乱、消除便秘、改善肾功能;

(4)慎用镇静剂和麻醉剂。

2. 轻微肝性脑病的治疗

MHE 患者多无明显症状及体征,但患者可能会有日常活动中操作能力的降低或睡眠障碍。治疗方案:

(1)调整饮食结构,适当减少蛋白摄入量;

(2)可试用不吸收双糖如乳果糖、乳梨醇等;

(3)睡眠障碍者切忌用苯二氮革类药物,以免诱发临床型的 HE。

3. 对症及支持治疗

HE 患者往往食欲不振或已处于昏迷状态,不能进食,需要积极给予营养支持。

(1)肠内营养

传统的观念认为限制蛋白饮食可减少肠道产氨,防止 HE 的恶化。但近来研究发现肝硬化 HE 患者常常伴有营养不良,严格限制蛋白摄入虽能防止血氨升高,但可促使患者的营养状况进一步恶化,加重肝损害、增加死亡的风险。而正氮平衡有利于肝细胞再生及肌肉组织对氨的脱毒能力。欧洲临床营养与代谢协会 2006 年修订的肝病肠内营养指南建议肝病患者每日供应非蛋白热量每日 146～167kJ/kg(35～40 kcal/kg),并给予每日 1.2～1.5 g/kg 的蛋白摄入。

(2)锌的补充

锌是催化尿素循环酶的重要的辅助因子,肝硬化患者,尤其是合并营养不良时常常存在锌缺乏。口服锌制剂还可减少肠道对二价阳离子,如锰的吸收。但迄今所进行的临床研究尚不能确定锌对改善 HE 有积极的治疗作用。还需要严格的临床对照研究来探讨其应用价值。

(3)水、电解质和酸碱平衡

低血钠、低血钾、高血钾、碱中毒均是诱发 HE 的重要因素,应根据血电解质水平及血气分析结果积极予以纠正。应根据前 1 天的尿量决定每日补液量(尿量＋1000ml),总是应控制在 2500ml 之内。

(4)加强基础治疗

有低蛋白血症患者可静脉输注血浆、白蛋白以维持胶体渗透压。补充白蛋白还可促进肝细胞的修复;有脑水肿者可用 20％甘露醇或与 50％葡萄糖交替快速静脉输注;并给予足够的维生素 B、维生素 C、维生素 K、ATP 和辅酶 A 等,有助于改善脑的能量代谢。

4.针对发病机制采取的措施

(1)减少肠道内氨及其他有害物质的生成和吸收

1)清洁肠道。引起 HE 的毒性物质主要来自肠道,故清洁肠道以减少氨及其他毒性物质产生和吸收在 HE 的防治中非常重要。可采用导泻或灌肠来清除肠道内的积血、积食及其他毒性物质。

2)降低肠道 pH 值,抑制肠道细菌生长。

①不吸收双糖的应用。不吸收双糖,如乳果糖、乳山梨醇。乳果糖是人工合成的含酮双糖,由于人体消化道内没有分解乳果糖的酶,所以在胃及小肠内不被分解和吸收,至结肠后被肠道细菌酵解生成低分子的乳酸、醋酸,使肠腔 pH 降低,减少 NH_3 的形成并抑制氨的吸收。不吸收双糖在肠道中分解产生的有机微粒可增加肠腔渗透压,再加上其酸性产物对肠壁的刺激作用可产生轻泻的效果,有利于肠道内氨及其他毒性物质的排出。不吸收双糖作为益生元在结肠内还可抑制产氨、产尿素酶细菌的生长,减少氨的产生。不良反应主要是腹部不适、腹胀、食欲下降、恶心、呕吐、腹泻等。不吸收双糖的杂糖含量低(2%),对于有糖尿病或乳糖不耐受者亦可应用。但有肠梗阻时禁用。

②益生菌制剂的应用。含双歧杆菌、乳酸杆菌的微生态制剂可通过调节肠道菌群结构抑制产氨、产尿素酶细菌的生长,以减少肠道氨及其他毒性物质的产生及吸收,亦可与益生元制剂合用。

③抗菌药物的应用。抗菌药物可作为不吸收双糖的替代品治疗急、慢性 HE。如非氨基糖苷类抗菌药利福昔明(rifaximin)是利福霉素的衍生物,具有广谱、强效的抑制肠道内细菌生长,口服后不吸收,只在胃肠道局部起作用。研究显示,利福昔明 550mg,每日 2 次,持续 6 月,与安慰剂相比能显著预防 HE 的发生。在治疗慢性 HE 时,利福昔明与乳果糖、新霉素效果相当或更优,且对听神经及肾功能无毒性。

④抗菌药物与不吸收双糖的联合应用。回顾性资料分析显示,对于难治性的 HE,该两类药物合用可显著降低患者的住院率及住院时间,但潜在的治疗效益还有待于进一步研究。

(2)促进氨的代谢、拮抗假性神经递质、改善氨基酸平衡

1)降血氨药物

①门冬氨酸—鸟氨酸(L-ornithine-L-aspartate,OA)是一种二肽。其中鸟氨酸作为体内鸟氨酸循环的底物,可增加氨基甲酰磷酸合成酶及鸟氨酸氨基甲酰转移酶的活性,促进尿素的合成。门冬氨酸作为谷氨酰胺合成的底物,在体内转化为谷氨酸、谷氨酰胺的过程中可消耗血氨。因此,门冬氨酸—鸟氨酸可促进脑、肝、肾消耗和利用氨合成尿素、谷氨酸、谷氨酰胺而降低血氨。门冬氨酸还参与肝细胞内核酸的合成、间接促进肝细胞内三羧酸循环的代谢过程,以利于肝细胞的修复。

②精氨酸。是肝脏合成尿素的鸟氨酸循环中的中间代谢产物,可促进尿素的合成而降低血氨。临床所用制剂为其盐酸盐,呈酸性、可酸化血液、减少氨对中枢的毒性作用。

③谷氨酸盐。谷氨酸钠、谷氨酸钾可作为谷氨酰胺合成的底物而降低血氨,并能调整血钾和血钠的平衡。但近年来认为谷氨酸盐只能暂时降低血氨,不能透过血脑屏障,不能降低脑组织中的氨,且可诱发代谢性碱中毒,反而加重 HE。另外,脑内过多的谷氨酰胺产生高渗效应,参与脑水肿的形成,不利于 HE 的恢复。目前,临床上已不再推荐使用。

2)拮抗假性神经递质的作用

内源性苯二氮䓬类似物与抑制性神经递质γ与氨基丁酸受体结合对中枢神经系统产生抑制作用是HE发生机制之一。理论上应用该受体拮抗剂氟马西尼(flumazenil)治疗HE是可行的,560例较大规模的临床研究显示治疗组与对照组脑功能的改善率分别为15%与3%,另有12项对照研究对765例患者的分析显示,氟马西尼可明显改善HE,但未显示有长期效益或提高患者生存率。因此,目前只在曾用过苯二氮卓类药物的HE患者考虑应用。多巴能神经递质的活性降低也是HE的机理之一,但在临床对照研究中应用溴隐亭、左旋多巴,除可部分改善患者锥体外系症状外,并未能给HE患者带来更多益处。

3)改善氨基酸平衡

口服或静脉输注以支链氨基酸为主的氨基酸混合液,可纠正氨基酸代谢不平衡,抑制大脑中假神经递质的形成。近年的研究显示应用支链氨基酸不仅可以减少HE的发生,还可提高患者的营养状态、改善肝功能、降低肝衰竭的发生,提高生存率。另有研究显示,支链氨基酸可刺激肝细胞再生,而降低肝衰竭的发生。摄入足量富含支链氨基酸的混合液对恢复患者的正氮平衡是有效的,还可增加患者对蛋白食物的耐受性,改善脑血液灌流。不良反应主要有恶心、呕吐、过敏反应等,故输注速度宜慢。

5.基础疾病的治疗

A型及C型HE的病因分别是急、慢性肝功能衰竭,因此,积极治疗肝衰竭,可从根本上防治HE。

(1)改善肝功能

对于乙型病毒性肝炎引起的慢性肝衰竭,用核苷(酸)类似物抗病毒治疗,减轻或消除肝脏的炎症、坏死、促进肝细胞再生,有助于恢复肝脏的代谢、解毒功能。对于急性肝衰竭,由于病情进展迅速,抗病毒治疗可能很难奏效,需转重症监护病房进行综合救治。

(2)人工肝支持系统

可分为非生物型、生物型及混合型三种,但目前临床上广泛应用的主要是非生物型,包括血液透析、血液滤过、血浆置换、血液灌流、血浆吸附等方式。人工肝支持系统可代替肝脏的部分功能,清除体内积聚的毒物,为肝细胞的再生提供条件和时间,也是等待肝移植术的过渡疗法,可用于急、慢性HE、2期以上HE患者需慎用血浆置换。但如果是急性肝衰竭或终末期肝病晚期,则肝移植术是唯一有希望的治疗。

(3)肝移植术

对于内科治疗不满意的各种顽固性、严重HE,原位肝移植术是一种有效的手段。

(4)阻断门—体分流

从理论上讲,对于门—体分流严重的患者,采用介入或手术永久性或暂时性部分或全部阻断门—体分流,可改善HE。但由于门脉高压的存在,该方法可增加消化道出血的风险,应权衡利弊。

6.预防

(1)进行健康教育,让患者熟悉易导致HE的诱发因素,尽可能避免各种诱因的发生。

(2)合理安排饮食,对于有肝硬化、曾发生过HE的患者避免高蛋白饮食,避免使用大剂量利尿剂。

(3)指导患者家属注意观察患者性格及行为变化,推荐家属用“简易肝性脑病严重程度评估方法(CHESS)”检查患者,以便早发现、早治疗。

第三节 肝肾综合征

一、概述

肝肾综合征(hepatorenal syndrome,HRS)是指在严重肝病时发生的功能性急性肾衰竭(functional acute renal failure,FARF),临床上病情呈进行性发展。HRS是一种严重肝病伴有的特异性的急性肾衰竭,其最大的特点是这种急性肾衰竭为功能性。一般认为此种FARF在病理学方面无急性肾小管坏死或其他明显的形态学异常,在病因解除后肾功能可以完全恢复。HRS患者如果将肾脏移植到没有肝疾患者,肾功能立即恢复正常;当肝衰竭得到改善或经过肝移植后,HRS可自发性逆转。若功能性肝肾综合征得不到及时治疗或病情进一步发展,可发生器质性肝肾综合征,其主要的病理变化是肾小管坏死。

二、肝肾综合征的发病机制

HRS的确切发病机制目前尚未完全清楚。一般认为主要是由于严重的肝功能障碍导致肾脏的血液动力学改变。表现为肾血管收缩和肾内分流,致使肾血液量减少,肾小球滤过率下降,从而引起肾衰竭。这些改变为功能性变化而非器质性损害。至于造成HRS肾脏血液动力学改变的确切机制尚不清楚。多数学者认为非单一因素所致,其发病环节可能与有效循环血容量减少、内毒素血症、血管活性物质及某些激素的失衡有关。

1. 有效循环血容量减少

严重肝功能不全患者,常合并腹水、消化道出血及感染,使有效循环血量下降,肾灌注量减少,肾小球毛细血管血压降低,导致肾小球有效滤过压降低而发生,从而诱发HRS。

2. 内毒素血症

内毒素血症(endotoxemia,ETM)可能是严重的肝病患者发生HRS的重要因素。严重肝病时由于肠道功能紊乱,肠道内革兰阴性细菌大量繁殖,产生大量内毒素,肠道对内毒素的吸收明显增加。肝硬化时,由于患者免疫状态相对低下,肝网状内皮系统功能降低,不能彻底灭活从胃肠道重吸收的内毒素。如合并感染时,此种状况更加严重。严重肝病时由于肝细胞解毒功能降低,故由肠道吸收的内毒素可通过肝脏或侧支循环大量进入体循环。ETM还可加重肝损害,二者相互影响,造成恶性循环。内毒素具有明显的肾脏毒性作用,可引起肾内血管的强烈收缩,肾内血液重新分布,肾皮质血流量减少,肾血流量及肾小球滤过率降低,导致少尿和氮质血症。

3. 血管活性物质及激素失衡

(1)交感—肾上腺髓质系统活动增强

肝功能衰竭时由于腹水形成、快速抽去腹水、出血、利尿及体内代谢紊乱等引起的血容量降低;门脉高压大量血液淤积在门脉所属的内脏血管内,均可导致有效循环血量减少,从而反射性地引起交感—肾上腺髓质系统兴奋,肾血管收缩。

(2)肾素—血管紧张素—醛固酮系统(RAAS)兴奋

RAAS 长期以来被认为是生理和病理情况下调节肾脏血液和内环境稳定的一个重要调节系统。临床研究证明,晚期肝硬化 HRS 患者,血浆肾素、醛固酮升高。其机制与患者有效血容量减少,刺激 RAAS 兴奋,导致血管紧张素及醛固酮升高有关。

(3)激肽释放酶—激肽系统(K-KS)活性降低

肾脏激肽释放酶由远端肾小管细胞合成,然后释放至小管腔及血循环中。肝硬化时激肽释放酶原和缓激肽浓度降低。

(4)假性神经递质

肝硬化时患者血液中芳香族氨基酸水平升高,通过非特异性脱羧和羟化作用生成假性神经递质,这些假性神经递质能与正常神经递质如去甲肾上腺素竞争结合受体,阻断交感神经正常传导,引起小血管扩张,周围血管短路,使肾脏有效血容量降低,导致肾衰竭。

(5)前列腺素类代谢失调

严重肝功能损害时,患者体内前列腺素(PG)代谢失调在 HRS 发病中起着重要作用。PG 为花生四烯酸的代谢产物,是一组具有多种生理活性的物质。其中 PGE_2、PGA_2 和 PGI_2 具有扩张血管作用,PGF2a 和血栓烷(TXA_2)具有收缩血管作用。花生四烯酸的舒、缩血管代谢物之间不平衡在 HRS 发病机制起重要作用,其可导致肾血管痉挛,肾组织缺血。

(6)肾小球加压素(GP)的作用

GP 是一种分子量小于 500D 的葡糖苷糖,由肝脏分泌,它具有降低肾入球小动脉张力并使之扩张的作用,可促使肾小球滤过率升高,但不会引起全身血压升高。严重肝功能衰竭时,GP 活性显著降低。这可能与肝脏合成 GP 减少有关。随着肝功能衰竭加重,GP 的产生明显减少,则肾小球滤过率急剧下降,因而可引发 HRS 的发生。此外,具有扩张血管作用的血管活性肠肽(VIP)可能与 HRS 的发病有关。抗利尿激素(ADH)升高也与 HRS 少尿的发生有一定关系。

三、防治原则

HRS 本身无特殊治疗,主要为对症处理。鉴于严重肝病是 HRS 发生的基础,肝功能改善是肝肾综合征恢复的前提,故应首先治疗肝病。对 HRS 患者应积极选择各种有效改善肝功能的治疗措施进行治疗,这对预防和治疗功能性肾衰竭也有很大意义。至于肾衰竭应从以下几方面进行治疗。

1. 防治诱因

主要防治消化道出血,避免过量利尿和大量多次的放腹水,预防感染,慎用肾毒性药物如卡那霉素、庆大霉素等。防止电解质紊乱、肝性脑病、低血压等诱因及并发症。

2.一般支持疗法

适当限制液体,纠正电解质紊乱、低蛋白质和高糖,给高热量饮食。避免使用减低肾血流量的药物如去甲肾上腺素等。

3.特异性治疗

(1)扩容治疗

对有过量利尿、大量或多次放腹水、出血、脱水等引起血容量减低的因素,或血流动力学是低排高阻型的患者,可用扩容治疗。一般可用右旋糖酐、清蛋白、血浆、全血或腹水过滤浓缩回输等扩容。

(2)应用八肽升压素

可降低肾血管阻力,增加肾皮质血流量,提高肾小球滤过率。一般认为适用于有低血压的功能性肾衰竭患者。

(3)应用抑制肾素分泌药物

卡托普利是血管紧张素转化酶抑制剂,可使血管紧张素Ⅱ生成减少,还可反馈性降低肾素水平。

(4)防治内毒素血症的药物

① 口服乳果糖,具有明显抑制肠源性内毒素血症的作用。

② 血小板活化因子特异性拮抗剂,如 CV-3988、WEB2170、BN52063,都已开始用于临床。

(郭　炜)

参考文献

[1]金惠铭, 王建枝. 病理生理学(第7版). 北京: 人民卫生出版社, 2008

[2]陈主初主编.病理生理学.北京:人民卫生出版社,2005

[3]Prakash R, Mullen K D. Mechanisms, Diagnosis and Management of Hepatic Encephalopathy. Nat Rev Gastroenterol Hepatol,2010,7(9): 515-525

[4] Bismutha M, Funakoshia N, Cadranelb J F, et al. Hepatic Encephalopathy: from Pathophysiology to Therapeutic Management. European Journal of Gastroenterology & Hepatology, 2011,23(1): 8-22

第八章 肾脏功能障碍

第一节 概 述

肾脏不仅是人体重要的排泄器官，也是内分泌器官，当各种病因引起肾功能严重障碍时，会出现多种代谢产物、药物和毒物在体内蓄积，水、电解质和酸碱平衡紊乱，以及肾脏内分泌功能障碍的临床表现，这一病理过程称为肾功能不全(renal insufficiency)。

肾衰竭(renal failure)与肾功能不全在本质上是相同的，只是在程度上有所区别。前者一般是指肾功能不全的晚期阶段，后者是指病情由轻到重、从代偿到失代偿的全过程。但在临床实践中，这两个概念往往是通用的。

通常根据发病的急缓以及病程的长短，将肾衰竭分为急性和慢性两种，二者的病因、发病机理、发展过程及预后等完全不同。大多数的急性肾衰竭是可逆性的，而慢性肾衰竭是不可逆的。无论是急性还是慢性肾衰竭发展到严重阶段时，均以尿毒症(uremia)为最终表现。

一、肾脏的正常结构

肾单位是肾脏的基本结构和功能单位，人的每个肾脏约 80 万～120 万个肾单位。肾单位由肾小体(renal corpuscle)和肾小管(renal tubule)组成，肾小管包括近端肾小管、髓襻和远端肾小管。肾小体由肾小球(glomerulus)和肾小囊(Bowman's capsule)组成。肾小球的核心是一团毛细血管网，其两端分别与入球小动脉(afferent arteriole)及出球小动脉(efferent arteriole)相连。肾小囊有两层上皮细胞，脏层紧贴在毛细血管壁上，壁层上皮细胞与肾小管上皮细胞相延续，其囊腔与肾小管腔相通。肾小球毛细血管中的某些成分需通过滤过膜到达肾小球囊腔。滤过膜从内到外具有三层结构，即肾小球毛细血管内皮细胞、基底膜和肾小球囊脏层上皮细胞(足细胞)。在基底膜和毛细血管内皮细胞之间有一些星形细胞，称为系膜细胞(mesangial cell)。系膜细胞具有收缩功能，在调节肾小球滤过功能中起着非常重要的作用。肾单位按其所在部位不同分为皮质肾单位(cortical nephron)和近髓肾单位(juxtamedullary nephron)两类，前者主要分布于外皮质层和中皮质层，约占肾单位总数的85%～90%，其肾小球体积相对较小，入球小动脉的口径比出球小动脉的粗，其直径之比约为 2∶1。皮质肾单位的髓襻甚短，襻顶只能达到外髓质层，有的甚至不到髓质。该肾单位的功能主要是参与尿的生成。近髓肾单位分布于靠近髓质的内皮质层，约占肾单位总数的10%～15%。这类肾单位的肾小球体积较大，髓袢甚长，可深入到内髓质层，有的甚至到达乳头部。其出球小动脉不仅形成缠绕邻近的近曲小管或远曲小管的网状毛细血管，而且还形成细长的U字形直小血管。直小血管可深入到髓质，并形成毛细血管网包绕髓袢升支和集合管。近髓肾单位和直小血管的这些解剖特点，决定了它们在尿液的浓缩和稀释中起着重要作用(见图8-1)。

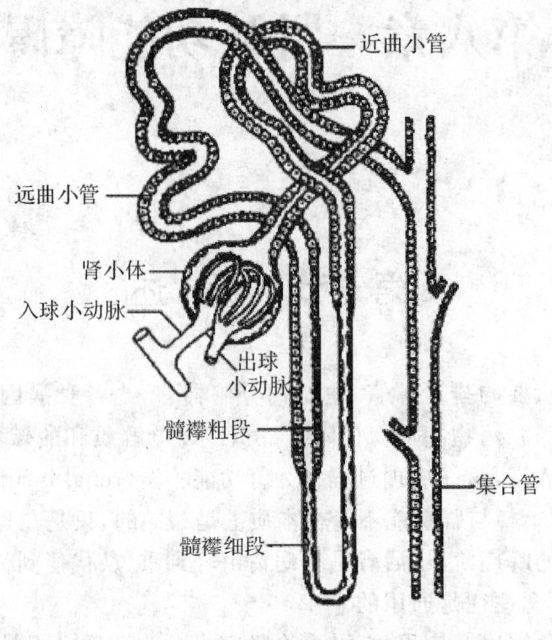

图8-1 肾单位示意图

二、肾功能障碍的病因

许多肾脏疾病与肾外疾病均可引起肾功能障碍，大致可归纳为以损害肾小球为主、损害肾小管为主、损害肾间质为主及损害肾血管为主等几类疾病。

1. 以损害肾小球为主的疾病

这类疾病可分为原发性和继发性两种。前者指原发于肾的独立性疾病，如增生性肾小球肾炎和膜性肾小球肾炎等；后者是由其他疾病引起的，或肾脏病变只是全身疾病的一部分，如红斑狼疮性肾炎、过敏性紫癜性肾炎以及血管疾病和代谢性疾病所致的肾小球病变等。近10多年来，高血压、糖尿病等引起的肾小球病变已成为肾功能障碍的主要病因。

2. 以损害肾小管为主的疾病

这类疾病以急性肾小管坏死为代表，可由持续缺血性或肾毒性损害引起。前者源于严重或持续的低血压使肾灌流不足；后者由具有肾毒性的药物和化学制剂，如某些抗生素、止痛剂、造影剂以及灭菌剂等所致。

3. 以损害肾间质为主的疾病

这类疾病典型的为间质性肾炎，包括感染性和非感染性。例如，肾盂肾炎，为细菌等病原体感染引起；止痛剂肾病，因滥用止痛剂所致；以及马兜铃类植物药所引起的间质纤维化等。

4.以损害肾血管为主的疾病

这类疾病指各种原因引起的肾动脉或其分支的狭窄,以动脉粥样硬化、肌纤维增生较常见。糖尿病性肾病、非特异性动脉炎及肾血管内凝血或栓塞,可引起肾皮质缺血或坏死。

三、肾功能障碍的基本发病环节

各种原因引起肾功能不全的基本环节包括肾小球功能障碍、肾小管功能障碍和肾脏内分泌功能障碍。

1.肾小球功能障碍

肾小球功能障碍主要表现为滤过功能障碍。其滤过功能以肾小球滤过率(glomerular filtration rate,GFR)来衡量,正常约为125ml/min。GFR受肾血流量、肾小球有效滤过压及肾小球滤过膜的面积和通透性等因素的影响。

(1)肾血流量减少

肾血浆流量(renal plasma flow)对GFR有很大影响。肾血浆流量增加可导致肾小球毛细血管血压升高,有效滤过压增高,从而使肾小球滤过率增加。肾血浆流量还可影响滤过平衡的位置。随着肾小球毛细血管内水分的不断滤出,血浆胶体渗透压也逐渐上升,沿着肾小球毛细血管全长,有效滤过压逐段下降,在达到毛细血管出球端之前,滤过过程已经停止。如果肾血浆流量减少时,血浆胶体渗透压的上升速度加快,滤过平衡就靠近入球小动脉端,有滤过作用的毛细血管段缩短,GFR将减少。凡能使有效循环血量减少,心排出量下降及引起肾血管收缩的因素,均会导致肾灌流量不足,而使GFR降低,产生少尿或无尿。

(2)肾小球有效滤过压降低

肾小球有效滤过压=肾小球毛细血管血压-(肾小球囊内压+血浆胶体渗透压)。肾小球毛细血管血压约为主动脉平均压的60%,即8.87kPa(66mmHg)左右。当全身动脉血压波动于0.64~23.94kPa(80~180mmHg)范围内时,通过肾血管的自身调节可维持肾血流量和肾小球滤过率的恒定。但当动脉血压降到10.7kPa(80mmHg)以下时,肾小球毛细血管血压将相应下降,导致肾小球有效滤过压降低,GFR也减少。当动脉血压低于5.3~6.7kPa(40~50mmHg)时,GFR将降到零,因而无尿。肾小球入球及出球小动脉的舒缩状态,也会影响肾小球有效滤过压及GFR。当入球小动脉舒张或出球小动脉收缩时,可提高肾小球毛细血管血压,使GFR增多;反之,当入球小动脉收缩或出球小动脉舒张时,便会降低肾小球毛细血管血压而致GFR减少。正常情况下,肾小囊内压是比较稳定的。在尿路梗阻、管型阻塞肾小管以及肾间质水肿压迫肾小管时,会引起囊内压升高,使肾小球有效滤过压降低,GFR因而减少。人体血浆胶体渗透压在正常情况下不会有很大变动,但若全身血浆蛋白的浓度明显降低时,血浆胶体渗透压将降低,此时有效滤过压将升高,GFR也随之增加。例如由静脉快速输入生理盐水时,GFR将增加,可能与血浆胶体渗透压的降低有关。

(3)肾小球滤过膜面积减少

成人肾脏具有较大的储备功能,虽然切除一侧肾脏会使肾小球滤过面积减少50%,但健侧肾可以代偿其功能。而当肾小球遭到广泛破坏时,可引起肾小球滤过面积极度减少,结果 GFR 下降。

(4)肾小球滤过膜的通透性改变

肾小球滤过膜的内皮细胞间有 50～100nm 的小孔,基底膜为连续无孔的致密结构,足细胞具有相互交叉的足突,基底膜和足突间缝隙上覆有一层含黏多糖并带负电的薄膜。某一物质能否经肾小球滤过,不仅取决于该物质的分子量,而且还与该物质所携带的电荷有关。在炎症、缺氧和免疫损害等因素的作用下,可使基底膜及足细胞破坏,微孔增大,加之黏多糖减少使负电荷降低,导致肾小球滤过膜的通透性增加,可使血浆蛋白滤过增多而出现蛋白尿,甚至出现血尿。

2. 肾小管功能障碍

肾小管的重吸收和排泌功能对维持内环境稳定起着重要的调节作用。在缺血、缺氧、感染及毒物作用下,可发生肾小管上皮细胞变性坏死,从而导致肾小管功能障碍。醛固酮、抗利尿激素(antidiuretic hormone,ADH)、心钠素、甲状旁腺素(parathyroid hormone,PTH)等体液调节因素的作用也可导致其功能发生改变。

近曲小管主要负责滤过液的重吸收,其中滤过的葡萄糖、氨基酸全部被重吸收,85%的碳酸氢根、60%～70%的钠被重吸收,滤过液中的微量蛋白质通过肾小管上皮细胞的吞饮作用被重吸收。近曲小管对水和 NaCl 是等比例性重吸收的,因此吸收后留下的滤过液中各电解质成分与血液中的成分仍然相似,称之为等渗性重吸收。近曲小管除重吸收功能外,还参与有机酸的排泄。有机酸是机体新陈代谢后的产物,当它们到达肾小管周边的毛细血管时可被肾小管上皮细胞主动摄取从而使其浓度在细胞内提高,然后再分泌到管腔中随尿液排出。因此,近曲小管功能障碍可导致肾性糖尿、氨基酸尿、肾小管性蛋白尿、钠水潴留和近端肾小管性酸中毒。

髓襻升支粗段对 Cl^- 主动重吸收,伴有 Na^+ 被动重吸收(10%～20%),但对水的通透性低,故形成了肾髓质间质的高渗状态,这是原尿浓缩的重要条件。因此,髓襻功能障碍主要影响尿液的浓缩,表现为多尿(polyuria)、低渗尿(hyposthenuria)和等渗尿(isosthenuria)。

远曲小管能分泌 H^+、K^+ 和 NH_3,并与原尿中的 Na^+ 进行交换,在醛固酮和 ADH 的作用下,保留 HCO_3^- 使尿液酸化,在调节电解质和酸碱平衡方面起重要作用,所以远曲小管功能障碍可导致钠、钾代谢障碍和酸碱平衡失调。集合管与远曲小管联系密切,ADH 能增加远曲小管和集合管对水的重吸收。集合管的病变或 ADH 分泌释放不足,造成集合管对水的通透性降低,尿液浓缩功能可显著下降,可引起多尿。

3. 肾脏内分泌功能障碍

肾脏可以合成、分泌、激活或降解多种激素和生物活性物质,在血压、水电解质平衡、红细胞生成与钙磷代谢等调节中起重要作用。肾脏受损可以累及内分泌功能,并引起机体一系列功能代谢紊乱,如高血压、贫血和骨营养不良等。

肾素由近球细胞分泌,它是一种蛋白水解酶,能催化血浆中的血管紧张素原生成血管紧张素Ⅰ,再经转化酶作用而生成血管紧张素Ⅱ,后者在氨基肽酶作用下,分解而形成血管紧张素Ⅲ。血管紧张素Ⅱ、Ⅲ具有收缩血管和促进醛固酮分泌的作用。在休克、脱水时,肾素—血管紧张素—醛固酮系统(renin-angiotensin-aldosterone system,RAAS)活性增强,从而提高平均动脉血压,促进钠水潴留,因而具有代偿意义。但如果血管紧张素形成过多,作用延续过久,则可因肾脏血管过度收缩而使肾血流量和 GFR 显著减少;肾素—血管紧张素系统活性增强,可引起肾性高血压;醛固酮分泌过多,可造成机体内钠水潴留。

前列腺素(prostaglandin,PG)E_2 和 A_2 由肾髓质间质细胞和髓质集合管上皮细胞合成,具有扩张血管和利尿作用,因此,这两种前列腺素具有强大的降压作用。肾脏功能障碍、肾脏受损时可使前列腺素合成不足,这可能是高血压的一个重要发病环节。

促红细胞生成素(erythropoietin,EPO)是由近球细胞、肾小球上皮细胞或肾髓质产生的一种多肽类激素。EPO 具有促进骨髓造血干细胞分化成原始红细胞,且能缩短红细胞成熟时间,并促进骨髓内网织红细胞释放入血,使红细胞生成增多,也能促进血红蛋白合成等作用。慢性肾病患者,由于肾组织进行性破坏,促红细胞生成素明显减少是引起贫血的主要原因。

维生素 D_3 本身不具生物学活性,它必须先在肝细胞微粒体内经 25-羟化酶的作用形成 25-(OH)-D_3 后,再经肾皮质细胞线粒体的 1-α 羟化酶催化为 1,25-$(OH)_2$-D_3,才能对靶细胞起作用。1,25-$(OH)_2$-D_3 具有以下两方面作用:1)促进小肠对钙磷的吸收。2)在动员骨钙和使骨盐沉积方面都起重要作用,是骨更新、重建的重要调节因素。1-羟化酶只存在于肾脏,其他器官不含此酶。当肾脏严重病变时,由于 1-α 羟化酶缺乏,妨碍 1,25-$(OH)_2$-D_3 的形成,造成肾性骨营养不良。

肾脏含有激肽释放酶(kallikrein),其中 90%来自皮质近曲小管细胞。分泌的激肽释放酶可以催化激肽原(kininogen)生成激肽(kinin)。激肽可扩张血管、降低外周阻力和促进肾小管钠水的排出。肾脏还可灭活甲状旁腺素和胃泌素。慢性肾衰竭时,易发生骨营养不良和消化性溃疡,与这两种激素灭活减少有关。

第二节 急性肾衰竭

急性肾衰竭(acute renal failure,ARF)是指各种原因引起的双肾泌尿功能在短期内(数小时至数天)急剧障碍,导致代谢产物在体内迅速积聚,水电解质和酸碱平衡紊乱,出现氮质血症、高钾血症和代谢性酸中毒,并由此发生的机体内环境严重紊乱的临床综合征。多数患者伴有少尿(成人每日尿量<400ml)或无尿(成人每日尿量<100ml),即少尿型急性肾衰竭(oliguric ARF)。少数患者尿量并不减少,但肾脏排泄功能障碍,氮质血症明显,称为非少尿型急性肾衰竭(nonoliguric ARF)。

急性肾衰竭病情凶险,但通常是可逆性的,其死亡率因病因和伴发病的不同而异。近 20 多年来,随着对 ARF 发病机制认识的深入和治疗方法的进展,其死亡率已大大降低。单纯 ARF 患者的死亡率仅为 8%,但如果 ARF 作为多器官功能衰竭的一部分,则死亡率明显升高。比如 ARF 伴发另一个器官功能衰竭,其死亡率高于 75%;如 ARF 伴发两个其他器官功能衰竭,死亡率则高达 90%~100%。

一、急性肾衰竭的病因与分类

急性肾衰竭可由许多原因引起,根据发病环节可分为肾前性(prerenal)、肾性(intrarenal)和肾后性(postrenal)三大类。如果肾前性或肾后性损伤持续较久或者比较严重，均可转为肾性肾衰竭。

1. 肾前性急性肾衰竭

肾前性急性肾衰竭(prerenal ARF)又称为肾前性氮质血症(prerenal azotemia)，是指各种原因引起的肾血流量急剧降低所导致的肾衰竭，见于各型休克早期。常见病因有：(1)低血容量，见于大量失血、外科手术、创伤、烧伤、及严重呕吐、腹泻等引起的低血容量性休克。(2)心力衰竭，见于急性心肌梗死、严重心律失常、心包压塞等引起的心源性休克，造成心输出量急剧下降时。(3)血管床容量扩大，使有效循环血量减少，见于过敏性休克及败血症休克时血管床容量扩大，血液淤滞。(4)其他各种外科因素引起的肾血流障碍。上述因素直接影响血压和肾灌流，当血压低于 10.7kPa(80mmHg)时，则肾小球毛细血管压低于 6.4kPa(48mmHg)，引起肾灌流减少和肾缺血。

由于肾前性急性肾衰竭主要是有效循环血量减少和肾血管收缩，导致肾小球滤过率急剧降低，而肾小管功能尚属正常。同时，因继发性醛固酮和抗利尿激素分泌增加，又可加强远曲小管和集合管对钠水的重吸收，因而其临床特点是尿量少，尿钠浓度低，尿比重高，氮质血症，尿肌酐/血肌酐比值大于 40。

由于肾前性急性肾衰竭时无肾脏器质性损伤，因此，如及时治疗原发病，一旦恢复有效循环血量，肾血流也得以恢复，则肾功能迅速恢复，所以又称为功能性肾衰竭(functional renal failure)。如未能及时去除病因，肾缺血时间持续过长，则可发展为肾性急性肾衰竭。

2. 肾性急性肾衰竭

肾性急性肾衰竭(intrarenal ARF)是各种原因引起肾实质病变而导致的急性肾衰竭，又称器质性肾衰竭(parenchymal renal failure)。肾实质病变以急性肾小管坏死(acute tubular necrosis，ATN)为最多见，占所有 ARF 的 40%～50%。其他还有肾小管阻塞和肾间质损害、弥漫性肾小球病变等。引起肾实质病变的主要原因有：

(1)肾缺血

肾前性肾衰竭的各种病因(如休克)，在早期如未能得到及时的救治，因持续的肾缺血而引起 ATN，即由功能性肾衰竭转变为器质性肾衰竭。研究发现，急性肾缺血损伤更容易出现在再灌注之后，其中再灌注产生的氧自由基可能是导致 ATN 的主要因素之一。肾缺血导致的肾小管坏死的病理特点是多局灶性、部位弥漫、上皮细胞刷状缘消失、基底膜破坏和线粒体溶解等。

(2)肾中毒

引起肾中毒的毒物包括：1)药物，如氨基甙类抗生素、四环素族和两性霉素 B 等，静脉注射或口服 X 线造影剂也可直接损伤肾小管；2)有机化合物，如四氯化碳、氯仿、甲醇、酚和甲苯等；3)重金属，如汞、铅、锑、砷、铋等化合物；4)生物毒素：如蛇毒、生鱼胆、蜂毒等。上述毒物随肾小球滤液流经肾小管时，均能引起肾小管损害。肾毒物导致的肾小管坏死的病理特点是呈片段状或广泛性，细胞水肿常局限于近曲小管，轻者基底膜完整、线粒体不溶解、核固缩，严重者也可出现基底膜破坏。

(3)肾小管阻塞及损害

如输血时血型不合或葡萄糖-6-磷酸脱氢酶(G-6-PD)缺乏和疟疾引起的溶血，挤压综合征和创伤引起的横纹肌溶解症，过度运动、中暑、妊娠高血压综合征、长期昏迷以及病毒性心肌炎引起的非创伤性横纹肌溶解症，从红细胞和肌肉中分别释放出的血红蛋白和肌红蛋白，经肾小球滤过而形成肾小管色素管型，堵塞并损害肾小管，引起 ATN。

(4)急性肾间质肾炎

常见原因如药物过敏、急性肾盂肾炎。

(5)肾小球和肾血管病变

急性肾小球肾炎、狼疮性肾炎、急进型高血压、系统性血管炎等可引起弥漫性肾小球损害。

肾性急性肾衰竭的病情虽然严重，但是只要处理得当，情况是可以逆转的，因为细胞坏死发生后 3～4 天就开始修复，坏死的肾小管上皮细胞逐渐被再生的肾小管上皮细胞取代，肾功能和内环境也可望逐渐恢复正常。

由于肾小管有器质性损伤，使尿浓缩和稀释功能障碍，水、钠重吸收障碍，因而排出比重固定(1.010)的等渗尿，尿钠浓度较高，尿常规可发现血尿，镜检有多种细胞和管型(色素管型、颗粒管型和细胞管型，血液尿素氮和肌酐进行性升高，肌酐与尿素从尿中排出障碍，尿肌酐/血肌酐比值小于 20。

3.肾后性急性肾衰竭

肾后性急性肾衰竭(postrenal ARF)由肾以下尿路(从肾盏到尿道口任何部位)梗阻所引起，又称阻塞性肾衰竭(obstructive renal failure)，常见于结石、肿瘤或坏死组织引起的输尿管内梗阻，肿瘤、粘连和纤维化引起的输尿管外梗阻，膀胱以下梗阻见于前列腺肥大、盆腔肿瘤等压迫。由于肾有强大的代偿功能，膀胱以上的梗阻(肾盏、肾盂、输尿管梗阻)必须是双侧性完全梗阻才能导致肾衰竭，如一侧通畅即可排除肾后性肾衰竭。

尿路梗阻可引起肾盂积水，肾间质压力升高，肾小球囊内压升高，导致肾小球有效滤过压下降，直接影响肾小球滤过率。临床特点为尿量突然减少甚至无尿。肾后性急性肾衰竭早期并无肾实质损害，因此，如及时解除尿路梗阻，泌尿功能可迅速恢复。如梗阻持续过久，可发生严重肾实质损伤，甚至进展为尿毒症。

二、急性肾衰竭的发病机制

急性肾衰竭的发病机制十分复杂，至今尚未完全阐明。不过无论少尿型 ARF 或非少尿型 ARF 患者的 GFR 均降低，因此，GFR 降低被认为是 ARF 发病的中心环节。然而，不同原因引起的 ARF 其 GFR 降低的机制也不尽相同。ARF 时，GFR 降低不仅与肾小球的功能紊乱密切相关，而且涉及肾小管和肾血管功能障碍。因此，ARF 的发生是多因素、多机制综合作用的结果。有些以肾小球功能障碍为主，如急性肾小球肾炎；有些则以肾小管功能障碍为主，如 ATN。有些 ARF 患者的 GFR 降低机制比较简单，如有效循环血量减少引起的肾前性 ARF 和尿路梗阻引起的肾后性 ARF 早期，ARF 的降低与病因直接相关，只要及时解除病因的作用，GFR 即可迅速恢复正常。但是，有些 ARF 患者的 GFR 降低机制十分复杂，如 ATN。这类 ARF 一旦发生，尽管引起 ARF 的因素已被解除，GFR 仍可持续降低。

因此认为，肾血管及血流动力学的改变是 ARF 初期 GFR 降低和少尿的主要机制，肾小管损伤是 GFR 持续降低和少尿的维持机制。本节主要围绕急性肾小管坏死引起的肾衰竭，而且主要针对其少尿型的发病机制进行论述。

1. 肾小球因素

(1)肾血流减少

1)肾灌注压下降。当动脉血压低于 80mmHg 时，肾血流失去自身调节，肾脏血液灌流量明显减少，因而可使 GFR 降低。

2)肾血管收缩。肾皮质血管收缩的机制主要与以下因素有关：①交感—肾上腺髓质系统(sympatheticoadreno-medullary system)兴奋。在 ATN 时，因有效循环血量减少或毒物的作用，致使交感—肾上腺髓质系统兴奋，血中儿茶酚胺水平升高，通过刺激 α 受体使肾血管收缩，肾血流量减少，GFR 降低。皮质肾单位的入球小动脉对儿茶酚胺敏感，因而皮质呈缺血改变。动物实验证明：在肾动脉灌注肾上腺素后作肾动脉造影，肾皮质血管不显影，而髓质血管显影正常。这与急性肾衰竭患者少尿期肾动脉造影相似。②肾素—血管紧张素系统激活。有效循环血量减少使肾血管灌注压降低以及交感神经兴奋，可刺激入球小动脉球旁细胞分泌肾素。此外，肾缺血和肾毒物损伤近曲小管和髓襻，使其重吸收 Na^+ 和 Cl^- 减少，到达远曲小管致密斑处的 NaCl 增多，可通过管—球反馈(tubuloglomerular feedback，TGF)作用刺激肾素分泌。肾素产生增多，促使肾内血管紧张素 II(angiotensin，Ang Ⅱ)生成增加，引起入球小动脉及出球小动脉收缩。因肾皮质中的肾素含量丰富，故肾素—血管紧张素系统激活，致使肾皮质缺血更严重。该系统激活既是引起也是维持肾血管收缩的因素。③前列腺素产生减少。许多实验证明 PG 与急性肾衰竭有密切关系。如庆大霉素引起的肾中毒，在 GFR 下降前，PGE_2 减少。使用 PG 合成抑制剂(如消炎痛)，可引起血管收缩，加重甘油所致的急性肾衰竭。④内皮细胞源性收缩与舒张因子调节失衡。内皮素(endothelin，ET)病理性分泌增多以及一氧化氮(NO)释放障碍对 ATN 血流动力学改变起重要作用。

3)肾毛细血管内皮细胞肿胀。肾缺血、缺氧及肾中毒时，肾脏细胞代谢受影响，使 ATP 生成不足，Na^+-K^+-ATP 酶活性减弱，细胞内钠水潴留，细胞发生水肿，进一步导致细胞膜通透性改变，大量的 Ca^{2+} 进入细胞内，形成细胞内钙超载。同时，Ca^{2+}-ATP 酶活性减弱也使肌浆网摄取 Ca^{2+} 以及细胞内钙泵出减少，引起细胞浆内游离钙增加，这又可妨碍线粒体的氧化磷酸化功能，使 ATP 生成更加减少，从而形成恶性循环。此外，由于缺氧时大量增加的 ADP 从线粒体进入胞浆并直接抑制 Na^+-K^+-ATP 酶的活性，而且肾毒物(如氨基甙抗生素)也可直接抑制 Na^+-K^+-ATP 酶活性，这更加重了细胞内钠水潴留及细胞水肿，妨碍细胞的代谢与功能。肾缺血－再灌注产生大量氧自由基，也参与损伤血管内皮细胞。以上因素造成的肾毛细血管内皮细胞肿胀可使血管管腔变窄，血流阻力增加，肾血流量减少。

4)肾血管内凝血。其发生与肾衰竭时血液流变学的变化有关。急性肾衰竭患者纤维蛋白原增多引起血液黏度升高，血和尿中纤维蛋白降解产物(FDP)增多，部分患者的肾小球毛细血管内有纤维蛋白和血小板沉积。急性肾衰竭时红细胞聚集和变形能力降低，白细胞粘附、嵌顿。应用抗凝剂(如肝素)对某些急性肾衰竭患者有一定疗效。以上都提示肾内 DIC 可能在急性肾衰竭的发病机制中起一定作用。

(2)肾小球病变

急性肾小球肾炎、狼疮性肾炎等疾病使肾小球受累,滤过面积减少,导致GFR降低。实验证明,给犬的一侧肾动脉内持续滴注高浓度去甲肾上腺素造成ARF时,用扫描电镜可观察到肾小球囊脏层上皮细胞相互融合,正常滤过缝隙消失,说明相关病因可使肾小球对水的通透性降低和滤过面积减少,使GFR降低,导致ARF发生。

2.肾小管因素

(1)肾小管阻塞

血管内急性溶血、挤压综合征等引起ARF时,在病理组织切片中可见有坏死脱落的上皮细胞碎片、肌红蛋白和血红蛋白等所形成的管型阻塞肾小管,近端小管扩张。在急性肾衰竭动物模型中发现,显微穿刺测定的近曲小管内压力比正常升高3倍左右。肾小管阻塞后,原尿不易通过,引起少尿。同时,阻塞部位上段的管腔内压升高,进而使囊内压增高,有效滤过压降低,导致GFR减少。故认为肾小管阻塞可能是引起ARF时少尿的发病机制之一。但也有实验表明,梗阻近侧的肾小管内压并无升高,甚至反而降低。有人认为这是通过管—球反馈调节机制使肾小动脉收缩,GFR减少所致。因此,很难肯定肾小管阻塞是引起ARF时少尿的原发机制,目前一般认为,肾小管阻塞可能在某些急性肾衰竭持续少尿中是导致GFR降低的重要因素。

(2)原尿回漏

由肾缺血和肾毒物所致的ARF,常可见到肾小管上皮细胞广泛坏死,基膜断裂,尿液经断裂的基膜回漏入间质。这一方面可引起尿量减少,另一方面使间质水肿,压迫肾小管,使囊内压增高,GFR进一步减少。肾小管周围的毛细血管受压,使肾血流更加减少,加重肾小管缺血坏死,形成恶性循环。在严重的急性肾衰竭中,有20%～50%存在肾小管原尿回漏。但在轻度急性肾衰竭中,可无此回漏现象。因此,一般认为原尿回漏在某些ARF发病机制中起重要作用,特别对解释ARF持续期中少尿的发生机制有较大的意义。

3.肾细胞损伤及其机制

20世纪40年代已经发现ATN在ARF发病中的作用。近年来的研究发现,肾组织的其他细胞如内皮细胞、系膜细胞损伤也参与了ARF的发病。目前认为,肾内各种细胞受损而出现的代谢、功能以及形态结构的紊乱是ARF时GFR持续降低、内环境紊乱的基本机制。

(1)受损细胞种类和特征

1)肾小管细胞。肾小管细胞损伤主要包括坏死性损伤(necrotic lesion)和凋亡性损伤(apoptotic lesion)。①坏死性损伤,主要有两种形式,分别为肾小管破裂性损伤(tubulorrhexic lesion)和肾毒性损伤(nephrotoxic lesion)。前者表现为肾小管上皮细胞坏死、脱落,基底膜也被破坏。虽然肾小管各段都可受累,但并非每个肾单位都出现损伤。这种损伤在肾中毒及肾持续缺血均可见到。肾毒性损伤则主要损伤近球小管,可累及所有肾单位,肾小管上皮细胞呈大片状坏死,但基底膜完整,主要见于肾中毒。然而,有研究证明并非所有ARF患者(包括非常严重的患者)都出现这样典型的病理改变,有些根本没有肾小管上皮细胞坏死。因此,ARF是否仅以肾小管细胞坏死为病理形态基础引起了广泛的争论。近来的研究提示,除了极少数 ARF 病例(如大剂量氯化汞中毒和严重的持续肾缺血)有广泛的肾小管细胞坏死外,大多数病例以及实验动物模型均不出现明显的肾小管细胞坏死,即使肾小管发生病理形态改变也十分轻微。因此,肾缺血和肾中毒对肾小管上皮细胞的损伤多表现为细胞功能紊乱而不是坏死。如果细胞坏死或出现形态结构病理改变,表明损伤已十分严重。②凋亡性损伤。在肾缺血和肾中毒中,细胞凋亡明显增加,而且常发生在远端肾小管。其病理特征表现为微绒毛的消失,细胞核染色质固缩,胞质浓缩,核断裂,出现凋亡小体(apoptotic bodies)。在急性缺血性 ARF 模型,细胞内 DNA 断裂及凋亡小体在再灌流 12 小时即可检出。再灌流 24 小时后,肾小管上皮可出现大量的凋亡小体。

肾小管细胞具有较强的增生能力,在生理情况下,人的肾脏每天脱落 2×10^6 个小管上皮细胞随尿排出,相当于每个肾单位每天脱落一个细胞。因此,肾小管上皮细胞正常时即必须通过增殖补充脱落的细胞以维持肾小管的结构完整性。在肾缺血或中毒时,肾小管上皮细胞增生与修复明显加强,而且在细胞损伤后很快即开始细胞的增生与上皮的修复。

2)内皮细胞。肾血管内皮细胞肿胀是 ARF 时常见的细胞损伤之一。无论内皮细胞的结构损伤,还是其功能受损均促进 ARF 发生与发展。内皮细胞受损时结构与功能异常包括:①内皮细胞肿胀,血管管腔变窄,血流阻力增加,肾血流减少。髓质血管内皮细胞的肿胀可引起直小血管的血流阻力增加,甚至导致外髓质淤血、缺氧以至肾小管功能、形态结构破坏。这可能对于 ARF 时 GFR 的持续降低起着重要作用。②内皮细胞受损引起血小板聚集与微血栓形成以及毛细血管内凝血。肾小球毛细血管内的血栓形成,纤维蛋白沉积具有促进 GFR 减少的作用。③肾小球内皮细胞窗变小、甚至减少也可直接影响其超滤系数(Kf),使 GFR 降低。④内皮细胞释放舒血管因子减少,而释放缩血管因子增多,可加强肾血管的持续收缩,使 GFR 降低。

3)系膜细胞。缺血或中毒性肾损伤时有许多内源性及外源性的活性因子释放,如 Ang Ⅱ、ADH 这些物质可引起系膜细胞收缩。庆大霉素、腺苷、硝酸铀等毒物也可直接促进系膜细胞收缩。系膜细胞收缩可导致肾小球血管阻力增加以及肾小球滤过面积改变和 Kf 降低,从而促进 GFR 的持续降低。

(2)细胞损伤的机制

ARF 时,肾小管细胞可因缺血、缺血后再灌流、毒物以及缺血与中毒共同作用引起损伤。由于肾小管细胞的功能活动依赖细胞能量代谢系统及膜转运系统的完整性,因此,肾小管细胞损伤的机制也主要是细胞能量代谢和膜转运系统功能变化,包括 ATP 产生减少、Na^+-K^+-ATP 酶活性降低,自由基产生增加与清除减少以及细胞内游离钙增高等。

1)ATP 合成减少和离子泵失灵。缺血时氧和代谢底物不足,缺血和中毒可导致线粒体功能障碍,则 ATP 合成减少,生物膜(细胞膜、线粒体膜和肌浆网膜)的离子泵(Na^+-K^+-ATP 酶和 Ca^{2+}-Mg^{2+}-ATP 酶)失灵,并造成细胞膜通透性增加。上述因素可导致细胞内钠水潴留、细胞肿胀和细胞内钙超载,使细胞结构和功能严重障碍。

在放射造影剂和肾脏移植引起的 ARF,钙超载是致死性细胞损伤的重要原因。ARF 时细胞内 Ca^{2+} 调节自稳机制发生紊乱,细胞膜钙屏障作用受损,引起胞内 Ca^{2+} 增加。在肾缺血—再灌注模型中,肾血管平滑肌细胞、肾小球系膜细胞及肾小管细胞内 Ca^{2+} 浓度都明显升高,使用 Ca^{2+} 通道阻滞剂能减轻肾功能障碍。有文献报道,缺血缺氧导致的细胞内 Ca^{2+} 的增加,可激活 Ca^{2+} 依赖性核酸限制性内切酶,将核 DNA 裂解成 180～200bp 的片段，造成细胞凋亡。

2)自由基产生增多与清除减少。肾缺血与缺血后再灌流均可使自由基(如 O、OH·等)产生增加。由于缺血引起内源性自由基清除系统的代谢底物(如还原型谷胱甘肽)、过氧化物岐化酶等缺乏而使自由基的清除也减少，组织与细胞内自由基增加。此外，有些肾毒物如氯化汞、丁烯二酸等亦可促进自由基的产生，肾毒性免疫性损伤时白细胞可释放大量的自由基。这些改变导致机体氧化—抗氧化失调，自由基在组织与细胞内增多，引起细胞膜性结构、蛋白质和细胞内其他成分广泛的脂质过氧化损伤，导致肾脏各种细胞成分受损。

3)还原型谷胱甘肽(reduced glutathione，GSH)减少。肾缺血及肾中毒时，肾组织中的 GSH 显著减少，使细胞抗氧化能力减弱，从而细胞膜的稳定性明显降低，细胞更易受损。GSH 具有重要的生理功能：①清除自由基，保护细胞免受损伤。②通过与膜蛋白反应维持膜蛋白中巯基与二硫化物的正常比例，确保细胞膜功能(如离子转运)和线粒体功能的发挥。③作为细胞保护剂，可防止磷脂酶激活。

4)磷脂酶活性增高。在细胞内 Ca^{2+} 浓度明显升高以及 GSH 显著降低时，磷脂酶 A_2 活性过度增高，分解膜磷脂，使细胞骨架结构解体，释放大量脂肪酸，其中花生四烯酸在脂加氧酶(1ipoxygenase)和环加氧酶(cycloxygenase)作用下生成的 PG、白三烯(leukotriene，LT)等，可影响血管张力、血小板聚集及肾小管上皮细胞的功能。

5)细胞骨架结构改变。细胞骨架在维持细胞的正常形态结构、功能和信息转导中发挥重要作用。肾缺血和肾中毒时，由于 ATP 产生减少，细胞骨架可发生明显改变，例如，调控微绒毛重吸收面积的肌动蛋白(actin)脱偶联，肌丝网与膜的连接破坏，锚蛋白(ankyrin)和血影蛋白(spectrin)的相互作用发生改变，这些将导致细胞主体结构及膜极性发生异常，细胞膜面积减少和肾小管上皮连续性破坏。

6)细胞凋亡的激活。ARF 时，主要通过线粒体死亡通路和 Fas 配体死亡通路，使肾小管细胞凋亡明显增加。

7)炎性反应与白细胞浸润。近年来，在 ARF 研究领域炎性反应在细胞损伤中的作用引起相当的重视。尤其在肾缺血—再灌注损伤过程中，肾小管上皮细胞和肾实质细胞所产生的肿瘤坏死因子(tumor necrosis factor，TNF)、白细胞介素 l(interleukin-1，IL-1)、IL-6、IL-8 等炎性因子和活性氧可以使一些粘附分子如细胞粘附分子 1(intercellular adhesion molecule-1，ICAM-I)、血管粘附分子 1(vascular cell adhesion molecule-1，VCAM-1)以及 P-选择素(P-selectin)等的表达增强，从而介导白细胞与内皮细胞的粘附作用。此外，尚可产生趋化因子，并激活补体。在细胞因子、趋化因子和粘附分子的共同作用下，中性粒细胞被激活，并向损伤部位聚集而产生炎性反应。中性粒细胞活化聚集后进一步产生的细胞因子和活性氧则加重细胞损伤。

三、ARF 时的功能代谢变化

1. 少尿型急性肾衰竭

典型的少尿型急性肾衰竭临床经过一般可分为少尿期、多尿期和恢复期三个阶段。

(1)少尿期

患者遭受缺血、休克、创伤、毒物等损害后 1～2 天内即出现少尿，尿量明显减少至

400ml/d 以下。少尿期是病程中最危险的阶段，持续时间一般为 1～2 周；短者 1～2 天，预后较好；长者可达 3～4 周，预后较差。少尿期超过 1 个月者，常表示肾脏损害严重，肾功能较难恢复。少尿期主要的功能代谢变化有：

1)尿的变化。ARF 早期即迅速出现少尿或无尿。尿量少于 400ml/d(或少于 17ml/h)者称为少尿，少于 100ml/d 者称无尿。少尿或无尿的机制与 GFR 减少，肾小管阻塞和原尿回漏等因素有关。ATN 患者由于肾小管上皮细胞重吸收水和钠的功能障碍，故尿比重低(<1.015，常固定于 1.010～1.012 之间)，尿渗透压低于 350mmol/L，尿钠含量高于 40mmol/L(正常<20mmol/L)，尿肌酐/血肌酐比值降低，尿钠排泄分数(FENa)升高。由于肾小球滤过功能障碍和肾小管上皮坏死脱落，尿中含有蛋白、红、白细胞和各种管型。而功能性 ARF 患者由于没有肾小管的损害，肾小管重吸收功能反而是增强的，故尿渗透压和比重增高、尿钠含量降低。因此，功能性急性肾衰竭和由 ATN 引起的肾性急性肾衰竭虽然都有少尿，但尿液成分有本质上的差异(见表 8-1)。临床上常常通过尿成分变化区分两种性质不同的 ARF，这对判断 ARF 的预后和指导治疗具有重要意义。

表 8-1　功能性与器质性 ARF 尿成分变化的比较

尿指标	功能性 ARF	器质性 ARF
尿比重	>1.020	<1.015
尿渗透压(mmol/L)	>500	<350
尿钠(mmol/L)	<20	>40
尿肌酐/血肌酐	>40∶1	<10∶1
尿钠排泄分数	<1	>2
尿常规	正常	蛋白尿、红细胞、白细胞、各种管型
甘露醇实验	尿量增多	尿量不增

注：尿钠排泄分数(FENa)$=\frac{\text{尿钠/血钠}}{\text{尿肌酐/血肌酐}}\times 100$

2)水中毒：由于尿量减少，体内分解代谢加强以致内生水增多，摄入或输入液体过多等原因，可发生体内水潴留，并引起稀释性低钠血症，水分向细胞内转移而引起细胞水肿。严重时可发生脑水肿、肺水肿和心力衰竭而成为 ARF 的重要死因之一。

3)电解质改变：①高钾血症。这是 ARF 患者最危险的变化。其主要发生原因：a. 少尿或无尿，使尿钾排出显著减少；b. 组织损伤和细胞分解代谢增强，使钾释放大量到细胞外液；c. 酸中毒时，H^+ 从细胞外液进入细胞，而 K^+ 则从细胞内逸出至细胞外液；d. 低钠血症，使远端小管的钾钠交换减少；e. 摄入含钾量高的食物，或服用含钾或保钾药物，输入库存血等。高钾血症可引起心脏传导阻滞和心律失常，严重时可导致心室纤维颤动或心脏停搏，是 ARF 患者在少尿期死亡的最重要原因。②高镁血症。高镁血症的原因与高钾血症的原因相似，主要是因为镁随尿排出减少以及组织破坏时细胞内镁释出至细胞外液中。高镁血症可抑制心血管和神经系统的功能。ATN 时的某些中枢—神经系统的症状可能与高镁血症有关。③高磷血症和低钙血症。由于肾排磷功能受损，常有高磷血症，尤其是广泛组织创伤、横纹肌溶解等高分解代谢患者，血磷可高达 1.9～2.6mmol/L(6～8mg/dl)。由于高磷血症，肾生成 1,25-$(OH)_2$-D_3 及骨骼对 PTH 的钙动员作用减弱，因而，低钙血症也较常见。但因同时有酸中毒存在，血中游离 Ca^{2+} 常不降低，故临床上很少出现低钙症状。若在纠正酸中毒之前不补充钙，则在纠正之后可发生低钙性手足搐搦。

4)代谢性酸中毒。具有进行性、不宜纠正的特点。主要是由于肾脏排酸保碱功能障碍、GFR降低所致，在感染发热、组织破坏等体内分解代谢增强时可加重酸中毒。酸中毒可抑制心血管系统和中枢神经系统，并促进高钾血症的发生，使病情更为严重。

5)氮质血症。由于肾脏泌尿功能障碍，体内蛋白质代谢产物不能充分排出，引起尿素、尿酸和肌酐等在血中的含量显著增高。感染、中毒、组织严重创伤等都会加重氮质血症。严重的氮质血症可引起机体的自身中毒而发生尿毒症。

(2)多尿期

患者经少尿期后，尿量逐渐增多，当尿量超过400ml/d，提示肾功能开始恢复，进入多尿期。随着病程的进展，尿量可成倍增加，3～5天后，可达4000～6000ml/d，偶尔多达10000ml/d。按一般规律，少尿期体内蓄积水分和尿素氮越多，多尿期尿量也越多。产生多尿的机制为：①肾血流量和肾小球滤过功能逐渐恢复，而损伤的肾小管上皮细胞虽已开始再生修复，但其浓缩功能仍然低下，故发生多尿。②肾间质水肿消退，部分肾小管内管型被冲走，肾小管阻塞解除。③少尿期中滞留在血中的尿素等代谢产物开始经肾小球大量滤出，从而增高小管液的渗透压，产生渗透性利尿。

多尿的出现是病情好转的标志。本期开始时，GFR仍明显低于正常，所以内环境紊乱仍持续存在，甚至尚可继续加重。GFR及各种内环境紊乱直到多尿期后期才逐渐恢复，但肾小管功能仍未完全恢复，病人又可因多尿导致脱水、低钠血症、低钾血症及低镁血症等水、电解质紊乱，而且多尿期病人的抵抗力及适应能力明显低于正常，因而易合并感染和其他系统器官的功能障碍，甚至死亡。

多尿期约持续1～2周后病程进入恢复期。

(3)恢复期

如经过顺利，急性肾衰竭一般在发病后1个月左右进入恢复期。此时肾功能已显著改善，尿量逐渐恢复正常，血尿素氮和血肌酐基本恢复到正常水平。肾功能恢复正常约需3个月至1年的时间。一般来说，少尿期越长，肾功能恢复需要的时间也越长。部分患者仍遗留有不同程度的肾功能障碍，尤其是患者肾功能储备明显降低，对增加的肾脏功能负荷适应能力差。少数患者，可因肾小管上皮和基底膜破坏严重，再生和修复不全而转变为慢性肾功能不全。

2.非少尿型急性肾衰竭

非少尿型ARF，系指患者在进行性氮质血症期内每日尿量持续在400ml以上，甚至可达1000～2000ml。近年来，非少尿型ARF有增多趋势。其原因在于：①血、尿生化参数异常的检出率提高，因为相当多的医院目前对各种严重疾病的患者不管其尿量是否改变均常监测肾功能及生化改变的结果。②药物中毒性ARF发病率升高，如氨基糖苷类抗生素肾中毒常引起非少尿性ARF，但20世纪60年代前几乎没有报道。③高剂量强效利尿药及肾血管扩张剂的预防性使用，使ARF患者的尿量不减少，如心脏外科手术时。④危重患者的有效抢救与适当的支持疗法，如创伤患者的有效抢救改变了创伤后ARF的特征，使非少尿型ARF的发生增加。⑤ARF的诊断标准不同。过去常把内环境严重紊乱并需透析治疗作为诊断的标准，而目前则用血浆肌酐进行性增高来判断ARF。因此，非少尿型ARF发病率明显增加。

非少尿型 ARF 时，虽然发病初期尿量不减少，却发生进行性氮质血症并伴其他内环境紊乱，如代谢性酸中毒等。各种 ARF 的原因都可引起非少尿型 ARF。总体上讲，少尿型 ARF 与非少尿型的病因和发病机制是相同的，只是非少尿型 ARF 时肾脏泌尿功能障碍的严重程度较少尿型 ARF 轻，病程相对较短，严重的并发症少，预后较好。非少尿型 ATN 患者肾小管损伤的程度明显低于少尿型，肾小管部分功能还存在，但尿浓缩功能障碍，所以尿量较多，尿钠含量较低，尿比重也较低，尿沉渣检查细胞和管形较少。然而，非少尿型急性肾小管坏死患者 GFR 的减少已足以引起氮质血症，但因尿量不少，故高钾血症较为少见。非少尿型 ARF 患者的肾脏大约仍有 10％的肾单位有效地执行其功能，有功能肾单位明显多于少尿型 ATN 的患者。

非少尿型 ARF 的患者也没有明显的多尿期，恢复期从血尿素氮和肌酐降低时开始。其病程长短也与病因、患者年龄及治疗措施等密切相关。一般肾功能完全恢复也需数月。非少尿型与少尿型 ARF 可以相互转化，少尿型经利尿或脱水治疗有可能转化为非少尿型；而非少尿型常可因治疗不及时或措施不当而转为少尿型 ARF，这提示患者病情恶化，预后不良。

四、ARF 防治的病理生理基础

1. 积极治疗原发病

首先是尽可能明确引起急性肾衰竭的病因，采取积极有效的措施予以消除。如纠正血容量不足，抗休克，解除肾血管痉挛，清除肾毒物，解除尿路阻塞等。合理用药，避免使用对肾脏有损害作用的药物。

2. 鉴别功能性肾衰竭与器质性肾衰竭

功能性肾衰竭与器质性肾衰竭都有少尿和内环境紊乱，但处理原则有所不同。如功能性肾衰竭是因肾前性因素导致肾灌注不足引起的，则应及早输液、充分扩容，采取有效抗休克措施。如为 ATN 患者，病程已发展到器质性肾衰竭，则应量出为入，严格控制输入液量，防止发生水中毒、肺水肿和心力衰竭。

3. 纠正内环境紊乱

急性肾小管坏死虽然病情严重，但病变多为可逆，应积极抢救。

(1)纠正水、电解质和酸碱平衡紊乱紊乱

在少尿期应严格控制体液输入量，以防发生水中毒。纠正代谢性酸中毒。积极处理高钾血症，应将血钾控制在 6mmol/L，可采取：①静脉注射葡萄糖和胰岛素，促进细胞外钾进入细胞内。②缓慢静脉注射葡萄糖酸钙，对抗高钾血症对心脏的毒性作用。③应用钠型阳离子交换树脂，使钠和钾在肠内交换。④严重高钾血症时，应用透析疗法。多尿期要注意补充水和钠、钾等电解质，防止脱水、低钠和低钾血症。

(2)控制氮质血症

①滴注葡萄糖以减轻体内蛋白质分解。②静脉内缓慢滴注必需氨基酸，以促进蛋白质

合成和肾小管上皮细胞的再生。③采用透析疗法排除非蛋白氮等物质。

(3)透析治疗

透析疗法包括血液透析(人工肾)和腹膜透析，能有效纠正水中毒、高钾血症等严重水、电解质平衡紊乱，排出体内有害物质，使 ARF 的治疗和预后得到很大改善。目前主张尽早透析或预防透析。

4. 抗感染和营养支持

(1)抗感染治疗

感染是急性肾衰竭常见的原因之一，急性肾衰竭又极易合并感染，因而抗感染治疗极为重要。在应用抗生素时应避免药物对肾脏的毒性作用。

(2)饮食与营养支持

给予合理的低蛋白饮食，供给充足的热量及必需氨基酸，有助于肾细胞的修复和再生，提高存活率。不能口服的患者需要全静脉营养支持。

第三节　慢性肾衰竭

慢性肾衰竭(chronic renal failure，CRF)是指各种病因作用于肾脏，使肾单位进行性、不可逆性破坏，以致残存的肾单位逐渐减少，不足以充分排出代谢废物和维持内环境稳定，导致代谢废物和毒物在体内积聚，水、电解质和酸碱平衡紊乱，以及肾内分泌功能障碍等一系列临床综合征。CRF 进展呈渐进性，病程迁延，病情复杂，常常是肾脏以及肾脏相关疾病的最终归宿，从原发病到引起肾衰竭，短则数月，长则数年，常以尿毒症为结局而导致死亡。

一、CRF 的病因

凡是能引起肾单位慢性进行性破坏的疾患均能引起 CRF，包括原发性肾脏疾病和继发性肾脏疾病。引起 CRF 的原发性肾脏疾病包括慢性肾小球肾炎、慢性肾盂肾炎、间质性肾炎、肾结核和肾肿瘤等。继发于全身性疾病的肾损害如糖尿病肾病(diabetic nephropathy，DN)、高血压肾病(hypertensive nephropathy，HTN)等。既往认为慢性肾小球肾炎是 CRF 最常见的原因(占 50%～60%)，但近年资料表明继发性肾病的发生不断增加。

蛋白尿、高脂血症、高血压、吸烟和感染等均可促进 CRF 的进展。

二、慢性肾衰竭的发展过程

由于肾脏有强大的储备和代偿能力，因而 CRF 是一个缓慢而渐进的过程，根据内生肌酐清除率(clearance rate of endogenous creatinine，CCr)的变化和临床表现，可分为肾储备功能降低期、肾功能不全期、肾衰竭期和尿毒症期(见图 8-2)。内生肌酐清除率(尿中肌酐浓度×每分钟尿量/血浆肌酐浓度)反映肾小球滤过率。内生肌酐清除率和肾的结构改变(如纤维性变、功能肾单位数减少等)有很大关系。因此，在某种意义上，内生肌酐清除率代表仍具有功能的肾单位数目。

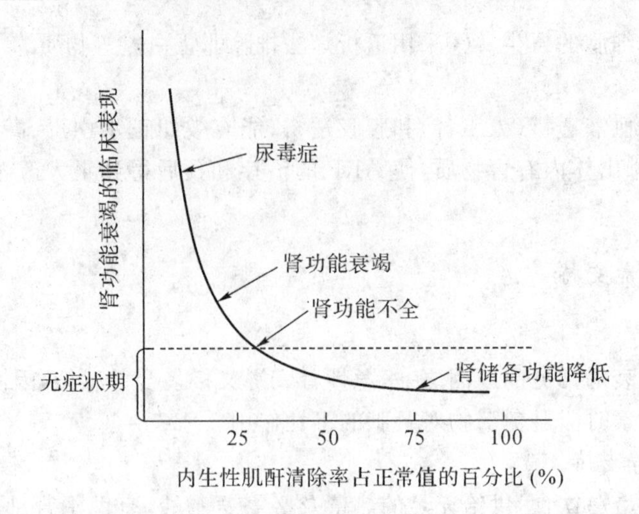

图 8-2　慢性肾衰竭的临床表现与肾功能的关系

(1)肾储备功能降低期

此期也称肾功能代偿期。在代偿期，虽然多种病因作用于肾脏，但由于肾脏具有强大的代偿适应能力，故可在相当长的时间内维持肾功能于临界水平。当肾单位减少 25%～50%时，肾脏仍能保持良好的排泄和调节功能，保持内环境相对稳定而不出现肾功能不全的征象。此期内生肌酐清除率仍在正常值(90～140ml/min)的 30%(40ml/min)以上，患者无明显的血液生化方面的异常，血尿素氮和血肌酐含量均可在正常范围内，亦无自觉症状。但这些肾单位不能耐受额外的负担，一旦发生感染、休克、大手术等强烈应激或滥用肾血管收缩药等情况下，可导致组织蛋白分解加强而加重肾负担，或因肾血流量减少，肾小球滤过率进一步降低而诱发肾功能不全，进入 CRF 的失代偿期。

(2)肾功能不全期

肾脏进一步受损，其贮备功能与适应代偿功能逐渐下降，健存的肾单位已不能维持机体的内环境恒定。肾单位减少 50%～70%时，肾排泄和调节功能下降，内生性肌酐清除率降至正常的 25%～30%。患者即使在正常饮食条件下，也可出现轻度的氮质血症和代谢性酸中毒。肾浓缩功能减退，可有夜尿和多尿。此外，因肾脏内分泌功能紊乱使红细胞生成素分泌减少，可出现轻度贫血和乏力等临床症状。

(3)肾衰竭期

肾单位减少 75%～90%时，内生肌酐清除率降至正常的 20%～25%，临床表现明显，患者出现较重的氮质血症、代谢性酸中毒、高磷血症、低钙血症及低钠血症，亦可有轻度高钾血症，夜尿增多，并出现严重贫血及尿毒症部分中毒症状如恶心、呕吐和腹泻等。

(4)尿毒症期

尿毒症期是慢性肾衰竭发展到最严重的阶段，肾单位减少 90%以上，内生肌酐清除率降低至正常的 20%以下，出现严重的氮质血症，以及严重的水、电解质和酸碱平衡紊乱，内分泌功能失调，并出现继发性甲状旁腺功能亢进症，还因大量代谢废物和毒性物质在体内积聚，出现一系列全身性严重中毒症状，可发生肾毒性脑病和多器官功能障碍，如不及时给予有效治疗，常导致患者死亡。

三、慢性肾衰竭的发病机制

CRF 患者的肾功能受损是不可逆性的，总趋势是有功能的肾单位逐渐减少，病情日趋加重，其发病机制十分复杂，至今仍不很清楚。曾先后提出以下有代表性的学说试图解释，但没有一种学说能完整地解释其全部的发病过程。

1. 健存肾单位学说(intact nephron hypothesis)

健存肾单位学说由 Bricker 于 1960 年提出的。该学说认为慢性肾脏病变时，表现为肾单位的进行性破坏和功能丧失，肾功能则由未受损的残余肾单位(健存肾单位)代偿完成。健存肾单位通过加倍工作代偿以适应机体的需要，维持体液和内环境稳定，因而出现代偿性肥大和滤过功能增强。实验研究表明，病侧肾小球滤过率降至 35%，健侧肾小球滤过率则增加 11%，故肾小球滤过率降低至 50%时，血尿素氮和血肌酐仍可保持在正常水平。随着病程的进展，健存肾单位日益减少，肾功能障碍日趋严重。当健存肾单位减少到无法代偿维持正常的泌尿功能时，机体内环境紊乱，开始出现慢性肾功能不全甚至衰竭的症状。健存肾单位学说强调了原发疾病进行性地破坏肾单位在 CRF 发病中的作用，而忽略了代偿活动对肾单位的破坏。虽然有些疾病确实可以连续不断地破坏肾单位，导致肾衰竭，但有些疾病最初对肾脏的损伤机制在 CRF 发展过程中早已不存在，因此，健存肾单位学说难以解释这些疾病引起的 CRF。

2. 矫枉失衡学说(trade-off hypothesis)

1972 年，Bricker 等提出矫枉失衡学说，使健存肾单位学说得到补充。该学说认为，某些引起毒性作用的体液因子，其浓度增高并非都是肾清除减少所致，而是肾小球滤过率降低时机体的一种代偿过程，或称“矫枉”过程。而在矫枉过程中出现了新的失衡，使机体进一步受损。例如，当 GFR 下降时，尿磷排泄减少，出现血磷增高和血钙下降。后者使 PTH 分泌增加，促进肾脏排磷，防止高磷血症的发生，此即“矫枉”。当 GFR 进一步下降时，再次出现高磷血症，机体更增加 PTH 的分泌，如此循环，使血浆 PTH 水平不断增高，最终发生继发性甲状旁腺功能亢进(secondary hyperparathyroidism)。PTH 分泌过多除了使肾小管间质钙、磷沉积增多和进行性损害，从而引起肾单位的进行性破坏以外，还可对机体其他生理功能产生不良影响，例如，使溶骨活动增强引起肾性骨营养不良，以及软组织坏死、皮肤瘙痒与神经传导障碍等发生，这就是所谓“失衡”。因此，这种矫枉失衡使肾单位破坏进一步加剧，加重内环境紊乱，甚至引起多器官功能失调，加重 CRF 发展。

3. 肾小球过度滤过学说(glomerular hyperfiltration hypothesis)

1982 年 Brenner 和 Bricker 等再次对健存肾单位学说进行了修正，又提出了肾小球过度滤过学说。他们认为，部分肾单位被破坏后，健存肾单位进行代偿，单个健存肾单位的血流量和血管内流体静压增高，使 GFR 相应增高，造成过度灌注和过度过滤，导致肾小球纤维化和硬化，进一步破坏健存肾单位，从而促进肾衰竭。该学说强调肾单位被破坏后其他肾单位代偿直至代偿失调的发病过程，对临床上有些患者引起肾单位破坏的病因已经去除，但肾单位仍进行性减少以致最终发生 CRF 的机制作了合理的解释。

4.肾小管高代谢学说

该学说于1988年由Schrier等提出，认为在CRF进展过程中，肾小管并不是处于被动的代偿适应或单纯受损状态，而是直接参与肾功能持续减低的发展过程。当部分肾单位破坏后，残留肾单位的肾小管系统重吸收及分泌也明显增强，出现代谢亢进，导致耗氧量增加和氧自由基生成增加，Na^+-H^+反向转运亢进和细胞内Ca^{2+}流量增多，由此引起肾小管—间质损害不断加重和肾单位的进一步丧失。研究发现，肾功能不全大鼠在摄入大量蛋白质时，肾小管可出现明显肥大伴囊性变、萎缩、间质炎症及纤维化，集合管部分也有明显的增生性变化和坏死。如给予低蛋白、低磷饮食，纠正酸中毒，可减轻健存肾单位肾小管—间质的损伤，使肾损伤的进展减慢。因此，在CRF病程中，肾小管—间质损害占有重要的地位。

四、CRF时机体的功能代谢变化

1.泌尿功能障碍

主要表现为尿的量与质两方面的变化。在CRF早期，出现夜尿、多尿和等渗尿，尿中出现蛋白质、红细胞、白细胞和管型等。晚期，由于肾单位大量破坏，GFR极度减少，则出现少尿。

(1)尿量的变化

1)夜尿(nocturia)。正常成人白天尿量约占总尿量的2/3，夜间尿量只占1/3。CRF患者，夜间排尿增多，夜间尿量和白天尿量相近或超过白天尿量，称为夜尿。出现夜尿的原因目前还不清楚，一般认为与残存肾单位过度滤过使肾小管对水重吸收的调节障碍有关。

2)多尿。每24小时尿量超过2000ml，称为多尿。这是CRF较常见的变化，其发生机制是：①残存的有功能肾单位血流量增多，滤过的原尿量超过正常量，且在通过肾小管时因其流速加快，与肾小管接触时间缩短，导致肾小管对水、钠重吸收减少。②在原尿中，溶质(如尿素)浓度较高，可引起渗透性利尿。③髓襻和远端小管病变时，因髓质渗透梯度被破坏以及对抗利尿激素的反应降低，以致肾的浓缩功能障碍。

CRF时，多尿的出现能排出体内一部分代谢产物(如K^+等)，有一定的代偿意义，但此时由于肾单位广泛破坏，肾小球滤过面积减少，滤过的原尿总量少于正常，不足以排出体内不断生成的代谢产物。因此，在出现多尿的同时，血中非蛋白氮(non-protein nitrogen，NPN)仍可不断升高，这是由于此种多尿是未经浓缩或浓缩不足，故含代谢产物较少所致。

3)少尿。在CRF晚期，由于肾单位极度减少，尽管残存的尚有功能的每一个肾单位生成尿液比正常的多，但24小时总尿量还是少于400ml。

(2)尿渗透压的变化

因测定方法简便，临床上常以尿比重来表示尿渗透压的变化。正常尿比重为1.003～1.030。CRF早期，肾浓缩能力减退而稀释功能正常，出现低比重尿或低渗尿。CRF晚期，肾浓缩和稀释功能均丧失，以致尿比重常固定在1.008～1.012，尿渗透压固定在266～300mmol/L之间(正常人终尿的渗透压随饮水的多少有很大的波动)，因此值接近于血浆晶体渗透压，故称为等渗尿。等渗尿的出现提示患者对水的调节能力很差，不能适应水负荷的急剧变化，易发生水代谢紊乱。如在摄水不足或丢失水过多时，因肾对尿浓缩功能丧失，易引起血容量减低；而当摄水过多时，因肾无稀释能力，又可导致水潴留和稀释性低钠血症。

(3)尿液成分的变化

由于肾脏疾病使肾小球滤过膜通透性增强，致使肾小球滤出蛋白增多，或因肾小管上皮细胞受损，对原尿中蛋白质重吸收减少，出现轻度至中度蛋白尿。肾小球严重损伤时，尿中还可有红细胞和大量变性的白细胞，出现血尿和脓尿。在肾小管内尚可形成各种管型，随尿排出，其中以颗粒管型最为常见。

2.水、电解质和酸碱平衡紊乱

(1)水代谢紊乱

随着病情的发展，CRF 患者肾脏对水代谢调节能力日益减退，难以承受水负荷的突然变化。当摄水量增加时，可因肾不能相应地增加水的排泄而发生水的滞留、水肿，严重时可导致充血性心力衰竭。当严格限制水的摄入时，则又可因肾不能减少水的排泄，而发生血容量减少、脱水和血压降低等。血容量的持续减少，又可进一步引起肾血流减少，使肾功能进一步恶化。

(2)钠代谢紊乱

正常肾脏依靠调节肾小球滤过及肾小管的重吸收维持钠离子代谢平衡。CRF 早期，由于 GFR 和肾小管重吸收功能虽然都减低，但两者之间处于暂时的平衡状态。故血钠水平在较长时间内仍可保持正常。

随着 CRF 的进展，有功能的肾单位进一步破坏，肾贮钠能力降低。如果不恰当长期限制钠盐，或因渗透性利尿、呕吐、腹泻、利尿剂等使钠的丢失过多以及心钠素等抑制肾小管对钠的重吸收，导致钠的摄入不足以补充肾丢失的钠，即可导致机体钠总量的减少和低钠血症。CRF 晚期，肾已丧失调节钠的能力，表现为血钠过高或过低。常因尿钠排出减少或补钠过多，极易导致高钠血症，并使血容量增多，加重心脏负担，甚至诱发心力衰竭。

(3)钾代谢紊乱

CRF 初期，由于多尿和远曲小管在醛固酮的作用下仍有较强的排钾能力，只要尿量不减，血钾水平可维持正常。而当患者进食甚少或持续多尿、呕吐、腹泻、长期使用排钾利尿剂，也可出现低钾血症。CRF 晚期，GFR 严重降低而发生少尿，尤其是合并感染和代谢性酸中毒的患者，可发生严重的高钾血症。不论高钾血症或低钾血症均可影响神经肌肉和心脏功能，严重时可危及生命。

(4)钙磷代谢紊乱

1)高磷血症。CRF 早期，由于 GFR 降低，肾脏排磷减少，血磷暂时性升高并引起血钙降低，后者导致 PTH 分泌增多。PTH 可抑制残存肾单位肾小管重吸收磷，使肾排磷增多，血磷可恢复正常。因此，CRF 患者可在很长时间内不出现血磷升高。但当病情发展到晚期，由于 GFR 极度下降(<30ml/min)，继发性增多的 PTH 不能使磷充分排出，导致血磷水平明显升高。同时 PTH 分泌增多又促进溶骨活动，使骨磷酸释放增多，从而形成恶性循环，导致血磷水平不断上升。

2)低钙血症。CRF 患者常有明显的低钙血症，其原因有：①由于血液中钙和磷浓度的乘积为一常数，故血磷浓度升高，血钙浓度必然降低。②由于肾实质破坏，1,25-$(OH)_2$-D_3 生成减少，影响肠道对钙的吸收。③升高的血磷可弥散入肠内，与肠内钙结合生成难溶的磷酸钙，阻碍肠钙的吸收。④肾毒物损伤肠道，影响肠道吸收钙。

CRF 患者血钙降低时很少出现手足搐搦，主要是因为患者常伴有酸中毒，使血中结合钙趋于解离，故而游离钙浓度得以维持。同时 H^+ 离子对神经肌肉的应激性具有直接抑制作用，因此在纠正酸中毒要注意防止低钙血症引起的手足搐搦。

(5)镁代谢紊乱

CRF 患者的 GFR＜30ml/min 时，镁排出就可减少而引起血镁升高。常表现为恶心、呕吐、全身乏力、血管扩张、中枢神经系统抑制等。当血镁浓度＞3mmol/L 时可导致反射消失、呼吸麻痹、神志不清和心跳停止等。因此，CRF 患者应当避免使用含镁的药物治疗，防止严重的高镁血症。

(6)代谢性酸中毒

代谢性酸中毒是 CRF 患者最常见的酸碱紊乱，其原因为：①肾小管上皮细胞合成 NH_3 的能力下降，使 H^+ 排泌障碍。②继发性 PTH 分泌增多，抑制近端肾小管上皮细胞碳酸酐酶的活性，使近端肾小管泌 H^+ 和重吸收 HCO_3^- 减少。③在严重的 CRF 患者，由于残存肾单位极度减少和 GFR 严重降低(GFR 降低至正常的 20％以下)，导致酸性代谢产物特别是硫酸、磷酸等在体内积蓄。因此，在 CRF 早期，易发生 AG 正常型高血氯性酸中毒，晚期则形成 AG 增高型正常血氯代谢性酸中毒。CRF 时发生的代谢性酸中毒是顽固的，严重酸中毒除可抑制神经和心血管系统功能外，尚可影响机体内许多代谢酶的活性，以及造成细胞内钾外逸和骨盐溶解。

3. 氮质血症

CRF 晚期，由于肾单位大量破坏和 GFR 严重降低，导致含氮的代谢终产物如尿素、肌酐、尿酸等在体内蓄积，因而血中 NPN 含量升高，超过 28.6mmol/L(相当于＞40mg/dl)时称为氮质血症(azotemia)。

(1)血尿素氮(blood urea nitrogen，BUN)

CRF 患者 BUN 的浓度与 GFR 的变化密切相关，但不呈线性关系。GFR 减少到正常值的 40％以前，BUN 含量仍在正常范围。当 GFR 减少到正常值 20％以下时，BUN 可高达 71.4 mmol/L(200mg/dl)以上。由此可见，BUN 浓度的变化并不能平行地反映肾功能变化，这是由于 BUN 值除受 GFR 变化的影响外，还受外源性(蛋白质的摄入量)及内源性尿素负荷(感染、肾上腺皮质激素的应用、胃肠道出血等)的大小有关。由于 CRF 早期患者血中 NPN 升高不明显，因此，只有在 CRF 晚期时 BUN 才较明显地反映肾功能损害程度。

(2)血肌酐(creatinine)

血肌酐含量与蛋白质摄入量无关，主要与肌肉中磷酸肌酸分解产生的肌酐量和肾排泄肌酐的功能有关。肌酐能自由经肾小球滤过，在肾组织内不被代谢，也不被肾小管重吸收，只是在近曲小管少量分泌。与 BUN 相似，其含量改变在 CRF 早期也不明显，只是在晚期才明显升高。因此，临床上常采用内生肌酐清除率来判断肾功能障碍的严重程度，因为它与 GFR 的变化呈平行关系。

(3)血尿酸(uric acid)

CRF 时，血浆尿酸虽有一定程度的升高，但较尿素、肌酐为轻，只有在 GFR 已经严重降低时才有一定程度的升高，这主要与肾远曲小管分泌尿酸增多和肠道尿酸分解增强有关。

4. 肾性骨营养不良

肾性骨营养不良(renal osteodystrophy)又称肾性骨病,是CRF时严重而常见的并发症,儿童患者表现为骨性佝偻病,成人患者出现骨质软化、囊性纤维性骨炎、骨质疏松和骨硬化等。其发生机制与高磷、低钙、PTH增多,1,25-$(OH)_2$-D_3减少、酸中毒和铝中毒有关。

(1)高血磷、低血钙和继发性甲状旁腺功能亢进

CRF患者由于血磷升高、血钙降低,可刺激甲状旁腺引起继发性甲状旁腺功能亢进,分泌大量PTH,促进骨质疏松和硬化,同时由于血钙磷乘积升高并大于70(正常为40),使钙沉积于软组织而形成局部钙结节。血钙降低可使骨质钙化障碍。

(2)维生素D代谢障碍

CRF时,由于肾组织的破坏导致将25-$(OH)_2$-D_3活化成1,25-$(OH)_2$-D_3的能力降低,使活性维生素D_3生成减少,引起肠钙吸收减少,发生低钙血症和骨质钙化障碍,导致肾性佝偻病和成人骨软化。

(3)酸中毒

CRF患者多伴有长时间持续的代谢性酸中毒,可通过以下机制促进肾性骨营养不良的发生:①由于体液中[H^+]持续升高,于是动员骨盐来缓冲,促进骨盐溶解。②酸中毒干扰1,25-$(OH)_2$-D_3的合成。③酸中毒抑制肠对钙的吸收。

(4)铝中毒

CRF时,肾脏排铝功能减弱,当服用铝剂时,铝被吸收并在体内潴留,易发生铝中毒。铝可直接抑制骨盐沉着和抑制PTH分泌,干扰骨质形成过程,导致骨软化。而且铝在骨内沉积可抑制成骨细胞的功能,使骨质形成受阻,引起再生障碍性骨病,而1,25-$(OH)_2$-D_3减少也可促进铝在骨内沉积,加重骨质软化。

5. 肾性高血压

由肾脏疾病引起的高血压称为肾性高血压(renal hypertension),为继发性高血压中最常见的一种。其发生机制主要包括:

(1)钠水潴留

钠水潴留是肾性高血压最主要的因素。CRF时,肾脏排钠功能降低进而继发水潴留,导致血容量增多,心排出量增加,从而促使血压升高。这种情况称为钠依赖性高血压(sodium-dependent hypertension)。对该类高血压患者限制钠盐摄入和使用利尿剂以加强尿钠的排出,可获得较好的降压效果。

(2)肾素—血管紧张素系统活性增高

这主要见于慢性肾小球肾炎、肾小动脉硬化症、肾硬化症等疾病引起的CRF,由于常伴随肾血液循环障碍,使肾相对缺血,激活肾素—血管紧张素—醛固酮系统,使AngⅡ形成增多。AngⅡ既可直接收缩小动脉,使外周阻力增加,又可促使醛固酮分泌增多,导致钠水潴留,因而导致血压上升。这种主要由于肾素和AngⅡ增多引起的高血压称为肾素依赖性高血压(renin-dependent hypertension)。对此类患者限制钠盐摄入和应用利尿剂,不能收到良好的降压效果,甚至适得其反。只有采用药物如血管紧张素转化酶抑制剂来抑制肾素—血管紧张素系统的活性,消除AngⅡ对血管的作用,才有明显的降压作用。

(3)肾脏降压物质生成减少

肾组织破坏,肾生成的 PGE_2、PGA_2、缓激肽等舒血管物质减少,使血管收缩的倾向增加。此外,血管内皮细胞分泌一氧化氮(NO)不足,在肾性高血压的发生中也起一定作用。

在慢性肾疾患时,由于病变性质和部位复杂,以上三种机制常同时参与高血压的发生,出现高血压后又可进一步损害肾功能,形成恶性循环。

6. 肾性贫血

CRF 患者常伴有贫血,且贫血程度与肾功能损害程度往往一致。有时贫血可能是肾衰竭的最初表现。其发生机制:①促红细胞生成素生成减少:肾实质破坏,导致 EPO 产生减少,从而使骨髓干细胞形成红细胞受到抑制,红细胞生成减少。这是肾性贫血的主要原因。②血液中潴留的毒性物质:CRF 时体内蓄积的毒性物质(如甲基胍)对红细胞生成具有抑制作用。③造血原料不足:CRF 患者胃肠功能减退,导致铁、叶酸和蛋白等的吸收减少、丢失过多,造血原料不足,影响红细胞生成。而且,严重的慢性肾衰竭患者还可出现铁的再利用障碍。④红细胞破坏增加:潴留的毒性物质使红细胞破坏增加,引起溶血。⑤失血:肾衰竭患者常有出血倾向与出血,可加重贫血。

7. 出血倾向

约五分之一的 CRF 患者在疾病过程中存在出血现象,表现为皮下淤斑、紫癜、鼻衄、牙龈出血、胃肠道黏膜出血等症状。其中只有 5% 的患者血小板减少,因此认为 CRF 的出血是由于血小板质的变化而不是数量减少所致。血小板功能障碍表现为:①血小板第 3 因子(PF3)的释放受到抑制,使凝血酶原激活物生成减少。②血小板的黏着和聚集功能减弱,使出血时间延长。

第四节　尿毒症

尿毒症(uremia)是急性和慢性肾衰竭最严重的阶段,由于肾单位大量破坏,使代谢终产物和毒性物质在体内大量潴留,并有水、电解质和酸碱平衡紊乱以及某些内分泌功能失调,从而引起一系列自体中毒症状。有人形象地将它称作"集各系统症状于一身的综合征"。尿毒症患者需靠透析或肾移植来维持生命,其发生率逐年增多。

一、尿毒症的发病机制

1. 尿毒症毒素

尿毒症的发病机制非常复杂,目前认为可能是毒性物质在体内蓄积,水、电解质和酸碱平衡紊乱及某些内分泌功能障碍等多因素综合作用的结果,其中毒性物质蓄积在尿毒症的发病中起着重要作用。研究发现,尿毒症患者血浆中有 200 多种代谢产物或毒性物质,其中很多可引起尿毒症症状,故称之为尿毒症毒素(uremia toxin)。

(1)尿毒症毒素来源

1)正常代谢产物。正常时,机体代谢产生的代谢产物可经肾脏排出,但在肾衰竭晚期,GFR 极度降低,这些代谢产物不能排出而在体内积蓄,如尿素、胍类化合物和多胺等。2)外源性毒物。体外摄入的毒性物质不能经肾脏排泄而在体内潴留,如铝等。3)毒性物质经机体代谢又产生新的毒性物质,如尿素增多经代谢后产生新的毒物——氰酸盐。4)正常生理活性物质。一些正常的生理活性物质,在尿毒症时浓度异常升高,成为对组织细胞具有明显毒性作用的物质,如 PTH 等。

(2)尿毒症毒素分类

1)小分子毒素,指相对分子质量小于 500 的毒素,如尿素、肌酐、胍类、胺类等。2)中分子毒素,指分子量为 500～5000 的毒数,多为细胞和细菌的裂解产物等。3)大分子毒素,主要是血中浓度异常升高的某些激素,如 PTH、生长激素等。

(3)常见的尿毒症毒素及其毒性作用

1)PTH。在尿毒症时 PTH 异常增多,可引起肾性骨营养不良、皮肤瘙痒、高脂血症、贫血,刺激胃泌素分泌,破坏血脑屏障,促进钙进入施万细胞或轴突,参与可致尿毒症痴呆的脑内铝蓄积,增加蛋白质分解等。临床上行甲状旁腺切除可解除或缓解上述症状。2)胍类化合物。胍类化合物是体内精氨酸的代谢产物。其中,甲基胍毒性最强,可引起体重下降、呕吐、腹泻、肌肉痉挛、嗜睡、红细胞寿命缩短及溶血、心室传导阻滞等。胍基琥珀酸则可抑制血小板功能,促进溶血等。3)尿素。长期血液中尿素浓度增高,可引起头痛、厌食、恶心、呕吐、糖耐量降低和出血倾向等。尿素的毒性作用还与其代谢产物(氰酸盐)有关,后者可使蛋白质发生氨基甲酰化,从而抑制许多酶(如单胺氧化酶、黄嘌呤氧化酶等)的活性,使胍基琥珀酸产生增多,影响细胞功能。4)多胺。多胺类化合物是氨基酸代谢产物,包括精胺、精脒、尸胺和腐胺,可引起厌食、恶心、呕吐和蛋白尿,促进红细胞溶解,抑制 Na^{+}-K^{+}-ATP 酶活性,增加微血管壁通透性,促进肺水肿和脑水肿的发生。5)中分子物质。这是一类毒性很强的尿毒症毒素,其化学结构还不明了,推测为多肽类物质。研究发现其在体外对成纤维细胞增生、白细胞吞噬作用、淋巴细胞增生及细胞对葡萄糖利用等均有抑制作用。

此外,肌酐、尿酸、酚类及中分子和大分子毒素等对机体也有一定的毒性作用。因此,多种毒性物质的蓄积是尿毒症发生的主要原因,而肾衰竭时机体内环境紊乱又促进中毒症状的发生,因而尿毒症的发生可能是多因素综合作用的结果。

二、尿毒症时的功能代谢变化

尿毒症时,除泌尿功能障碍,水、电解质和酸碱平衡紊乱,以及贫血、出血、高血压等进一步加重外,还出现全身各系统的功能障碍和物质代谢紊乱。

1. 神经系统

尿毒症患者出现神经系统症状者可高达 86%,其主要表现为中枢神经系统功能障碍和周围神经病变两种形式。中枢神经系统功能障碍表现为头痛、头昏、烦躁不安、理解力和记忆力减退等,严重时出现神经抑郁、嗜睡甚至昏迷,称为尿毒症性脑病。周围神经病变的表现有乏力、足部发麻、腱反射减弱或消失,最后可发生麻痹。神经系统功能障碍的机制有:1)某些毒性物质的积蓄引起神经细胞变性;2)电解质和酸碱平衡紊乱;3)肾性高血压所致的脑血管痉挛、缺氧和毛细血管通透性增高,可引起脑神经细胞变性和脑水肿。

2. 消化系统

消化系统的症状是尿毒症患者最早出现和最突出的症状。早期表现为厌食，以后出现恶心、呕吐、腹泻、口腔黏膜溃疡和消化道出血等症状。其发生可能与消化道排出尿素增多，受尿素酶分解生成氨，刺激胃肠黏膜产生炎症甚至溃疡有关。此外，因肾实质破坏使胃泌素灭活减弱，PTH 增多又刺激胃泌素释放，故胃泌素增加，刺激胃酸分泌，促使溃疡发生。

3. 心血管系统

主要表现为充血性心力衰竭和心律失常，晚期可出现尿毒症心包炎。心血管功能障碍是由于肾性高血压、酸中毒、高钾血症、钠水潴留、贫血以及毒性物质等作用的结果。尿毒症心包炎多为纤维性心包炎(尿素、尿酸渗出所致)，患者有心前区疼痛，体检时可闻及心包摩擦音。

4. 呼吸系统

由于伴有酸中毒，故呼吸加深加快。由于尿素被唾液酶分解生成氨，故呼出的气体有氨味。严重患者可出现肺水肿、纤维素性胸膜炎或肺钙化等病变。肺水肿可能与心力衰竭，容量负荷过度，毒性物质使肺毛细血管通透性增高和低蛋白血症等有关。约 20%患者有纤维素性胸膜炎，这可能是尿素刺激所致。肺钙化是磷酸钙在肺组织内沉积引起的。

5. 免疫系统

常并发免疫功能障碍，以细胞免疫异常为主，如血中 T 淋巴细胞绝对数降低，迟发型皮肤变态反应减弱，中性粒细胞趋化性降低，故尿毒症患者常有严重感染，并成为主要死因之一。细胞免疫功能的异常可能与毒性物质对淋巴细胞的分化和成熟有抑制作用或者毒性作用有关。患者体液免疫变化不大。

6. 皮肤变化

常见症状为皮肤瘙痒，可能与继发性甲状旁腺功能亢进有关，因此切除大部分甲状旁腺后可解除这一痛苦。患者常有皮肤色素沉着、尿素霜和皮炎。色素沉着一度被认为是尿素增加之故，现已证明皮肤色素主要为黑色素。尿素霜则是汗液中排泄的尿素结晶而成。

7. 代谢障碍

(1)糖代谢障碍

约半数病例伴有葡萄糖耐量降低，其机制与尿素、肌酐和中分子量毒物的如下作用有关：1)使胰岛素分泌减少；2)使生长激素(可拮抗胰岛素)分泌增多；3)胰岛素与靶细胞受体结合障碍；4)肝糖原合成酶活性降低。

(2)蛋白质代谢障碍

患者常出现消瘦、恶病质、低蛋白血症等负氮平衡的体征，其发生机制有：1)患者摄入蛋白质减少或因厌食、恶心、呕吐、腹泻使蛋白质吸收减少；2)毒性物质(如甲基胍)使组织蛋白分解加强；3)随尿丢失一定量蛋白质；4)因出血使蛋白丢失；5)合并感染可导致蛋白分解增强。为维持尿毒症患者的氮平衡，其蛋白质摄入量应与正常人没有明显差异。单纯追求血液尿素氮降低而过分限制蛋白质摄入，可使自身蛋白质消耗过多，反而对患者有害。

(3)脂肪代谢障碍

患者常有高脂血症，主要为血清甘油三酯增高。其增高的机制是因胰岛素拮抗物使肝合成甘油三酯增加，也可能与脂蛋白酶活性降低，导致清除甘油三酯的能力降低有关。

三、慢性肾衰竭和尿毒症防治的病理生理基础

(1)积极治疗原发病。

(2)低盐饮食。

(3)消除或避免能增加肾功能负担的诱因

消除或避免能增加肾功能负担的诱因，如感染、外伤、大手术、肾毒性药物等，防止肾实质继续破坏。

(4)抗纤维化

阻断糖基化终末产物形成和激活。

(5)对症治疗

1)有效降低肾性高血压，除利尿剂、肾上腺素神经阻断剂、β-受体阻断剂、钙通道阻断剂外，还可使用 RAS 阻断剂和新型血管肽酶抑制剂(VPI)等。

2)控制肾性贫血，使用重组人促红细胞生成素。

3)纠正水、电解质和酸碱平衡紊乱，主要是监控和纠正水、钠、钾及钙磷代谢紊乱和代谢性酸中毒。

4)控制氮质血症，给予合理的低蛋白饮食、供给充足的热量及必需氨基酸、促进蛋白质合成、降低尿素氮水平。

(6)透析疗法

透析疗法是纠正肾衰竭所致的内环境紊乱最有效的措施，包括血液透析和腹膜透析两种。血液透析疗法(人工肾)是根据膜平衡原理，将尿毒症患者血液与含一定化学成分的透析液同时引入透析器内，在透析膜两侧流过，两侧可透过半透膜的分子便作跨膜移动，达到动态平衡。从而使尿毒症患者体内蓄积的毒素得到清除；而人体所需的某些物质也可从透析液得到补充。腹膜透析的基本原理与血液透析法相同，但所利用的半透膜就是腹膜，而非人工透析膜。将透析液注入腹膜腔内，并定时更新透析液，便可达到透析的目的。

(7)肾移植

肾移植是治疗慢性肾衰竭，尤其是尿毒症最根本的方法。肾的供体相对较其他脏器容易获得，加之移植技术的不断提高，新的免疫抑制剂的应用，因此，肾移植的存活率已有明显提高。

(金可可)

参考文献

[1]徐长庆. 肾功能不全. 见：金惠铭，王建枝主编. 病理生理学(第 7 版). 北京：人民卫生出版

社,2008:248－265

[2]李跃华.肾功能障碍.见:李桂源主编.病理生理学.北京:人民卫生出版社,2010,408－432

[3]黄培春.肾功能不全.见:肖海鹏,杨惠玲主编.临床病理生理学.北京:人民卫生出版社,2009:358－373

[4]Lameire N, Van Biesen W, Vanholder R. Acute Renal Failure. Lancet,2005,365(9457): 417-430

[5]Yu H T. Progression of Chronic renal failure. Arch Intern Med. 2003, 163(12):1417-1429

[6]Najafian B, Mauer M. Progression of Diabetic Nephropathy in Type 1 Diabetic Patients. Diabetes Res Clin Pract, 2009, 297:83(1):1-8

第九章　内分泌功能障碍

第一节　概　述

内分泌学是研究激素及其相关物质对生命活动进行联系和调控的生物医学。内分泌系统与神经系统、免疫系统的联系日益紧密，构成神经、内分泌、免疫网络（见图 9-1），调控生物整体功能，以保持机体代谢稳定，脏器功能协调，促进人体生长发育、性成熟和生殖等生命过程。内分泌系统由内分泌腺和分布于各组织的激素分泌细胞以及它们所分泌的激素组成。

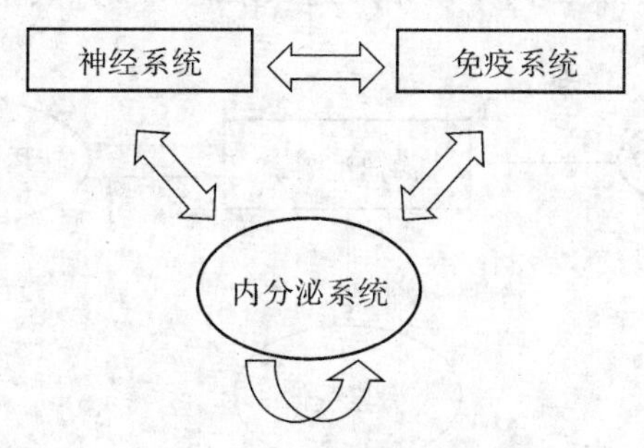

图 9-1　神经、内分泌、免疫网络

第二节　激素的概念、分类和作用机制

内分泌激素（hormone）是由内分泌器官产生，释放入血循环，转运到靶器官或组织发挥一定效应的微量化学物质。目前，有关内分泌激素及其相关物质的研究已深入到分子生物学水平，随着新激素的不断发现，相关概念发生了很大的改变，促进了内分泌学的迅速发展。现代内分泌学已将激素的范畴扩展到高度分化的内分泌细胞所合成和分泌的化学信使，参与细胞内外联系的内源性信息分子和调控分子。分子结构清楚者称为激素，不明者称为因子（factor）。这些物质实际上起着化学信使的作用。除经典激素外，像细胞因子、生长因子、神经递质、神经肽等重要的化学信使都可纳入广义激素的范畴。

在激素概念演化的同时，对其分泌方式的认识也在不断更新。经典的内分泌（endocrine）概念是相对于外分泌（exocrine）而言的，指激素释放入血循环，并转运至相应的靶细胞发挥其生物学效应，而不是像外分泌样释放至体外或体腔中。现代内分泌学则认为激素既能以传统的内分泌方式起作用，也能由细胞分泌后以直接弥散到临近细胞的邻(或旁)分泌(paracrine)方式或对分泌细胞自身发挥效应的自分泌(autocrine)方式起作用。此外还有以并列分泌(juxtacrine)、腔分泌(solinocrine)、胞内分泌(intracrine)、神经分泌(neurocrine)和神经内分泌(neuroendocrine)等方式发挥作用。一种激素还可以几种方式起作用。各种激素在下丘脑—垂体—靶腺轴的各种反馈机制及其相互之间的调节作用下处于动态平衡，维持正常的生理状态。

激素按其化学本质可分为两大类：蛋白质(肽)类与非蛋白质类。蛋白质类包括了蛋白、肽和多肽类激素，如胰岛素、胃泌素、甲状旁腺素和降钙素等。而非蛋白质类则包括类固醇激素(如孕酮、雌二醇、皮质类固醇、维生素D等)、氨基酸衍生物(如色氨酸衍生物：5-羟色胺、褪黑素等；酪氨酸衍生物：多巴胺、肾上腺素、甲状腺素等)和脂肪酸衍生物(如前列腺素、血栓素等)。肽激素的合成与一般蛋白质的合成类似，激素以分泌颗粒形式贮存。非肽类激素的合成方式各有不同。

激素通过血液、淋巴液和细胞外液而转运到靶细胞部位发挥作用，并经肝肾和靶细胞代谢降解而灭活。血液中肽类激素的半衰期仅3～7分钟，而非水溶性激素，如甲状腺激素、类固醇激素则与转运蛋白结合半衰期延长。激素浓度和转运蛋白结合量、亲和性均可影响其结合型和游离型激素的比值。游离型激素可进入细胞内发挥其生物学作用并参与激素的反馈调节(见图9-2)。

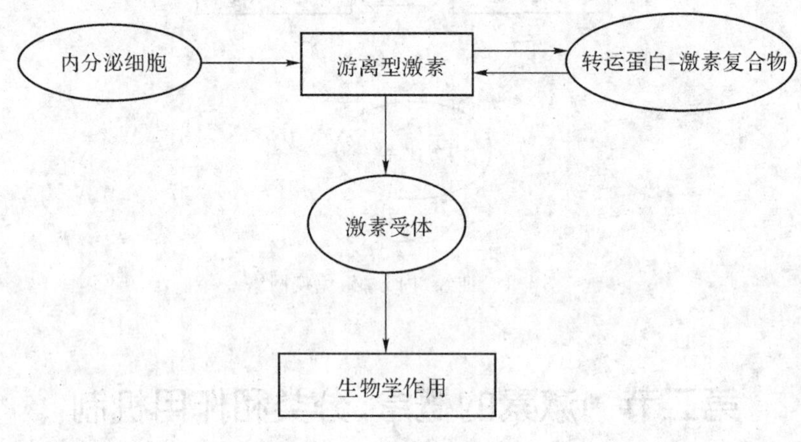

图9-2　激素的作用

各类激素传递信息的方式不尽相同，按其作用的受体又可分为膜受体激素和核受体激素。蛋白质(肽)类激素大都为作用于膜受体的激素，其受体位于膜上，为亲水性激素，不能自由透过脂性细胞膜，本身作为第一信使，需要和细胞膜上的受体结合，形成“配体—受体复合物”得以使信息传递至细胞内，进而激活细胞内的第二信使系统。

80％的蛋白(肽)激素和细胞功能调控因子通过位于细胞质膜胞浆面上的G-结合蛋白(guanosinenucleotide-bindingprotein)发挥作用，G-结合蛋白是一组由α、β、γ三个亚单位组成的异源三聚体化合物，各种G-结合蛋白的α亚单位不同，可分为刺激性G蛋白(Cs蛋白)和抑制性G蛋白(Gi蛋白)。如图9-3所示，当α亚单位被配体—受体复合物激活后即作用于第二信使系统刺激(Gs蛋白)或抑制(Gi蛋白)靶细胞功能。主要的第二信使有腺苷酸环化酶和 cAMP、环鸟苷磷酸特异性磷酸二酯酶、磷酸酰肌醇和磷脂酶 C、花生四烯酸和磷脂酶 A2、钾和钙离子通道等。这些第二信使之间相互作用和依赖，完成细胞信息的调控。

另一些蛋白(肽)激素(如胰岛素、生长激素、泌乳素、促红细胞生成素、瘦素等)在与受体结合后即可激活内源性酪氨酸蛋白激酶(PTK)，使胞内磷酸酯酶和蛋白激酶等磷酸化，通过一系列酶促反应最后使细胞发生功能性应答。

非蛋白质类激素大都为作用于核受体的激素，其受体位于细胞内，为脂溶性的小分子化合物，属脂溶性激素，可以自由穿透胞膜及核膜，并识别和结合细胞核或细胞浆内相应受体上的专一 DNA 序列，如高度保守的“锌指结构”(由 4 个半胱氨酸残基、锌离子和 12～13 个氨基酸构成的环状结构)、激素效应元件(hormoneresponseelement，HRE)等，诱导靶基因转录活性，完成配体一受体复合物的二聚化、磷酸化等，以此调节靶基因的表达与转录，改变细胞功能。

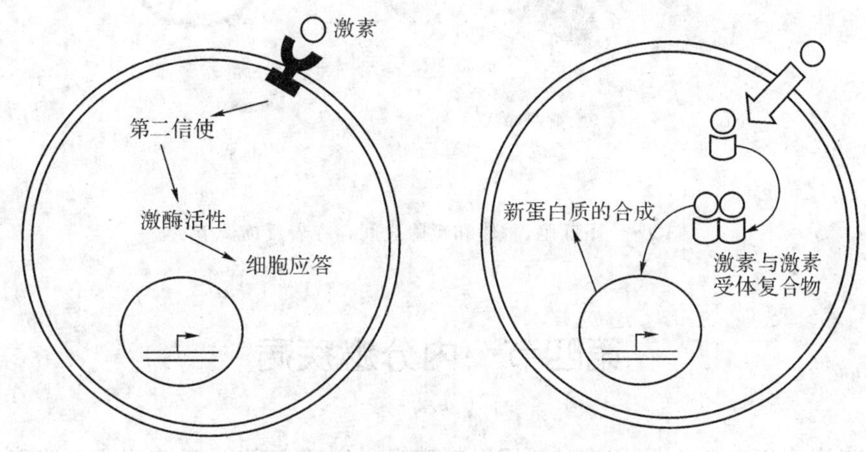

图 9-3　膜受体激素和核受体激素的作用方式

第三节　内分泌调节系统

内分泌系统直接由下丘脑所调控，下丘脑含有重要的神经核，具有神经分泌细胞的功能，可以合成释放激素和抑制激素，通过垂体门静脉系统进入腺垂体，调节腺垂体各种分泌细胞激素的合成与分泌。下丘脑是联系神经系统和内分泌系统的枢纽，同时也受中枢神经系统和其他各部位的调控。下丘脑与垂体之间已经构成了一个神经内分泌轴，以调整周围内分泌腺及靶组织。内分泌系统对中枢神经系统包括下丘脑也有直接的调整功能的作用。一种激素可以作用于多个部位，多种激素也可以作用于同一组织，包括神经组织，发挥不同的作用。

下丘脑、垂体和靶腺之间存在着反馈调节，如 TRH 通过垂体门静脉刺激垂体促甲状腺激素细胞分泌 TSH，而 TSH 又可兴奋甲状腺细胞分泌甲状腺激素 T3 和 T4，从而使血液中的甲状腺激素浓度升高，而高浓度的甲状腺激素可作用于下丘脑抑制 TRH 的分泌，而且同时也作用于垂体抑制 TSH 的分泌，最终减少甲状腺激素的分泌，维持三者之间的动态平衡。这种通过先兴奋后抑制最终达到相互制约保持平衡的机制，称为负反馈。反馈调控是内分泌系统的主要调节机制，使相处较远的腺体之间相互联系，彼此配合，保持机体内环境的稳定（见图 9-4）。

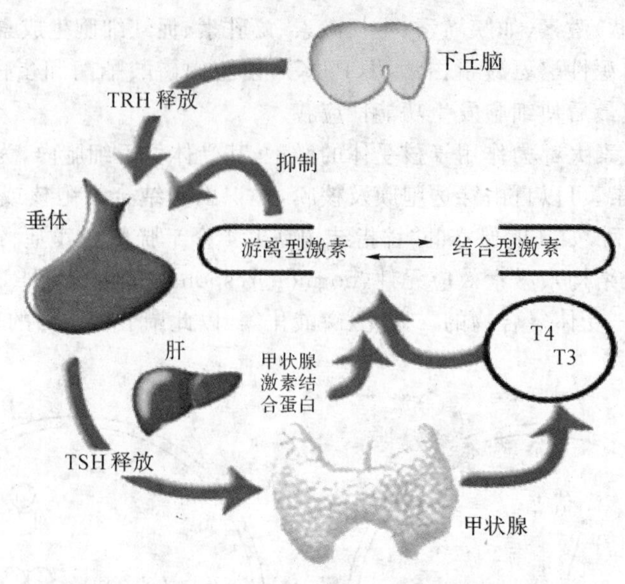

图 9-4　下丘脑、垂体和靶腺之间存在着反馈调节

第四节　内分泌疾病

内分泌疾病相当常见，可因多种原因引起病理和病理生理改变，表现为功能亢进、功能减退或功能正常。根据其病变发生的部位可分为原发性和继发性。内分泌腺或靶组织对激素的敏感性或应答降低也可导致内分泌疾病的发生。非内分泌组织恶性肿瘤也可异常地刺激过度的激素分泌。此外，医疗应用药物或激素还可以导致医源性内分泌疾病。本章简单地介绍几种常见的内分泌疾病。

一、Graves 病

甲状腺功能亢进症（hyperthyroidism，简称“甲亢”）系指由多种病因导致甲状腺激素（TH）分泌过多，引起以神经、循环、消化等系统兴奋性增高和代谢亢进为主要表现的一种临床综合征。主要包括弥漫性毒性甲状腺肿（Graves disease）、结节性毒性甲状腺肿和甲状腺自主高功能腺瘤（Plummer disease）。其中以 Graves 病（GD）最多见，约占甲亢病人的 90％左右。

Graves 病又称毒性弥漫性甲状腺肿（diffuse toxic goiter）或 Basedow 病，属于 TH 分泌增多的自身免疫性甲状腺病，多见于成年女性，男女之比为 1∶4～6，以 20～40 岁多见。早在 1835 年，Robert Graves 首先描述了该综合征，包括高代谢、弥漫性甲状腺肿大和突眼三大特点（见图 9-5）。

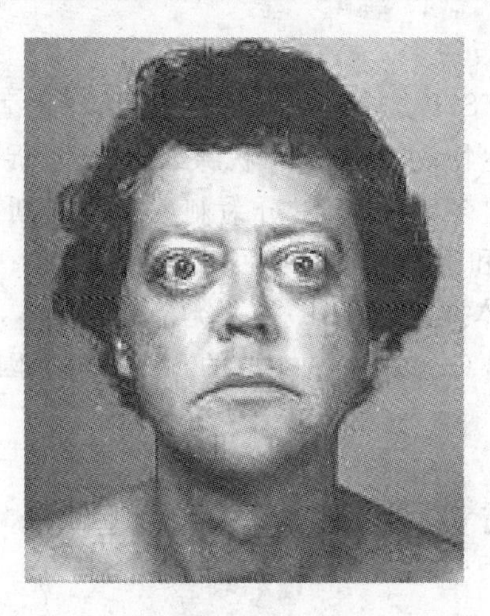

图 9-5　Graves 病

1. 病因与发病机制

对于 Graves 病，虽然经过近几十年的不断探讨，包括临床及实验研究，但对其发生仍未能得到肯定的解释，但已有一些较为清晰的解释。目前较为公认本病的发生与自身免疫有关，属于自身免疫性甲状腺病(autoimmune thyroid disease，AITD)。

(1)遗传因素

遗传因素在 GD 的发病中起重要作用。GD 具有明显的家族聚集性，且多为女性。大约有 15%的病人具有明显的遗传因素。Graves 病人的亲属约有一半血中存在甲状腺自身抗体。此外，甲亢的发生与人白细胞抗原(HLAⅡ类抗原)显著相关，其检出率因人种的不同而不同。其中，中国人与 HLA-DRB1＊46 和 DRB1＊45 明显相关。除此之外，GD 的发生还与 TSHR 基因、细胞毒性 T 淋巴细胞相关抗原(CTLA)-4 等基因有关。但 GD 究竟以何种方式遗传仍不清楚，也没有单一种遗传学指标能够较准确地预测 GD 的发生。

(2)环境因素

在动物模型中某些感染可诱导自身免疫性甲状腺疾病，如耶尔森肠杆菌具有 TSH 受体样物质，通过细胞因子，诱导 HLA-DR 等在甲状腺细胞抗原的表达，从而诱发自身免疫反应。

(3)精神因素

各种原因导致的精神过度兴奋或过度忧郁均可导致甲状腺激素的过度分泌机制。这可能是因为高度应激时肾上腺皮质激素的分泌急剧升高从而改变抑制性 T 淋巴细胞(Ts)或辅助性 T 淋巴细胞(Th)的功能，增强了免疫反应。

(4)免疫系统异常

尽管 GD 的病因和发病机制未明，但研究表明 GD 是由遗传因素调控的自身免疫机制失常所诱发的。T 淋巴细胞对甲状腺内的抗原发生致敏反应，刺激 B 淋巴细胞，合成针对这些抗原的抗体。主要的甲状腺自身抗原有促甲状腺素受体(TSHR)、甲状腺球蛋白(TG)、甲状腺过氧化酶(TPO)，主要的自身抗体有 TRAb、TGAb 和 TPOAb。这些抗原和抗体在细胞毒性 T 淋巴细胞相关抗原(CTL)-4、白介素、肿瘤坏死因子、趋化因子以及粘附因子等参与下发生自身免疫反应。

TRAb 和 TSH 均可与 TSH 受体结合，通过腺苷酸环化酶-cAMP 和磷脂酰肌醇-Ca^{2+} 信号传导途径产生 TSH 的生物效应，刺激甲状腺细胞增生、促进甲状腺激素合成和分泌增加(见图 9-6)。TRAb 是一组多克隆抗体，分为刺激型和阻断型两类。刺激型中又可分为 TSH 受体刺激抗体(TSAb)和甲状腺生长免疫球蛋白(TGI)；TSH 刺激阻断性抗体(TSBAb)。血中促甲状腺激素受体抗体(TSAb)是人类特有的抗体，仅在自身免疫性甲状腺疾病的病人中查出，被认为是引起 Graves 病的主要的和直接的原因。

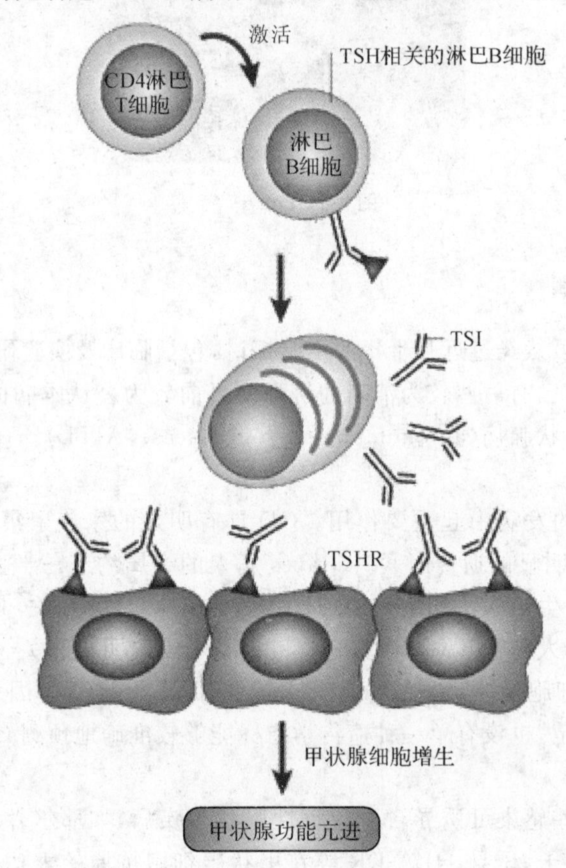

图 9-6　GD 的发病机制

除 TRAb 外，大部分(50%～90%)的 GD 患者还存在针对甲状腺的自身抗体，甲状腺球蛋白抗体(TGAb)、甲状腺过氧化酶抗体(TPOAb)及抗钠/碘同向转运体抗体，说明甲状腺自身抗体不均一，故有些 GD 病人可自发性进展为甲减。

2. 病理和病理生理

(1)甲状腺呈对称性弥漫性增大。甲状腺内血管增生，滤泡细胞增生肥大，细胞呈立方状或柱状，滤泡细胞由于过度增生而形成乳头状折叠凸入滤泡腔内。高尔基体肥大，内质网发育良好，核糖体丰富，线粒体数目增多。滤泡腔内胶质减少甚或消失。甲状腺内可有淋巴细胞浸润，或形成淋巴滤泡，或出现淋巴组织生发中心。

(2)在浸润性突眼患者中，球后组织有脂肪细胞、淋巴细胞及浆细胞浸润，黏多糖与透明质酸增多；肌纤维增粗、透明性变及断裂，纹理模糊；肌细胞内黏多糖及透明质酸亦增多。后期则导致纤维组织增生和纤维化。

(3)胫前黏液性水肿，光镜下键黏蛋白样透明质酸沉积，伴肥大细胞、吞噬细胞和成纤维细胞浸润；电镜下见大量微纤维伴糖蛋白及酸性葡聚糖沉积。

(4)此外，久病者或重症患者可见肝脂肪细胞浸润、局灶性或弥漫性坏死、门脉周围纤维化乃至肝硬化。破骨细胞活性增强，骨吸收多于骨形成，可引起骨质疏松。

甲状腺分泌过多的病理生理作用是多方面的，但其作用原理尚未完全阐明。近几年的研究发现，甲状腺激素可以促进磷酸化，主要通过刺激细胞膜的 Na-K-ATP 酶(即 Na-K 泵)，后者在维持细胞内外的 Na-K 梯度的过程中需要大量能量以促进 Na 的主动转移，以致 ATP 水解增多，从而促进线粒体氧化磷酸化反应，结果氧耗和产热均增加。甲状腺激素的作用虽是多方面的但主要体现在促进蛋白质的合成，促进产热作用，以及与儿茶酚胺具有相互促进作用，从而影响各种代谢和脏器的功能。如甲状腺激素能增加基础代谢率，加速多种营养物质的消耗，肌肉也易消耗。甲状腺激素和儿茶酚胺的协同作用加强后者在神经、心血管和胃肠道等脏器的兴奋和刺激。此外，甲状腺激素对肝脏、心肌和肠道也有直接刺激作用。非浸润性突眼由交感神经兴奋性增高所致，浸润性突眼则原因不明，可能和自身免疫机制有关。

3. 临床表现

本病起病缓慢，少数可在精神创伤和感染后急性起病，或因妊娠而诱发本病。在表现典型时，高代谢症候群、甲状腺肿和眼征三方面的表现均较明显，但如病情较轻可与神经症相混淆。有的患者可以某种(些)特殊症状如突眼、恶病质或肌病等为主要表现。老年和儿童患者的表现常不典型。近年，由于诊断水平逐步提高轻症和不典型患者的发现已日见增多。典型病例起病时常有下列表现。

(1)高代谢综合征

甲状腺激素分泌过多导致交感神经兴奋性增高和新陈代谢加速，患者常有疲乏无力、不耐热、多汗，皮肤温暖潮湿、体重锐减、低热等；TH 促进肠道糖的吸收，加速糖的氧化、利用和肝糖分解，可致糖耐量异常或使糖尿病加重；蛋白质代谢加速致负氮平衡、体重下降；骨骼代谢和骨胶原更新加速、尿钙磷，羟脯氨酸等排出量增高。

(2)甲状腺肿

甲状腺呈弥漫性对称性肿大，质软，吞咽时上下移动。由于甲状腺的血流量增多，故在上下叶外侧可听到血管杂音(为连续性或以收缩期为主的吹风样杂音)，可触及震颤(以腺体上部较明显)。杂音和震颤为本病的较特异性体征，有重要诊断意义。

(3)眼部表现

眼部表现大致分为两种类型：非浸润性眼病，主要系交感神经兴奋眼外肌群和上睑肌所致；浸润性眼病，表现为眶内和球后组织容积增加、淋巴细胞浸润、水肿和突眼。

(4)精神神经系统

患者易激动，精神过敏，伸舌或双手向前平举时有细震颤，伴多言多动、失眠紧张、思想不集中、焦虑烦躁、多猜疑等。有时出现幻觉，甚而亚躁狂症；但也有寡言、抑郁者，以老年人多见。腱反射活跃，反射恢复时间缩短。

(5)心血管系统

心动过速多为持续性(心率 90～120 次/min);心搏增强;收缩压升高,舒张压下降和脉压增大为甲亢的特征表现之一。

(6)消化系统

多数表现为食欲亢进,少数出现厌食,甚至恶病质。由于过多 TH 的作用,肠蠕动增加,大便溏稀,次数增加,甚至呈顽固性腹泻。少数可出现肝功能异常,转氨酶升高甚或黄疸。

(7)血液系统

周围血白细胞总数偏低、淋巴细胞百分比和绝对值及单核细胞增多,有时可出现皮肤紫癜。

(8)运动系统

主要表现为肌肉软弱无力,可伴骨密度(BMD)降低。

(9)生殖系统

女性患者常有月经稀少,周期延长,甚至闭经。男性可出现阳痿,偶见乳腺发育。

(10)皮肤、毛发及肢端表现

皮肤光滑细腻,缺少皱纹,触之温暖湿润,颜面潮红,部分患者面部和颈部可呈红斑样改变,触之退色,尤以男性多见。部分患者色素减退,出现白癜风、毛发脱落或斑秃。对称性皮肤损害,多见于小腿胫前下三分之一处,称为胫前黏液性水肿,是本病的特异性表现之一。少数可见到指端软组织肿胀,呈杵状,掌指骨骨膜下新骨形成(肥皂泡样),以及指或趾甲的邻近游离缘和甲床分离,称为指端粗厚症,亦为 GD 的特征性表现之一。

(11)内分泌系统 甲状腺激素过多除可影响性腺功能外肾上腺皮质功能于本病早期常较活跃,而在重症(如危象)患者中,其功能呈相对减退,甚或不全;垂体分泌 ACTH 增多,血浆皮质醇的浓度正常,但其清除率加速,说明其运转和利用增快。

4.特殊性临床病症

(1)内分泌浸润性突眼症又称为恶性突眼性 Graves 病、浸润性眼病

无高代谢征表现者又称为甲状毒性弥漫性甲状腺肿腺功能正常性 Graves 病。发病率占原发甲亢的 6%～10%,男多于女,年龄多在 40 岁以上。

1)病因与发病机制:至今仍未完全阐明。尽管它常伴发于 Graves 病但也可发生于甲减或桥本甲状腺炎患者,甚至还可发生于无甲状腺疾病的患者。目前多认为与自身免疫因素有关,在与 Graves 病的关系方面有 2 种看法,一种认为浸润性突眼是一独立的自身免疫性疾病,它与 Graves 病无关,另一种认为眼病与 Graves 病是互相联系的,甲状腺刺激抗体(TsAb)与突眼的发生有关。近年的研究证明细胞免疫和体液免疫均与突眼的发生有关。利用白细胞移动抑制因素 MIF 试验,发现恶性突眼病人有针对眶后肌抗原的致敏 T 淋巴细胞;除 TSAb 外,致突眼抗体(EPAb)及垂体致突眼物质(EPS)等均参与突眼的发生过程,其中 EPS 可能是 TSH 的水解产物,动物实验发现它能与豚鼠眼球后组织细胞膜上的受体相结合。甲状腺球蛋白抗原抗体复合物可作用于眼外肌肌细胞膜,使其发生水肿及淋巴细胞浸润,引起突眼和眼外肌麻痹。此外淋巴细胞、浆细胞等浸润球后脂肪组织以及黏多糖、玻璃酸的沉积也使球后组织增生、水肿、体积增加。

2)临床表现:起病可急可缓,双侧眼球突出可对称也可不对称,少数可为单侧突眼,眼球突出度多在 19～20 mm 以上。患者有眼睑水肿、眼球胀痛畏光流泪、视力减退等症状。眼肌麻痹时可出现斜视和复视。由于睑肌收缩,眼球高度突出,眼睑不能闭合,可引起角膜干燥,甚至继发溃疡穿孔。少数病人由于眶内压增高影响了视神经的血液供应,可引起一侧或双侧视盘水肿、视神经炎甚至视神经萎缩,视力丧失。大部分病人有甲状腺肿大及甲亢表现,突眼的程度与甲亢病情轻重无关部分患者可伴有局限性黏液性水肿皮损,以胫前发病较多。本病病程一般为 1～2 年,也有延长至 5 年者,病情缓解后,眼部充血肿胀现象逐渐减轻或消失,自觉症状减轻,但多数病人不能完全恢复正常,仍会遗留不同程度的眼睑收缩、眼球突出眼外肌纤维化等合并甲亢者,若治疗不当,如抗甲状腺药物治疗剂量过大,控制症状过快,或者控制过度出现甲减情况等,均有可能使突眼加重。因此,在内科治疗时应注意。核素 131I 治疗或外科手术治疗后也有突眼加重者,这可能是因甲状腺受损,抗原释放增多所致。所以对合并恶性突眼的 Graves 病患者手术和 131I 治疗均宜慎重。

(2)局限性黏液性水肿

局限性黏液性水肿是 Graves 病的一种特殊皮肤损害,可单独出现,也可与浸润性突眼同时或先后发生,患者可伴有或不伴有甲状腺功能亢进。

1)病因与发病机制:一般认为与浸润性突眼相似,患者血中 TSI 的检出率和浓度均较高。皮肤中酸性黏多糖的含量显著增加。

2)临床表现:皮损多呈对称性,稍高出皮肤,呈暗红色或红棕色,表面稍发亮。皮肤薄而紧张,有时有脱屑,与正常皮肤分界清楚。一般无自觉症状,偶有瘙痒或微痛。好发于胫前也可见于手足背,范围大小不等,有时很广泛,后期常相互融合,使两小腿增粗。皮肤被抓破或碰伤后容易合并感染。少数黏液水肿患者可合并杵状指及骨关节病变。

(3)Graves 病伴肌病

1)急性甲亢性肌病:亦称甲亢伴急性延髓麻痹(acute thyrotoxic myopathy),临床罕见。起病急骤,常在数周内发展到严重状态,出现吞咽困难,发音不准,并可致呼吸肌麻痹,危及患者生命。

2)慢性甲亢性肌病(chronic thyrotoxic myopathy):比较多见,病因不明,可能因过多的甲状腺激素作用于肌细胞的线粒体,使其发生肿胀变性,能量代谢障碍所致。研究发现人体的近端肌群主要由含线粒体丰富的红肌组成,因此在此病初期,近端肌群常最早受累,病变也最重,表现为进行性肌无力,肌肉萎缩。患者常诉上楼、蹲位起立及梳头困难。实验室检查尿中肌酸的排泄量常增加。应用新斯的明一般无效。

3)甲亢伴周期性瘫痪(thyrotoxicosis associated with periodic paralysis):多见于东方国家。机制不很清楚,可能与钾离子向细胞内转移增多有关。日本报道,甲亢伴周期性瘫痪占甲亢的 1.6%,可能与饮食中碳水化合物含量高有关,这些碳水化合物在合成糖原时使较多的钾离子进入细胞内,以青年男性发病为主,多数在甲亢病情明显时或症状被控制后出现,也可发生于典型甲亢之前。发作时症状与家族性周期性麻痹相似,常伴有血钾过低,应用葡萄糖和胰岛素静脉滴注可诱发本症。

4)甲亢伴重症肌无力(thyrotoxicosis associated with myasthenia gravis):原发甲亢和重症肌无力同属自身免疫性疾病。甲亢并不直接引起肌无力,可能二者先后或同时发病于有遗传缺陷的患者。文献报道,有近 3%的重症肌无力病人患有甲亢,这一比例远高于一般人群甲亢的发病率。病变主要累及眼部肌群，表现为睑下垂、眼球运动障碍和复视，朝轻暮重。

(4)甲状腺功能亢进症伴糖尿病

甲亢时糖代谢受影响甲状腺激素水平增高可促进糖原分解和糖异生，增加肠黏膜对葡萄糖的吸收，因此，非糖尿病患者此时也可表现为食后血糖增高和糖耐量减退。目前一般认为甲亢并不引起糖尿病，但可加重原有糖尿病的病情，甚至诱发酮症酸中毒。研究发现，某些甲亢伴糖尿病可能具有与遗传有关的自身免疫共同基础。如：在甲亢患者的近亲中糖尿病的发病率较高；甲亢和糖尿病可发生于同卵双胞胎；糖尿病患者血清抗甲状腺球蛋白抗体的阳性率高于对照组；胰岛素依赖型糖尿病、弥漫性甲状腺肿伴甲亢和肾上腺皮质功能减退病人的 HLA(人白细胞抗原)均较多见。

对于甲状腺功能亢进症伴糖尿病，在治疗时应分别针对甲亢和糖尿病进行治疗，因二者均系消耗性疾病，应注意加强支持治疗，多进食高热量、高蛋白和富含维生素的食物。在甲亢症状控制之前，胰岛素的用量应比一般糖尿病病人多。

5.诊断与鉴别诊断

(1)功能诊断

典型病例经详细询问病史，依靠临床表现即可诊断。不典型病例易被误诊或漏诊。在临床上，遇有不明原因的体重下降、低热、腹泻、手抖、心动过速、心房纤颤、肌无力、月经紊乱、闭经等均应考虑甲亢可能。对疗效不满意的糖尿病、结核病、心衰、冠心病、肝病等，也要排除合并甲亢的可能性。不典型甲亢的确诊有赖于甲状腺功能检查和其他必要的特殊检查。血 FT3、FT4(或 TT3、TT4)增高及 sTSH 降低者符合甲亢。

(2)病因诊断

先排除其他原因所致的甲亢。结合病人有眼征、弥漫性甲状腺肿、血 TSAb 阳性等，可诊断为 GD。

(3)鉴别诊断

1)与其他甲亢的鉴别

主要应与结节性甲状腺肿伴甲亢、毒性甲状腺腺瘤、碘甲亢、甲状腺癌伴甲亢及 TH 不敏感综合征等鉴别，亦应注意与亚急性甲状腺炎、慢性甲状腺炎、一过性甲亢的鉴别。亚临床型甲亢其特点是血 T3、T4 正常，TSH 降低，但要与非甲状腺性躯体疾病等所致的 TSH 降低鉴别。

2)与非甲亢疾病的鉴别

①单纯性甲状腺肿：甲状腺肿大，无甲亢症状与体征。

②更年期综合征：更年期妇女有情绪不稳，烦躁失眠，阵发潮热，出汗等症状，但发作过后可有怕冷。甲状腺不大，甲状腺功能正常。

③单侧突眼。

④抑郁症：老年人甲亢多为隐匿起病，表现为体虚乏力，精神忧郁，表情淡漠，原因不明的消瘦，食欲不振，恶心，呕吐等表现，与抑郁症相类似。

⑤糖尿病：糖尿病的“三多一少”症状与甲亢的多食、易饥相似。糖尿病人亦可出现高代谢症状，但病人无心慌、怕热、烦躁等症状，甲状腺功能正常。

⑥心血管系统疾病。

⑦消化系统疾病。

⑧其他：以消瘦、低热为主要表现者，应注意与结核、癌症相鉴别。

⑨TAO(甲状腺相关性眼病)的鉴别。

6. 治疗

目前尚不能对GD进行病因治疗，针对甲亢症群的基本方法为：抗甲状腺药物治疗(antithyroid drugs，ATD)、放射性核素碘^{131}I治疗、手术治疗和介入栓塞治疗。四者中以抗甲状腺药物疗法最方便和安全，应用最广。中医中药对轻症患者也有一定效果；碘剂仅用于危象和手术治疗前准备；β-受体阻滞药主要用作辅助治疗或手术前准备，也有单独用于治疗本病。

(1)一般治疗

适当休息。注意补充足够热量和营养，包括糖、蛋白质和B族维生素等，但应限制碘的摄入量。精神紧张、不安或失眠较重者，可给予地西泮类镇静药。

(2)药物治疗

抗甲状腺药物疗法应用最广，是甲亢的基础治疗，但仅能获得40%～60%治愈率，复发率高达50%～60%。ADT也用于手术和^{131}I治疗前的准备阶段。常用的ATD分为硫脲类和咪唑类。硫脲类包括丙硫氧嘧啶(PTU)和甲硫氧嘧啶等；咪唑类包括甲疏咪唑(MMI)和卡比马唑(carbimazole)等。目前普遍应用的为MMI和PTU。适用范围为病情轻、中度患者，甲状腺轻、中度肿大者，年龄小于20岁，孕妇、高龄或由于其他疾病不宜手术者，手术复发后且不易^{131}I治疗者。

(3)放射性^{131}I治疗

甲状腺有高度浓聚^{131}I能力，^{131}I衰变时放出β和γ射线(其中99%为β射线)。β射线在组织内的射程仅为2mm，故电离作用仅限于甲状腺局部而不影响邻近组织。对于甲亢病人^{131}I在甲状腺内停留的有效半衰期平均为3～4天左右，因而可使部分甲状腺上皮组织遭到破坏，从而降低甲状腺功能，达到治疗的目的。此种方法安全简便，费用低，效益高，总有效率为95%，临床治愈率为85%以上，复发率小于1%，而且不增加患者甲状腺癌和白血病等癌症的发病率。不影响患者的生育能力和遗传缺陷的发生率。此外，^{131}I主要蓄积在甲状腺内，对体内其他脏器并不造成急性辐射损伤，可以用于患有脏器合并症的重度甲亢患者。但是^{131}I治疗后的主要并发症为甲状腺功能减退(简称甲减)。其发生率每年增加5%。众多内分泌学家认为，甲减是^{131}I治疗难以避免的结果，选择此种治疗方法的患者，首先要权衡甲亢和甲减的利弊关系。

(4)手术治疗

手术治疗通常为甲状腺次全切除术，两侧各留2～3g甲状腺组织。其治愈率可达95%左右，复发率为0.6%～9.8%。但可引起多种并发症，主要是手术损伤导致的甲状旁腺功能减退和喉返神经损伤。有的病例于术后多年还可复发或出现甲状腺功能减退症。主要适用于中、重度甲亢，长期服药无效，或停药复发者，甲状腺肿大显著，有压迫症状者，胸骨后甲状腺肿，多结节性甲状腺肿伴甲亢。

(5)其他治疗

减少碘的摄入量是治疗甲亢的基础之一。过量的碘会加重和延长病程，增加复发的可能。受体阻断剂，主要阻断甲状腺激素对心脏的兴奋作用，阻断外周组织 T4 向 T3 转化，可控制较轻的甲亢临床症状。

二、巨人症和肢端肥大症

巨人症(gigantism)和肢端肥大症(acromegaly)是由于腺脑垂体生长激素细胞腺瘤或增生导致的生长激素(GH)分泌过多，而引起软组织、骨骼及内脏的增生肥大及内分泌代谢紊乱的相关疾病。在骨前闭合之前，生长激素分泌过多可引起巨人症，而在骨骺闭合之后，则导致肢端肥大症。同一患者可兼有巨人—肢端肥大症(acromegalic gigantism)。疾病早期，体格、内脏普遍性增大，垂体前叶功能亢进，晚期体力衰退，垂体前叶因 GH 瘤压迫而引起继发性垂体前叶功能减退。本病的发病在垂体瘤中占第二位。男女之比为 1.5∶1。发病年龄以 31～40 岁最多见。国外文献报道，成年男性身高大于 2.0m，女性大于 1.85m 称为巨人症。但有些地区的人种，有些家族性的身材高于常人，则身高 1.9～2.0m 的人不是巨人症。巨人症极少有家族遗传倾向，其父母和兄弟姐妹一般都是正常身材。

1.病因和发病机制

生长激素分泌过多的原因可分为垂体性和垂体外性。

(1)垂体性

垂体性病因占 99%。巨人症患者垂体大多为生长激素细胞增生，少数为腺瘤；肢端肥大症患者垂体内大多为生长激素细胞腺瘤，少数为增生或腺癌。发生在垂体部位的病理类型有致密颗粒型或稀疏颗粒型 GH 细胞腺瘤或增生、GH 和 PRL 混合细胞腺瘤、促催乳生长激素细胞(mammosoma-totroph cell)腺瘤、嗜酸干细胞腺瘤、多激素分泌细胞腺瘤，偶可为多内分泌腺瘤病 1 型的组成部分。

(2)垂体外性

垂体外性病因常见有异位 GH 分泌瘤(如膜腺癌、肺瘤)和 GHRH 分泌瘤(如下丘脑错构瘤、膜岛细胞瘤、支气管和肠道类癌等)。

垂体瘤的发病机制尚不明确，可由于兴奋性 G 蛋白的调节 α 亚单位发生点突变，而使腺苷酸环化酶自动激活，通过 cAMP 使蛋白磷酸化及细胞生长和分化，导致生长激素分泌和肿瘤的发生。异位 GHRH 可见于神经内分泌瘤如类癌、甲状腺髓样癌、膜岛细胞癌、小细胞肺癌等，但临床不表现为肢端肥大症，这与肿瘤恶性度高、患者寿限大为缩短、尚未能达到充分表现以及所合成的 GHRH 量尚不足以刺激垂体分泌过多的 GH 有关。大多垂体瘤直径大于 10mm ，大约三分之一肿瘤已伸向鞍外，约三分之一肿瘤具有侵袭性，如影响骨和硬脑膜。此外，肿瘤还可同时分泌其他激素，如 PRL、TSH 、ACTR 等。由于 GH 分泌过多，继而使 IGF-1 产生过多，引起骨和软组织增生过度和代谢异常。

2.病理与病理生理

本病主要病理为由于生长激素分泌过多所致。正常成人血浆生长激素浓度基值为 3～5ng/mL，而本病患者可高达 100～1000ng/mL。治疗后可下降至正常水平。过多的生长激素可促进机体蛋白质等合成性代谢，有氮、磷、钾的正平衡，钙的吸收增加，钠亦趋正平衡。表现为全身软组织、脏器及骨骼的增生肥大。糖代谢方面有致糖尿病倾向，降低胰岛素降血糖的敏感性。脂肪代谢方面有促进脂肪动员及分解作用，以致血浆游离脂肪酸增高、生酮作用加强。此外，本症中尚有泌乳激素，促性腺激素等影响。早期垂体功能显著亢进，晚期部分激素分泌功能衰退，尤其是促性腺激素等衰退较明显，形成了本症的复杂症群。

3. 临床表现

(1) 巨人症常始于幼年，身材较同龄儿童高大，持续长高直到性腺发育完全，骨骺闭合，身高可达 2m 或以上。若缺乏促性腺激素，性腺不发育，骨骺不闭合，生长激素可持续加速长高。软组织增生可表现为面部粗糙、手脚增厚增大，心肺、内脏增大。若垂体瘤发生，迫使其他激素分泌减少，可导致腺垂体功能减退，精神不振，全身无力，毛发脱落，性欲减退，生殖器萎缩。如果原有糖尿病可自然缓解（Houssay 现象）。多数可因心血管疾病而死亡。血浆生长激素、IGF-1 增高；过多生长激素可拮抗胰岛素作用，在葡萄糖负荷后可呈糖耐量减低或糖尿病曲线；身高的生长激素水平不为糖负荷所抑制。

(2)肢端肥大症发生率每年 100 万人中约为 3 人，男女相当，多见于 31～ 50 岁。绝大多数是由垂体瘤所引起。起病一般缓慢，使诊断延误 15～20 年。临床表现决定于垂体瘤本身的大小、发展速度、生长激素分泌情况以及对正常垂体组织压迫的影响。肢端肥大症既有生长激素分泌过多，又可有促性腺激素、促甲状腺激素、促肾上腺皮质激素分泌不足，使功能亢进与功能减退相混杂。患者可有软弱、乏力、缺乏活力。

此外，垂体瘤还可引起头痛、视物模糊、视野缺损、眼外肌麻痹、复视；大多数可因生长激素分泌过多而引起骨、软骨、关节和软组织生长过度而出现一系列症状，如皮肤粗厚、皮脂腺分泌亢进（ 油质感 ），汗腺分泌亢进而有多汗。头面部表现尤为突出，唇肥厚，鼻唇沟皮褶隆起，头颅皮肤明显增厚，褶叠呈脑回状，额部皮肤皱褶肥厚，鼻增宽，舌大。头围增大，下颌增大前突，齿距增宽，咬合困难，可有颞颌关节炎，眉弓和颧骨过长，鼻窦增大，声带变粗厚，发音低沉。手脚粗大、肥厚、手指变粗，不能做精细动作。可有皮肤色素沉着、黑棘皮病和多毛。骨关节病和关节痛发生率较高，累及肩、髋、膝关节、腰骶椎，关节活动障碍，关节僵硬，脊柱后突并有桶状胸，换气功能障碍，可促使肺部疾病的发生。

女性患者可伴有催乳素分泌过多，表现为月经紊乱、溢乳、不育，男性则有性欲减退和阳痿。腕部软组织增生可压迫正中神经，引起腕管综合征。腰椎肥大可压迫神经根而引起剧烈疼痛。内脏亦可增大，尤其心、肾增大显著，甲状腺也可增大。足跟垫（heel pad）可增厚，肌肉软弱无力，甚至表现为肌痛。

肢端肥大症患者预后较差，病残和死亡率较高，显然与并发症增多有关，平均寿命减少 10 年。患者可有生长激素分泌过多而表现为胰岛素抵抗，糖耐量减低（29%～45%）乃至糖尿病（10%～20%）。肺部疾病发生率增高，肺功能异常，肺活量降低，总肺量增加，可有上呼吸道和小气道狭窄，从而增加呼吸道感染、喘鸣和呼吸困难；可有睡眠呼吸暂停综症，与舌大后脱垂、吸气性咽下部塌陷有关，故而增加患者死亡率。

心血管疾病主要表现为心肌肥厚、间质纤维化、心脏扩大、左心室功能减退、心力衰竭、自血压、冠心病和动脉粥样硬化。高血压与钠潴留、细胞外容量增加、肾素—血管紧张素—醛固酮系统活性降低、交感神经系统兴奋性增加有关。心血管病变与 GH 升高和漫长病程有关系。

肢端肥大症患者体内1,25-二羟维生素D_3水平增高,肠道钙吸收增,但患者一般无高钙血症,其原因是泌尿系统对钙的排出增加,尿排钙增多,以致容易发生尿路结石。此外,骨转换增加,诱导骨质疏松的发生。同时也有报道认为肢端肥大症患者结肠癌或息肉癌变的危险性可比一般人群增加4～5倍。

4.诊断与鉴别诊断

本症的典型病例仅凭症状及体征已能诊断。但早期病例不典型者,诊断困难。有时必须随访观察,方可定论。诊断依据有四点:

(1)典型面貌,如肢端肥大等全身征象。

(2)X线检查,可见颅骨板增厚、头颅增大,多数患者可见蝶鞍扩大、前后突破坏、鼻窦增大。

(3)内分泌检查:①多次测定血浆生长激素(GH)浓度,一般大于20ng/mL;②葡萄糖抑制试验血浆GH不被抑制到5ng/mL以下;③用L-多巴或溴隐亭后血浆GH可被抑制,而正常人反见升高;④经胰岛素低血糖、精氨酸以及胰高糖素等刺激后血浆GH浓度明显升高;⑤TRH兴奋试验,兴奋后血浆GH＞基值血浆GH50％且血浆GH绝对值增加,大于10ng/mL;⑥经LRH100μg静脉注射后血浆GH可见明显升高;⑦脑脊液GH测定,如脑脊液中GH＞2.6ng/ml者,可示垂体GH瘤已向鞍上扩展;⑧近年来测生长介素C示明显升高(正常值为75～200ng/ml)对诊断也有帮助。

(4)蝶鞍区压迫症群除典型症状体征外,蝶鞍增大,床突被侵蚀,指端骨丛毛状,以及其他颅骨、长骨及脊椎骨X线片上表现皆为诊断本症的重要依据。葡萄糖耐量减低、血清无机磷增高对本症活动性的诊断有帮助。

(5)鉴别诊断

1)类肢端肥大症体质性或家族性。本病从幼婴时开始,有面貌改变,体型高大类似肢端肥大症,但程度较轻,蝶鞍不扩大血中GH水平正常。

2)手足皮肤骨膜肥厚症以手足、颈、脸皮肤肥厚而多皱纹为特征,脸部多皮脂溢出、多汗,胫骨与桡骨等远端骨膜增厚引起踝、腕关节部显著肥大症,但无内分泌—代谢紊乱,血中GH水平正常。蝶鞍不扩大,颅骨等骨骼变化不显著为重要鉴别依据。此外,如空泡蝶鞍、类无睾症及异位生长素瘤亦需加以鉴别。

3)畸形骨炎可表现有脊柱弯曲、颅骨增大、长骨增厚等,但软组织不增生,面部极少受影响,没有肢端肥大表现。

5.治疗

(1)药物治疗

溴隐亭能刺激正常人分泌生长激素,但能抑制本症病人分泌生长激素及泌乳素。抑制生长激素需较大剂量。为了避免反应,必须从极小剂量(1.25mg)开始,于睡前进餐时与食物同服。初每日一次,数日后能适应者可隔3～7日增加1.25～2.5mg,渐渐达需要量,有时每日需60～70mg,一般在15mg以上,分2～3次口服。约2周后开始见症状减轻,压迫症减少;2～3月后呈明显疗效甚而肿瘤缩小,GH、PRL明显下降者约三分之二左右。此药系多巴胺加强剂，对生长激素分泌仅起抑制作用，必须持续治疗数年(有报告7年以上者)，但停药后易复发，如无效或复发者常须辅以手术或放射治疗。常见反应为恶心、呕吐、便秘、头晕、低血压、雷诺现象、红斑肢痛等。此药可用于小腺瘤或大腺瘤已有鞍外压迫症者，不论术前后或放射前后均可见效，为目前首选药物。

生长抑素类似物：1)Sandostatin(SMS201－995，简称SMS)，生长抑素(Somatostatin，SS14)的八肽类似物。SMS比SS14抑制GH效力及特异性明显提高，作用时间显著延长。广泛的临床应用证实SMS治疗肢端肥大症疗效显著，对手术后及放疗后病情仍活动者带来希望。剂量开始50μg，皮下注射，每12小时1次，而后增至100μg，每日2～3次。可使症状缓解，胰岛素轻度下降，血糖升高。副作用为注射部位疼痛和胃肠道症状如恶心、腹胀、腹痛、腹泻等。BIM23014(BIM-LA)，是一种新长效型生长抑素类似物，能抑制正常人和肢端肥大症病人的GH分泌，是一种缓慢释放的药物，可避免重复肌注或持续给药的不便。每2周肌注BIM-LA30mg，疗效佳。副作用为注射部位轻疼痛，一时性软便，偶见胆结石。对手术及放疗后未愈者，BIM-LA是较好的药物。

(2)手术治疗

手术治疗应作为首选，经蝶显微外科操作，可直接看到肿瘤组织，并避开视交叉和视神经，将肿瘤完全切除；蝶鞍内微腺瘤（＜10mm）适宜手术切除，而大腺瘤(＞10mm)尤其向鞍上发展或伸向海绵窦者手术治愈率降低。术后基础血浆GH应小于5μg/L，葡萄糖负荷后血浆GH＜2μg/L可作为治愈标准。手术并发症有尿崩症、脑脊液鼻漏、脑膜炎、鼻窦炎、腺垂体功能减退等。

(3)放射治疗

放射治疗适用于术后仍有残余肿瘤的辅助治疗，或疾病早期肿瘤较小、无视力改变和压迫症状时，可防止肿瘤细胞生长，减少激素合成和分泌。放疗的缺点是不能迅速使肿瘤缩小，改善视力，并减少GH分泌。放疗包括常规高电压照射，总量45～50Gy，每周5次，共4～5周，疗效一般需要2～10年才能显示。放疗经数年可导致腺垂体功能减退，尤其是原先已行垂体手术者。α粒子照射需要有回旋加速器，提供90Gy，可使小腺瘤和大腺瘤分别经3年和5年才使血浆GH＜5μg/L，腺垂体功能减退症见于约二分之一患者。质子束放疗可提供120Gy，三分之一患者可在2年内血浆GH＜5ug/L，但在平均2～8年后可发生腺垂体功能减退症。伽玛刀为立体放疗，适用于垂体小病变，可防止视交叉、视神经和海绵窦结构的损伤，但其疗效尚待证实。

(4)其他

有垂体功能减退者，有高代谢率或甲亢者、糖尿病、尿崩症等症群者应采用各种对症治疗。有严重头痛者亦须给予适当镇痛、镇静剂，但须避免成瘾药物。

三、糖尿病

糖尿病(Diabetes mellitus)是一组以慢性血葡萄糖(简称血糖)水平增高为特征的代谢疾病群。高血糖是由于胰岛素分泌缺陷和(或)胰岛素作用缺陷而引起的。除碳水化合物外，尚有蛋白质，脂肪代谢异常。由于胰岛素的不足，机体对葡萄糖的代谢氧化作用降低，造成血糖升高。血糖的升高使肾小球滤过的葡萄糖增多，超过了肾脏近曲小管的重吸收能力，尿液中就会含有葡萄糖，因此称为糖尿病。

1.糖尿病的分型

WHO 于 1999 年公布了协商性报告：1)取消胰岛素依赖型糖尿病(IDDM)和非胰岛素依赖型糖尿病(NIDDM)的医学术语；2)保留 1、2 型糖尿病的名称，用阿拉伯数字，不用罗马字；3)保留妊娠期糖尿病(GDM)；4)糖耐量减低(IGT)不作为一个亚型，而是糖尿病发展过程中的一个阶段；5)取消营养不良相关糖尿病。故新分法主要为四大类型：即 1 型糖尿病、2 型糖尿病、其他特殊型和妊娠期糖尿病。本节中我们主要就 1 型与 2 型糖尿病进行详解。

(1) 1 型糖尿病

1 型糖尿病多发生于青少年及儿童，发病年龄一般在 30 岁以下，但在成年人，甚至老年人也可发生。此型约占糖尿病总数的 5%，起病较急，病人多食、多饮、多尿及体重下降(俗称三多一少)病症明显。此型糖尿病可归结为：青少年发病，胰岛素绝对不足，发病急，有明显酮症酸中毒(DKA)倾向，需接受胰岛素治疗。此型又分为两种亚型：

1)免疫介导 1 型糖尿病，是指有自身免疫机制参与的，主要是自身 B 细胞破坏，检查可见 B 细胞胰岛素分泌不足的证据。另一些患者病情进展缓慢，有残存 B 细胞功能，易被误诊为 2 型糖尿病，被称为“成人隐匿自身免疫糖尿病”(LADA)，但患者最终胰岛功能减退，需要胰岛素治疗以控制代谢紊乱和维持生命。

2)特发性 1 型糖尿病，是在某些人种(如美国黑人和南亚印度人)所见的特殊类型，常具有明显的家族史。

(2) 2 型糖尿病

此型占糖尿病总数的 95%以上，可发生在任何年龄，但多见于 40 岁以上的成年人。2 型糖尿病起病缓慢，“三多一少”症状较轻，发病时多数体形肥胖或超重，一般情况下不会发生酮症酸中毒。诊断糖尿病时，常发现已存在血管并发症，表明患者可能已有 5～10 年的病程。此间病人的胰岛 B 细胞尚存一定功能，口服降糖药可降糖。无特殊情况下不用胰岛素治疗，少数病人口服降糖药不佳时需加用胰岛素。此型的主要病理生理改变为从以胰岛素抵抗为主伴胰岛素分泌不足到以胰岛素分泌不足为主伴胰岛素抵抗。

2.糖尿病的发病机制

糖尿病的病因和发病机制较为复杂，至今未完全明了。在不同类型糖尿病之间，其病因不尽相同，即使在同一类型中也各异，存在着异质性。总的来说遗传因素及环境因素共同参与其发病过程。

(1)1 型糖尿病

大约 80% 1 型糖尿病病人存在特异性 HLA 型，并可检出血清胰岛细胞表面抗体和胞浆抗体(如谷氨酸脱羧酶抗体和胰岛素抗体)。这些 1 型糖尿病是在遗传易感基础上，由免疫介导的选择性胰岛 β 细胞破坏(>90%)造成的。特点是 T 淋巴细胞、巨噬细胞、B 淋巴细胞浸润、β 细胞大量破坏，但 α 细胞未受损伤。β 细胞破坏以细胞免疫为主。抗体在几年后往往测不出，它们可能是对 β 细胞破坏的反应，有些抗体对 β 细胞具有毒性，可能参与 β 细胞的破坏。某些病人在自身免疫反应几年后才表现出临床症状。

在 30 岁前诊断为 1 型糖尿病的白种人存在特异性 HLA-D 型(HLA-DR3，HLA-DR4，HLA-DR3/HLA-DR4)。1 型糖尿病易感基因认为是位于第 6 号染色体 HLA-D 位点及其附近. HLA-DQ 与 1 型 DM 的关系(保护性或易感性)似乎比 HLA-D 要密切。有证据表明,1 型糖尿病是多基因遗传。近期诊断的 1 型糖尿病儿童中仅有 10%～12%其第一级亲属伴有 1 型糖尿病,单卵孪生子的 1 型糖尿病发病一致率≤50%。因此,除遗传背景外,环境因素对 1 型糖尿病发病也有影响,其中病毒感染如风疹病毒、流行性腮腺炎病毒、柯萨奇 B 病毒可诱发自身免疫性 β 细胞破坏。

(2) 2 型糖尿病

2 型糖尿病病因复杂。葡萄糖刺激的胰岛素分泌受损、胰岛素对骨骼肌摄取葡萄糖的刺激作用减弱、胰岛素对肝糖输出的抑制作用下降都可引起高血糖。因为机体可通过增加胰岛素分泌来代偿高血糖,因此多数胰岛素抵抗的病人并不患糖尿病。2 型糖尿病的胰岛素抵抗常常不是胰岛素受体基因缺陷或葡萄糖转运蛋白基因缺陷造成的,但受体后基因异常可能与胰岛素抵抗有关。高胰岛素血症可引起肥胖(腹部)、高血压、高脂血症、冠心病(称胰岛素抵抗综合征)。遗传因素可能对 2 型糖尿病发病起主要作用,但 2 型糖尿病与 HLA 表型、胰岛细胞抗体的关系仍不清楚。一种例外是非肥胖成人,有胰岛细胞抗体,有 HLA 表型,可发展成 1 型 DM。胰岛始终保持正常的 β/α 细胞比例,多数病人保持正常 β 细胞量。2 型糖尿病病人尸检发现有高百分率的淀粉样变,但与 2 型糖尿病病因的关系仍不清楚。病人常在发病前表现对葡萄糖刺激的早期胰岛素分泌反应缺失,可分泌较多的胰岛素。发病期间,空腹血浆胰岛素虽正常甚至升高,但葡萄糖对胰岛素分泌的刺激作用明显减弱,导致胰岛素分泌相对减少,外周组织对葡萄糖摄取减少,肝糖输出增加。高血糖可降低胰岛素敏感性,增加肝糖输出,因此高血糖不仅是糖尿病结果,而且是糖耐量进一步受损的原因(高血糖毒性)。病人代谢控制一旦改善,胰岛素或口服降糖药剂量常减少。

某些 2 型糖尿病发生在非肥胖青少年伴常染色体显性遗传,称 MODY(matu-rity-onset diabetes of theyoung)。许多 MODY 家系存在葡萄糖激酶基因突变,这些病人有胰岛素分泌受损及肝糖调节受损。

3. 病理与病理生理

(1) 1 型糖尿病病理特征为胰岛 B 细胞数量明显减少,其中 50%～70%病例伴有胰岛炎,表现为胰岛内淋巴细胞和单核细胞浸润。少数病例胰岛无明显病理改变。

(2) 2 型糖尿病病理改变特征为淀粉样变性,90%的患者在光镜下可见淀粉样物质沉积在胰岛毛细血管和内分泌细胞间。另外,胰岛可有不同程度的纤维化。胰岛 B 细胞数量部分或无减少。

糖尿病大血管和微血管病变。其中大、中动脉粥样硬化与非糖尿病患者类似。微血管病变主要常见于视网膜、肾、肌肉、神经和皮肤等,其特征性病变为 PAS 阳性沉积于内皮下,引起毛细血管基膜增厚。

糖尿病患者由于胰岛素作用缺陷导致的胰岛素分泌不足或相对不足,可以引起一系列代谢紊乱,其中主要包括碳水化合物、脂肪和蛋白质的代谢。

碳水化合物代谢中由于胰岛素作用缺陷而引起葡萄糖在细胞内的磷酸化减少,进而导致糖的酵解、戊糖旁路和三羧酸循环减弱,糖原的合成减少,分解增多。最终葡萄糖有氧氧化减弱,能量供给不足。同时使得肝脏、肌肉和脂肪组织摄取和利用葡萄糖能力下降,空腹和餐后肝糖输出增加。

脂肪代谢中胰岛素的缺乏导致脂肪组织对葡萄糖和甘油三酯的摄取能力下降，脂肪合成代谢减弱，血液中游离脂肪酸和甘油的浓度增高。血脂异常是胰岛素抵抗的重要后果，与心血管疾病发病率增高密切相关。此外，胰岛素过度缺乏的情况下，加速贮存脂肪的分解，合成大量的乙酰辅酶 A。乙酰辅酶 A 进入三羧酸循环受阻，缩合成乙酰乙酸，进而转化成丙酮和-羟丁酸，三者统称为酮体。当大量酮体在体内堆积无法排泄和再利用时，可以形成酮症，更严重者可发展至酮症酸中毒。

蛋白质代谢中胰岛素的分泌不足或相对不足引起肝脏及肌肉组织对氨基酸的摄取能力下降，蛋白质合成降低，分解加速，最终导致负氮平衡。同时胰高血糖素分泌增加，进一步促进肝糖原的分解，加剧糖的异生、脂肪的分解和酮体的形成。

2 型糖尿病人较一型糖尿病患者有相同的代谢紊乱（见图 9-7），但程度一般较轻。

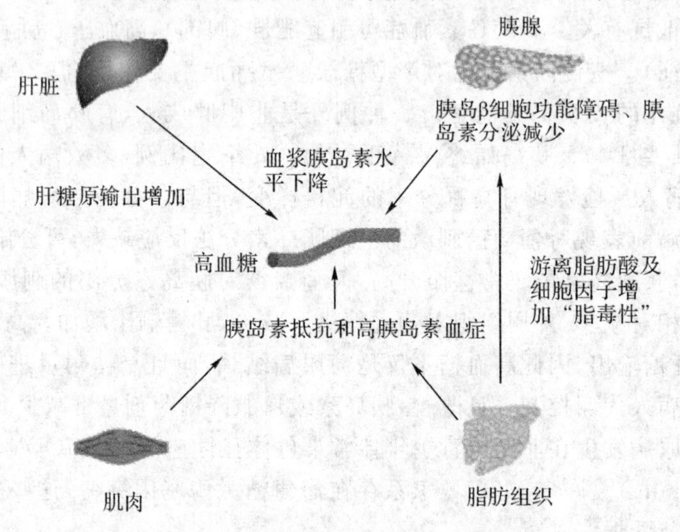

图 9-7　2 型糖尿病各器官代谢的改变

4. 临床症状

糖尿病的初发表现各异。1 型糖尿病起病常为症状性高血糖或酮酸中毒 DKA。2 型糖尿病起病可能有症状性高血糖或非酮高血糖高渗性昏迷（NKHHC），但无症状病人在常规体检时发现或伴有晚期并发症时才诊断。1 型糖尿病在急性期后常有大量胰岛素分泌，称为蜜月期，表现为血糖几乎正常，不需治疗。

（1）症状性高血糖

当高血糖引起明显尿糖和渗透性利尿时，多尿是最初表现，导致脱水、烦渴、体重减轻。高血糖可引起视力模糊、乏力、恶心，可导致各种真菌及细菌感染。在 2 型糖尿病就诊前，症状性高血糖可持续数天或数周。2 型糖尿病的女性病人，由于阴道白色念珠菌感染，多有外阴瘙痒。

（2）晚期并发症

高血糖控制不好多年后常出现晚期并发症。除肌肉等胰岛素介导葡萄糖吸收部位外，其他细胞血糖升高可导致糖化作用及某些代谢旁路激活，引起晚期并发症。通过严格血糖控制，如控制空腹血糖、餐后血糖接近正常、糖化血红蛋白（HbA1c）接近正常，多数微血管并发症可以延缓、阻止甚至逆转。大血管病如动脉粥样硬化可引起冠心病、跛行、皮肤裂缝及感染。高血糖可促进动脉粥样硬化。糖尿病(伴胰岛素抵抗)发病前的高胰岛素血症对动脉粥样硬化发病亦有重要作用。严重的周围血管疾病,如间歇性跛行及坏疽,严重时常需截肢。眼底视网膜病变(眼底镜检或眼底照相所见的最初视网膜变化)无明显视力改变,但可进行性发展,如黄斑水肿,或增生性视网膜病变伴视网膜剥离或出血,从而导致失明。糖尿病人约85%最终发展为某种程度的视网膜病变。

约三分之一的1型糖尿病病人出现肾病,2型糖尿病病人肾病较少见。1型糖尿病病人,起初伴高血糖时肾小球滤过率可能升高,5年后可出现不能由其他尿路疾病解释的白蛋白尿(≥300mg/L),由此可以预见进行性肾小球滤过率降低,在3~20年内发展成终末期肾病。舒张压大于90mmHg的1型糖尿病病人的白蛋白尿较舒张压小于70mmHg的1型糖尿病病人几乎高2.5倍。因此高血糖和高血压都加速发展至终末期肾病。糖尿病性肾病在发展至终末期肾病前往往无症状,但可引起肾病综合征。血管紧张素转换酶(ACE)抑制剂卡托普利可延缓或阻止白蛋白尿和肾病。长期控制高血压可阻止肾功能的恶化,其中血管紧张素转换酶(ACE)抑制剂较其他抗高血压药物更有益。实际上,血管紧张素转换酶(ACE)抑制剂可阻止伴高血压及非高血压的糖尿病人的蛋白尿。近期有证据表明血管紧张素转换酶(ACE)抑制剂亦可阻止肾病。

糖尿病性神经病变最常见类型是远端、对称性、多发性感觉神经病变,引起手套—袜套状分布的感觉缺失。糖尿病的多发性神经病变可有肢端麻木、刺痛、感觉异常,少见的有虚弱、严重深部疼痛和感觉异常、踝反射异常减弱或消失。累及第3、4、6对颅神经及其他神经如股神经的急性、痛性单神经病变,经数周至数月可自发性改善,这在老年糖尿病人中常见,可能是因为神经梗塞。自主性神经病变主要见于伴多发性神经病变的糖尿病病人中,可导致体位性低血压、出汗紊乱、阳痿、男性逆行射精、膀胱功能受损、胃排空延迟、食道功能紊乱、便秘或腹泻。

足溃疡和关节病变是糖尿病病人致残的重要原因。引起足溃疡及关节病变的主要原因是糖尿病性多神经病变——感觉神经损害。本体感觉损害引起负重方式异常,有时可发展成典型的Charcot关节。真菌、细菌感染增多是因为急性高血糖使细胞免疫功能下降。慢性长期高血糖可损害循环功能。常见的是周围皮肤感染、口炎、阴道炎。真菌感染可能是最初的表现,可引起湿性指间病变、裂伤、小的裂纹及溃疡等,有利于继发性细菌感染。足部溃疡的病人因为有神经病变,往往无疼痛感,直到晚期才出现全身性症状。深部溃疡及伴有蜂窝织炎的溃疡需要立即住院,而且有发展成全身性毒血症及永久性残疾的危险。尽早外科清创是重要的措施,必要时需截肢。

5.诊断

对无症状病人,确立糖尿病诊断要符合美国糖尿病资料组(NDDG)提出的空腹血糖诊断标准,即过夜空腹后,成人或儿童有2次血浆(或血清)葡萄糖≥140mg/dL(≥7.77mmol/L)。最近美国糖尿病学会推荐糖尿病诊断标准为空腹血浆葡萄糖>126mg/dL(>6.99mmol/L)。

口服葡萄糖耐量试验(OGTT)有助于空腹血糖介于115~140mg/dL(6.38~7.77mmol/L)之间病人及伴有与糖尿病有关的临床表现(如多发性神经病变、视网膜病)的病人诊断为2型糖尿病。但是在许多非糖尿病情况下，如药物、老龄化，OGTT 亦可出现异常。

对不符合 OGTT 的糖尿病诊断标准的个体，NDDG 提出了诊断糖耐量减低(IGT)的标准。糖耐量减低(IGT)病人发展成空腹或症状性高血糖的危险性会增加，但有些糖耐量减低(IGT)病人不会进一步加重甚或逆转成正常 NDDG 的诊断标准参。

6. 治疗

(1)一般治疗

1型糖尿病控制与并发症防治研究(DCCT)表明，高血糖是引起多数糖尿病慢性微血管并发症的原因，糖化血红蛋白(HbA1c)与慢性并发症存在线性关系。其他研究表明，HbA1c<8%是防治并发症的临界值。因此治疗1型 DM 应强化代谢控制，在避免低血糖发作前提下，尽量使 HbA1c 值减低。但治疗必须因人而异，当存在任何不能接受低血糖危险的情况(如有心血管或脑血管病的病人，伴有短的预期寿命者)或增加低血糖危险(如病人不自信，或有自主神经病变)，治疗计划必须加以改变.

对肥胖的2型 DM 病人通过饮食控制以减轻体重很重要。饮食控制仍不能改善高血糖时，应加用口服降糖药。

糖尿病教育、锻炼、饮食控制对保证临床治疗的疗效、认识紧急内科治疗的指征、保证正确的足部护理都十分重要。医生随访时应评估病人的症状和体征，包括检查双足、脉搏、下肢和足的感觉以及尿白蛋白。定期实验室检查包括血脂谱、血清尿素氮、血清肌酐、心电图，至少每年一次完整的眼科检查。

糖尿病人因为会增加急性肾衰竭危险，所以 X 线静脉尿路造影检查只有当绝对必要或病人处于良好状态时方可进行。

高胆固醇血症或高血压可使特殊晚期并发症增加，需给予特殊关注和适当治疗。虽然β-肾上腺能阻滞剂(如心得安)可完全用于大多数糖尿病病人，但可能会掩盖胰岛素诱导低血糖的β-肾上腺能症状，损害胰岛素治疗病人的正常逆向调节反应，因此经常使用血管紧张素转化酶抑制剂(ACE 抑制剂)和钙离子拮抗剂为宜。

血浆葡萄糖监测。所有病人应懂得血糖的自我监测，使用胰岛素治疗的病人应知道如何适时校准胰岛素剂量。为了评价前1～3个月的血浆葡萄糖控制情况，多数医生定期测定糖化血红蛋白(HbA1c)。大多数实验室的 HbA1c 正常值约为6%，糖尿病控制欠佳者，其值介于9%～12%。HbA1c 不是 DM 的特异性诊断指标，但 HbA1c 升高表明存在糖尿病。另一指标是血果糖胺。果糖胺是血浆蛋白与葡萄糖化学反应产物，反映了前1～3周血糖控制情况。因此，血果糖胺的变化比 HbA1c 出现得早，对强化治疗及短期临床试验的评价很有益。

(2)胰岛素制剂

在开始胰岛素治疗时，大多数胰岛素治疗病人都能检出较低的胰岛素抗体，包括接受人胰岛素制剂。

一般胰岛素制剂含有100μ/mL(U-100 胰岛素)，使用刻度注射器皮下注射。胰岛素制剂分短效(快作用)、中效及长效。胰岛素制剂作用开始及持续时间取决于注射部位胰岛素吸收速率。

(3)口服降糖药

口服降糖药用于治疗2型糖尿病,不用于1型糖尿病治疗,因为不能阻止这些病人的症状性高血糖或酮症酸中毒。口服降血糖药物是磺脲类。口服抗高血糖药物包括双胍类、α-糖苷酶抑制剂、胰岛素增敏剂如噻唑烷二酮(glitazones)口服降糖药特性。

磺脲类降低血糖主要是刺激胰岛素分泌,提高外周组织和肝脏对胰岛素敏感性的继发性效应,降低葡萄糖毒性,减少胰岛素降解。磺脲类作用持续时间及降糖效应各不相同。所有磺脲类均在肝脏代谢,只有甲磺丁脲和甲磺氮脲经肝脏灭活。约30%氯磺丙脲从尿中排泄,醋磺环己脲的主要肝脏代谢产物有高度活性,亦经尿液排泄,故对肾功能不全及老年人,氯磺丙脲及醋磺环己脲引起的低血糖危险升高。第二代磺脲类药(如优降糖,美吡达)的降糖效能较第一代强100倍,吸收很快,主要在肝脏代谢。第二代磺脲类药物临床作用相近。

低血糖是磺脲类药治疗最重要的并发症。低血糖症可见于任何磺脲药治疗的病人,但最多见于用长效磺脲类(优降糖、氯磺丙脲)。磺脲类药诱导低血糖可以是严重的、持久的或停药后数天又复发,甚至发生在甲磺丁脲治疗的病人,该药的作用持续时间是6～12小时。新近报道磺脲药诱导低血糖症的住院病人病死率是4.3%。因此,所有磺脲药治疗而发生低血糖的病人都应住院,即使对最初低血糖治疗很快奏效,仍需监护2～3天。多数病人不需要继续磺脲药治疗。

(4)抗高血糖药物

在许多国家二甲双胍(双胍类药物)主要用于治疗2型糖尿病,已有30多年历史。最近美国才批准该药上市。它通过减少肝糖合成和提高体重减轻病人胰岛素敏感性而起作用。二甲双胍单用的疗效同磺脲类相近,单用时低血糖副作用罕见。二甲双胍与磺脲类合用时有协同效应。二甲双胍可使体重减轻并可降低血脂。与苯乙双胍不同,二甲双胍几乎不会引起严重乳酸性酸中毒。胃肠道副作用常见,但常为一过性的,若进餐时服药及剂量逐渐增加(每周增加500mg直到2.5g)可防止胃肠道副作用。肾脏、肝脏疾病及酒精中毒患者禁用二甲双胍,伴乳酸性酸中毒病应禁用,在住院期间大多数病人应禁用二甲双胍。

阿卡波糖是一种α-糖苷酶抑制剂,可竞争性抑制单糖、寡糖水解,从而延缓小肠对碳水化合物的消化和吸收,降低餐后血糖。由于其作用机制不同于其他口服降糖药,故可与其他口服降糖药合用。胃肠道副作用常见,但常为一过性的。应进餐时服药,剂量应从25mg逐渐增加到50～100mg。

噻唑烷二酮是胰岛素增敏剂,可提高骨骼肌对胰岛素的敏感性,并减少肝糖输出。在美国上市的是曲格列酮(troglitazone),最近被批准用于需胰岛素治疗的2型糖尿病病人,并可使血糖、血脂水平降低。每日1次用药,有肝毒害性倾向。开始治疗后应告诉病人减少胰岛素剂量。

(5)饮食治疗

胰岛素治疗病人中,饮食治疗目的在于限制由进餐时间、食量或食物组成引起的变动,这些变动可使胰岛素治疗不当,引起低血糖或明显的餐后高血糖。所有胰岛素治疗病人都要控制饮食,包括:规定每天摄入总热量;碳水化合物、脂肪、蛋白质的比例;每餐及零食的热量分配。职业营养师可调整饮食计划,对病人进行个体教育,但需要灵活性,以调动病人的能动性。

美国糖尿病学会和其他组织能提供有关饮食计划和病人教育的资料,每一份提供食物中的碳水化合物、蛋白质、脂肪及热卡含量信息的互换表，可用于将食疗处方转换成食疗计划，如无特定原因不应更改病人爱吃的个别食物。关于交换值食物(即具有类似热卡含量的碳水化合物、蛋白质、脂肪)在每一病人中引起的餐后高血糖效应可不同，但是互换表有助于减少病人早、中、晚餐及零食的食量及构成的变化。

肥胖 2 型糖尿病病人的饮食治疗目的是减轻体重及控制高血糖症。饮食治疗应保证病人每日最低蛋白质需要量(0.9g/kg)，并使病人逐渐地、持续地减轻体重(约 1kg/周)，直至达到理想体重，并保持这一体重。营养师可帮助病人实行饮食控制计划。活动过少引起的肥胖的 2 型糖尿病病人增加体育活动是有益的。长期锻炼可减少胰岛素抵抗。伴高血压的糖尿病病人应采用血管紧张素转换酶(ACE)抑制剂治疗，已发现血管紧张素转换酶(ACE)抑制剂对冠心病的保护作用较钙离子拮抗剂更好.

(6)外科治疗

外科手术(包括术前情绪紧张、全身麻醉影响、手术创伤)可明显增加糖尿病病人的血糖，诱导 1 型糖尿病病人出现酮酸中毒。术前每天注射 1～2 次胰岛素的病人，手术当天早晨可注射平时早晨剂量的$\frac{1}{3}$～$\frac{1}{2}$，并以 1L/6～8h 速度静滴 5%葡萄糖盐水或 5%葡萄糖(50g 葡萄糖)。术后监测血糖和血酮。除非有改变剂量指征，当病人麻醉过后，仍恢复术前胰岛素剂量和继续葡萄糖滴注。每 2～4 小时监测血糖和血酮，为了维持血糖介于 100～250mg/dl(5.55～13.88mmol/L)，需每隔 4～6 小时注射正规胰岛素，直至病人能正常摄食及 1～2 次胰岛素治疗方案。

(齐宏研)

参考文献

[1]Carol M P. Essential of Pathophysiology. Lippincott Williams & Wilkins，2005
[2]Wilson J D，Foster D W，Kronenberg H M. Williams Textbook of Endocrinology，1998
[3]Cooper D S. Antithyroid Drugs. N Engl J Med 2005，352(9):905-917
[4]American Diabetes Association Position Report. Hyperglycemic Crises in Patients with Diabetes Mellitus. Diabetes Care，2003，26:109-116